Mineralstoffe nach Dr. Schüssler

Richard Kellenberger Friedrich Kopsche

# Mineralstoffe nach Dr. Schüssler

## Ein Tor zu körperlicher und seelischer Gesundheit

AT Verlag

7. Auflage, 1999


AT Verlag, Aarau, Schweiz
Druck: AZ Grafische Betriebe AG, Aarau
Bindearbeiten: Buchbinderei Schumacher, Schmitten
Printed in Switzerland

ISBN 3-85502-595-9

# Inhaltsverzeichnis

# Vorwort und einleitende Betrachtung

von Dr. med. Thomas M. Rau

Kaum eine Zeit hat so viele grundlegende Erkenntnisse und neues Denken in die Medizin eingebracht wie die Zeit von Samuel Hahnemann (1755–1843), Claude Bernard (1813–1878), Louis Pasteur (1822–1895), Robert Koch (1843–1910), Carl Spengler (1860–1937) und Prof. Günther Enderlein (1872–1968), der die eminente Bedeutung des inneren Milieus und seine Rolle bei der Entwicklung der Bakterien beweisen konnte. In dieser auf dem Gebiet der Medizin äusserst regen Zeit lebte der praktizierende Arzt und Forscher Wilhelm Heinrich Schüssler (1821–1898). Wie seine Zeitgenossen versuchte er, kritisch Gründe für die Wirkungslosigkeit bisheriger Therapien zu finden.

Eine grundlegende Erkenntnis aller ihrer zum Teil widersprüchlicher Lehren war, dass der Mensch und alles, was wir Leben nennen, ständigen Wandlungen unterworfen ist.

## Zum Begriff und zur Bedeutung des «inneren Milieus»

Leben ist ein ständiges Sich-Wandeln, Anpassen und Reagieren auf wechselnde Umweltbedingungen und Anfordernisse. Voraussetzung, um reagieren zu können, ist eine intakte «Zellchemie», eine intakte Übermittlung von Informationen im Körper. Nicht nur die Zelle muss Informationen und Stoffe in sich aufnehmen und abgeben können, sondern auch die Gewebe im ganzen müssen Stoffe austauschen können. Diese Aufgabe erfüllt die Zwischenzellsubstanz, die feinste lockere Bindegewebsstruktur (Interstitium oder Mesenchym genannt), die jedes Organ durchzieht und in welche die Lymphgefässe und Nervenfasern als Austausch- und Informationssysteme endigen. Die Beschaffenheit des Interstitiums ist für die Eigenschaften der Gewebe, der Zellen und des Gesamtorganismus sehr massgebend.

Genau in diesem Bereich setzen die biochemischen Mittel von Wilhelm Schüssler an. Es kann heute wissenschaftlich nachgewiesen werden, dass die Mineralstoffmittel (z.B. Elektrolytmittel wie Kalium chloratum und Natrium chloratum) das Energiepotential der Zellmembran zum Teil verändern und die Reaktionsfähigkeit der Zelle, ihre «Lebendigkeit», verbessern. Man weiss heute, dass das Oberflächen- oder Membran-Energiepotential der Zelle, ein elektrisches Spannungsgefälle zwischen aussen und innen, den Chemismus der Zelle und damit alle ihre Lebensreaktionen gewährleistet. Was lebende von toter Zellmaterie unterscheidet, zeigt sich also im Zellmembranpotential. Aktive, lebensfähige Zellen weisen ein höheres Zellmembranpotential auf als degenerierte oder absterbende Zellen. Daraus wird deutlich, dass wir mit den Schüsslersalzen fundamental auf interstitiellem und zellulärem Niveau in die Lebendigkeit und Reaktionsfähigkeit des Gesamtorganismus hineinwirken, so wie dies auch mit den isopathischen Enderlein-Mitteln und den Vitamin- und Spurenelementmitteln der heutigen Orthomolekularen Medizin geschieht. Diese Therapieformen ergänzen sich daher auch und lassen sich ideal kombinieren; sie stellen darüber hinaus auch eine Voraussetzung zum guten Wirken einer rein homöopathischen Therapie dar.

## Beeinflussung der Informationsebene des Organismus

*Die Verbindungen zwischen Information, Strukturierung und Wesensart*

Mit den Schüsslersalzen kann man, wie oben erwähnt, in Funktionen der Informationsübertragung regulierend eingreifen, indem man – strukturierend – die Leitfähigkeit und Molekülvernetzung im Interstitium verbessert, so etwa mit Silicea D6 oder D12. Die Wissenschaft zeigt, dass Energieübertragung im feinstofflichen Bereich durch den Halbleiter Silicium (Quarz) erst ermöglicht wird. Silicium wird daher auch als Grundstoff im Informatik- und Computerwesen benötigt. Wir Ärzte verwenden den Kristall Silicium zur Unterstützung der Strukturbildung des Menschen, als Hilfe zur Vernetzung und zum Aufbau der Informationssysteme im Körper oder – philosophischer ausgedrückt – zur Verbindung des Geistes und des Intellekts mit dem Irdischen, Strukturierten, dem Stützenden im Menschen (Rudolf Steiner), so wie Silicium als ordnendes Prinzip in der Natur überall dort in hoher Konzentration zu finden ist, wo klare Struktur vorherrscht. So zum Beispiel beim Schachtelhalm (Equisetum) der Fall, der in moosig-feuchter Umgebung durch seine immer gleiche klare Geometrie beeindruckt; seine Trockensubstanz besteht zu 70% aus Silikaten. Dieses Beispiel soll zeigen, wie grundlegend die Schüsslerschen Mineralsalze wirken. Ähnliche Wirkungsweisen lassen sich für jedes Schüsslersalz beschreiben.

Die Therapie mit Mineralsalzen hebt sich weit von einem rein symptomorientierten Verordnen ab. Die Schüsslersalze sind wahre Basis-Therapeutika, die den Säure-Basen-Haushalt, das innere Milieu und langfristig sogar Wesen und Empfindung des Menschen grundlegend beeinflussen und «Blockierungen» lösen können.

## Querverbindungen zu anderen Naturheilverfahren

Ein Zeitgenosse Schüsslers, Moleschott (1822–1893), schrieb in seinem Buch mit dem Titel «Der Kreislauf des Lebens» bereits, dass Leben ohne Mineralsalze nicht möglich sei. Auch Samuel Hahnemann, der Begründer der Homöopathie, stellte in den späten Zeiten seiner Tätigkeit fest, dass die homöopathischen Mittel bei Zugabe von Mineralstoffen viel wirksamer waren. Dies lässt sich heute dadurch erklären, dass die Übermittlung der Informationen der homöopathischen Mittel erst dann einwandfrei möglich ist, wenn die Informationsübertragungssysteme funktionieren, was eben durch die Schüsslersalze gewährleistet wird.

Andere Querverbindungen sehen wir im Gebiet der Mikrobiologie und Infektologie. Nicht nur der Mensch, nein auch Bakterien, Viren und Pilze benötigen ein für sie günstiges Milieu. Sie brauchen, damit sie sich entwickeln können, einen Nährboden. Dieser Nährboden – in unserer Terminologie «Milieu» – ermöglicht oder verunmöglicht ihre Entwicklung. Auftreten und Entwicklung einer Krankheit bestimmt nicht die Mikrobe, sondern in erster Linie das Milieu, das sie vorfindet. Menschenfremde Bakterien können nur dann schädlich werden, wenn unser inneres Milieu für uns schädlich ist, sei es durch Mineralstoffmängel oder die immer häufiger werdenden toxischen Belastungen wie etwa durch Schwermetalle. Auch hier können wiederum die Schüsslerschen Mineralsalze wirksam zum Einsatz kommen: Die Entwicklung und das Unschädlichmachen von Mikroben lässt sich über den Mineralhaushalt des Nährbodens regulieren.

Durch die Untersuchung der Asche Verstorbener fand Schüssler einen Zusammenhang zwischen der jeweiligen Todesursache und dem Mangel an bestimmten Mineralien (anorganischen Salzen) in der Asche. Er behandelte auf der Grundlage dieser Erkenntnisse Menschen mit als unheilbar geltenden Krankheiten erfolgreich, indem er ihr inneres Milieu mit seinen Salzen veränderte. Da die von ihm verwendeten Mineralien Erdmetallsalze sind und in einer Wasserlösung alkalisch reagieren, nannte er diese Salze «Erdalkalien».

Die Schüsslertherapie greift fundamental in Lebensbereiche ein, die in der heutigen modernen Ganzheitsmedizin von grösster Wichtigkeit sind:

- Lösung von Blockaden
- Verbesserung der Informationsübertragung
- verbessertes Ansprechen auf Homöopathika und Isopathika
- Säure-Basen-Haushalt, Entsäuerung
- antimikrobielle Therapie
- Verbesserung des Immunsystems
- Zellstoffwechsel, Zellaufbau, Membranpotential
- Psychische Befindlichkeit, Wesensart, Empfindungsebene

## Zur psychischen Wirkung der Schüsslersalze

Es verwundert nicht, dass ein derart tiefgreifendes Therapieinstrument – wenn es genügend lange, das heisst monate- bis jahrelang angewendet wird – auch seine psychischen Wirkungen und einen Einfluss auf das Wesen und die Empfindung des Menschen hat. Ein Mineralstoffmangel drückt sich nie nur körperlich aus, sondern immer auch in einer Schwäche der charakterlichen Wesensstruktur.

So kann sich, wiederum am einfachen Beispiel des Silicea, ein Mangel davon in Unstrukturiertheit und chaotischer Wesensart oder andererseits in einem übermässigen Bedürfnis nach Sicherheit, Stärke, Geführtwerden ausdrücken. Auch eine Unfähigkeit, Realitätsbezüge zu sehen, eine Tendenz, ins Geistige «abzuheben» oder sich unrealistischen Träumereien hinzugeben, kann die Folge sein. Ein Mangel an Natrium chloratum kann sich in Starre, Neigung zum Verharren, Unversöhnlichkeit, Nachtragen äussern oder – symbolisch ausgedrückt – in einem «Mangel an Flüssigem», einem «Vertrocknen der Seele», was dazu führt, dass der Mensch sich nicht mehr aus seinem starren Denken lösen kann und frühzeitig geistig freudlos altert.

Es ist das grosse Verdienst des Autors, meines Freundes und Kollegen Richard Kellenberger, dass er erstmals diese Aspekte der psychischen Befindlichkeit einbezogen hat. Wohl bestehen sie in den Beschreibungen der homöopathischen Wesensbilder, nie aber wurden sie zu den Schüsslersalzen und der Antlitzdiagnostik in Beziehung gesetzt.

Das vorliegende Buch birgt daher, über die sonst üblichen Symptomaufzählungen hinausgehend, wirklich neue und sehr breite Information. Richard Kellenberger hat sie sich aufgrund seiner kritischen jahrelangen Anwendung selbst erarbeitet und bringt nun Erkenntnisse, die nicht einmal Schüssler selbst beschrieben hat. Dies ist typisch für den Autor, den ich seit vielen Jahren als offenen und äusserst breit denkenden, kritischen Therapeuten kenne, der auch die verschiedensten biologischen Therapiemethoden kennt und mit einbezieht. So verbindet er die Antlitzdiagnostik – die Diagnose über den Form gewordenen äusseren Ausdruck des inneren Milieus – mit Erkenntnissen der Psychodynamik und bringt diese Verbindung in die Mineralstofftherapie ein.

Das Buch von Richard Kellenberger und Friedrich Kopsche ist ein sehr gelungenes Werk, geeignet für jeden Leser, Arzt und Therapeuten, der biologische Medizin in ihrer faszinierenden Breite kennenlernen will.

Dr. med. Thomas M. Rau
Chefarzt der Paracelsus Klinik
Zentrum für Ganzheitsmedizin und Zahnheilkunde
CH-9062 Lustmühle bei St. Gallen

Gründungsmitglied der Arbeitsgemeinschaft für Milieutherapie, Isopathie und Dunkelfeldmikroskopie nach Prof. Enderlein

Vorstandsmitglied der Schweiz. Gesellschaft für Homotoxikologie und regulative Therapieverfahren

# Einführung

Viele Menschen kommen zu uns zur Beratung in die Praxis, weil sie an einer bestimmten Krankheit, vielleicht an Asthma, Nieren- oder Blasenbeschwerden, Kopfschmerzen, Katarrh oder Rheumatismus, leiden. Oft haben sie schon verschiedene medikamentöse Behandlungen oder sogar Operationen hinter sich, mit dem Ziel, die Beschwerden zu erleichtern oder die Krankheiten, an denen sie angeblich leiden, zu heilen.

Bei der biochemischen Heilweise kommt es nicht so sehr darauf an, welchen Namen eine Krankheit hat, es ist viel wichtiger, den Menschen als Gesamtes zu betrachten. Jeder Mensch ist ein vollständiges Ganzes, und jedes Organ, jeder Muskel, jeder Nerv, jede Arterie, Vene, kurz gesagt, jeder Teil des Körpers ist mit allen anderen Bereichen des Körpers verbunden und davon betroffen. Erfreut sich ein Mensch guter Gesundheit, ist sein ganzes Wesen harmonisiert, alle Teile sind aufeinander eingestimmt und erfüllen ihre Aufgabe aufs beste – dies ist Gesundheit. Ist der Mensch hingegen aus der Harmonie gefallen, entsteht Unordnung zwischen den einzelnen Bereichen des Körpers. Dies betrifft den ganzen Menschen. Deshalb ist es wichtig, seinen Gesamtzustand zu betrachten und statt nur seiner Krankheit den ganzen Menschen zu behandeln. Dies erfordert nicht nur, alle Symptome, die sich am Körper zeigen, sondern auch die Befindlichkeit und die seelischen Zustände in Betracht zu ziehen, welche mit der Krankheit oder den Beschwerden einhergehen und sie verursacht haben.

Dabei können oft unscheinbare Reaktionen bedeutungsvoll sein. Vielleicht gibt es bestimmte Symptome, die um vier Uhr nachmittags oder um zwei Uhr nachts schlimmer sind; möglicherweise fühlt sich ein Mensch nachts in der Wärme mit Bettflasche und Socken wohler, während ein anderer die Kälte bevorzugt, die frische Luft liebt und in der Nacht seine Füsse unter der Decke hervorschauen lassen muss; wieder andere erfahren Besserung bei regnerischem, windigem Wetter und können meistens den Wetterwechsel mit grosser Sicherheit voraussagen. All diese Einzelheiten aus den verschiedensten Bereichen helfen, ein Gesamtbild herzustellen.

In diesem Buch versuchen wir eine umfassende Darstellung der Mineralstoffe nach Dr. Schüssler zu geben, indem wir die uns bekannten Symptome, die Wirkungsweisen und auch die dazugehörenden seelischen Qualitäten erläutern. Das Buch soll Neueinsteigern wie auch Menschen, die sich schon einige Zeit mit den Mineralstoffen nach Dr. Schüssler befasst haben, eine Möglichkeit bieten, diese einfache und doch sehr komplexe Heilweise in einer ganzheitlichen Betrachtung neu zu erfahren.

## Leben und Werk von Dr. med. Wilhelm Heinrich Schüssler

Mineralstoffe wurden schon seit alters her für die Pflege der Gesundheit genutzt. Schon vor mehreren Jahrtausenden wurden in Indien und Ägypten Heilmittel entwickelt, die auf mineralischer und pflanzlicher Grundlage basierten. Im alten Rom wurde gebadet, um die Auswirkungen der Völlerei erträglich zu machen. Auch die Erfolge vieler Kurbäder, die in den letzten Jahrhunderten erblühten, sind auf den mineralischen Gehalt des Wassers zurückzuführen.

Wilhelm Heinrich Schüssler wurde am 21. August 1821 in Zwischenahn nahe Oldenburg in Norddeutschland geboren. Im Jugend- und jungen Erwachsenenalter befasste er sich zunächst vor allem mit Sprachen und eignete sich umfassende Kenntnisse in Latein, Griechisch, Französisch, Italienisch, Spanisch und Englisch an; später studierte er auch die altindische Sprache Sanskrit. Der Besuch der Universität und damit das Medizinstudium war ihm erst mit über dreissig Jahren möglich. Schüssler studierte in Paris, Berlin und Giessen, wo er sich neben den medizinischen Fächern auch noch der Homöopathie widmete. Im August 1857 schloss er das Studium mit dem Staatsexamen ab. Nach einigen Auseinandersetzungen mit den Behörden konnte Dr. Schüssler im Januar 1858 seine Praxis in Oldenburg eröffnen, wo er von Beginn an als homöopathischer Arzt arbeitete.

Durch die Forschungen von Jacob Moleschott und Justus von Liebig, die sich in ihren Arbeiten vor allem mit dem Mineralhaushalt der Tiere, Pflanzen und des Bodens befassten, und durch die Erkenntnisse des Zellularforschers Rudolf Virchow wurde Schüssler zu seinen Untersuchungen über die Wirkung der Mineralstoffe im menschlichen Organismus angeregt. Nachdem er einige Jahre die Homöopathie praktiziert hatte, konzentrierte er sich mehr und mehr auf die damals bekannten mineralischen Funktionsmittel des menschlichen Organismus. 1873 veröffentlichte er erstmals einen Artikel über seine Forschungen, was zur Folge hatte, dass er von den damaligen Homöopathen angegriffen wurde, weil er in Dosierung und Wahl der Mittel von einigen homöopathischen Grundsätzen abwich. Im Laufe der Zeit mussten jedoch auch die Vertreter der Homöopathie die weitreichende Wirkungsweise der Schüssler-Mineralstofftherapie anerkennen. Dr. Schüssler verfocht seine Arbeit mit grosser Geradlinigkeit und konnte in den darauffolgenden Jahren seine Therapie mit vielen Heilerfolgen untermauern. Kurz vor seinem Tode am 30. März 1898 ergänzte er noch die 25. Auflage seiner «Abgekürzten Therapie», die heute noch als Grundlage dieser Heilweise dient.

## Was sind Mineralstoffe nach Dr. Schüssler?

Die Schüsslersalze sind keine Mineralstoffe im üblichen Sinne, wie sie in Heilerden, in vielen Basenmischungen und in den Nahrungsmitteln vorkommen. Das Besondere an ihnen ist, dass sie potenziert sind und dadurch im Organismus als mineralische Zellfunktionsmittel wirken. Zudem sind bei den Schüsslersalzen jeweils ein basisches und ein saures Element miteinander verbunden. Durch die Verbindung von Base und Säure (z. B. bei Calcium phosphoricum: Calcium = Base, Phosphor = Säure) muss der Organismus diese Kombinationen nicht aus den Einzelelementen zusammenbauen. Deshalb sind die Mineralstoffkombinationen nach Dr. Schüssler für den Organismus sehr wirkungsvoll.

Die Schüsslermineralstoffe entfalten ihre Wirkung als Funktionsmittel in der Zwischenzellflüssigkeit, an der Zellmembran oder unmittelbar in der Zelle selbst; sie müssen vom Verdauungstrakt nicht erst aufgearbeitet werden. Sie verbessern auch die

Aufnahmefähigkeit der entsprechenden Mineralstoffe aus den Lebensmitteln. Die aus den Lebensmitteln gewonnenen Mineralstoffe dienen als Baustoff: Sie bilden die mineralische Grundlage zur Gestaltung des Körpers. Die Schüsslersalze sind wie die Fachleute beim Hausbau, die gekonnt ihren Werkstoff verarbeiten.

Die Potenzierung geschieht ähnlich wie in der Homöopathie, nur wird anstelle der alkoholischen Lösung Milchzucker als Träger eingesetzt. Das Potenzieren wird in Dezimalschritten durchgeführt; deshalb sind alle Mineralstoffe nach Dr. Schüssler nach dem Namen mit einem D und einer Zahl gekennzeichnet. Die Zahl gibt Auskunft, wie viele Potenzierungsschritte vorgenommen wurden. Für den ersten Potenzierungsschritt werden neun Teile Milchzucker und ein Teil von dem entsprechenden Mineralstoff genommen. Diese zehn Teile werden intensiv miteinander verrieben, dies ergibt die erste Dezimalpotenz = D1. Für den nächsten Schritt werden neun Teile Milchzucker und ein Teil von der D1-Verreibung genommen; durch den erneuten Verreibungsvorgang entsteht die zweite Dezimalpotenz = D2. Für jede Potenz werden also ein Teil der nächsttieferen Potenzmischung und neun Teile Milchzucker miteinander verrieben.

Nach Dr. Schüssler werden die meisten Mineralstoffe in D6 eingenommen. Die Ausnahme bilden Calcium fluoratum, Ferrum phosphoricum und Silicea, welche besser in der 12. Dezimalpotenz genommen werden, weil sie auf diese Weise vom Organismus besser aufgenommen werden. Dr. Schüssler hat diese zwei Potenzen empfohlen, weil nach seinen Forschungen die Mineralstoffe in diesem Verhältnis im Organismus vorhanden sind. Später wurden von verschiedenen Therapeuten auch Abweichungen von diesen Potenzen eingesetzt.

Um das Verhältnis von Milchzucker und Mineralstoff zu veranschaulichen, stellen wir die zwei üblichen Potenzen in ein Zahlenbeispiel:

D6 entspricht einem Verhältnis von eins zu einer Million (1: 1000000) oder 1g Mineralstoff in 1000 kg Milchzucker.

D12 entspricht einem Verhältnis von eins zu einer Billion (1 : 1000000000000) oder 1g Mineralstoff in 1000000 Tonnen Milchzucker.

Diese feine Aufbereitung führt dazu, dass die Mineralstoffe bei der Einnahme über die Mundschleimhäute ins Blut übertreten und dann unmittelbar von den Zellen aufgenommen werden können.

## Der Unterschied zur Homöopathie

Wilhelm Heinrich Schüssler war wie Samuel Hahnemann bestrebt, eine Therapie aufzubauen, die mit Hilfe natürlicher Stoffe die Gesundheit des Menschen fördern soll. Genauso unterschiedlich wie ihr Naturell waren auch die Ansätze in ihrer Forschungsarbeit.

Schon allein im Grundsatz der Mittelwahl besteht ein wesentlicher Unterschied zwischen der Biochemie und der Homöopathie. Während bei der Biochemie nach Dr. Schüssler die dem Menschen fehlenden Mineralstoffe auf der Funktionsmittelebene durch feine Gaben ergänzt werden, wird in der Homöopathie das Mittel nach dem Ähnlichkeitsprinzip gesucht. In der Homöopathie wird ermittelt, welche Arznei von ihrem Mittelbild her den Symptomen des zu behandelnden Menschen am ähnlichsten ist. Dabei werden vielfach auch Mittel eingesetzt, die im Organismus nicht vorhanden sind. Bei den Schüsslersalzen handelt es sich ausschliesslich um Substanzen, die im gesunden Körper in ausgewogenem Masse ausreichend vorhanden sind. Die Wirkungsweisen müssen nicht immer mit dem Krankheitserscheinungsbild übereinstimmen, weil das Fehlen eines Mineralstoffes verschiedene Auswirkungen auf das feine Zusammenspiel der Organe und der Organfunktionen hat. So kann ein Mineralstoff wichtig sein, der mit dem Symptom keine direkte Beziehung hat, weil eine ganze Kette von Wirkungen vom Symptom bis zur Ursache vorhanden sein kann und der ursächliche Bedarf nicht sofort zu erkennen ist.

Auch die Einnahmemengen unterscheiden sich deutlich in der Homöopathie und der Biochemie. In der Homöopathie wird entweder mit alkoholischer Lösung oder mit Globuli gearbeitet, während in der Biochemie vorwiegend Tabletten oder Pastillen von ¼ g eingesetzt werden. In der Homöopathie werden je nach Indikation zwischen wenigen Globuli auf einige Monate verteilt bis 3mal 5 Globuli pro Tag verordnet; in der Biochemie werden bei chronischen Zuständen von einem Mineralstoff ca. 6 Tabletten täglich eingenommen, in akuten Situationen können es auch bis zu 30 Tabletten stündlich sein. Daraus ergibt sich ein sehr grosser Unterschied allein von der Menge her. Gewichtsmässig entsprechen etwa 15 Globuli einer biochemischen Pastille. In der Biochemie nach Dr. Schüssler wird deshalb im Vergleich zur Homöopathie von einem Mineralstoff ein Mehrfaches an Ionen eingenommen, sofern es sich um die gleiche Potenz handelt.

Mit den homöopathischen Arzneimitteln soll ein Reiz gesetzt werden, auf den der Organismus reagiert und damit eine Korrektur oder Gesundung einleitet. In der Biochemie werden fehlende Funktionsmittel durch Einnahme von geringen Mengen desselben Stoffes ergänzt. Durch die verschiedenen Betrachtungsweisen ergeben sich immer wieder Kontroversen über die richtige Therapie und ihre richtige Anwendung. Viele Therapeuten machen eigene Erfahrungen, die nicht immer mit den Lehrsätzen der Gründerväter der jeweiligen Therapie übereinstimmen und doch zu Erfolgen führen. Es scheint uns jedoch gerechtfertigt, dass jeder Therapeut und jede Therapeutin entsprechend ihrer individuellen Veranlagung und ihrer eigenen Wesensart einer Therapierichtung folgen. Letztendlich geht es ja um die Unterstützung eines hilfesuchenden Menschen, und es gilt herauszukristallisieren, wie ihm die beste Unterstützung für seine seelische und körperliche Gesundheit zukommt.

Homöopathie und Biochemie sollten nicht gegeneinander ausgespielt werden. Keinesfalls ist die Biochemie eine reduzierte oder vereinfachte Homöopathie. Es sind zwei unterschiedliche und eigenständige Therapien mit verschiedenen Betrachtungsweisen, die sich auch gegenseitig befruchten und ergänzen können.

# Gesundheit und Krankheit

## Das Wesen der Gesundheit

Gesundheit heisst eins sein mit den schöpferischen Kräften, mit den geistigen Gesetzmässigkeiten und den Naturgesetzen auf dieser Erde. Dies bedeutet, Anteil zu nehmen an den lebensspendenden Kräften der Natur, einzutauchen in die erfrischenden Strahlen der aufgehenden Sonne, die erholsame Ruhe und Stille der Nacht zu erfahren. So individuell verschieden, wie die Menschen sind, so verschieden ist auch der Weg, die Gesundheit zu erhalten oder sie wieder zu erlangen. Es gibt kein allgemein gültiges Rezept für Gesundheit; nur in dem Masse, wie der Mensch sich selbst wird, wird sie sich entfalten.

Echte Gesundheit ist mehr als das Fernbleiben von Schmerzen oder Einschränkungen durch den Körper. Sie lässt uns in das Leben eintauchen und erlaubt, uns nach den kosmischen Rhythmen und entsprechend den im Körper verankerten Gesetzen zu entfalten. Die Entfaltung des inneren Wesens setzt voraus, dass der Mensch die Fähigkeit zur Selbsterkenntnis und damit ein Verständnis für das eigene Wesen hat. Das Erkennen des eigenen Wesens ermöglicht uns, mit den eigenen Fähigkeiten, Schwächen und Widersprüchen im Leben umzugehen. Wir lernen, Verantwortung zu übernehmen für die eigenen Handlungen und die Lektionen und Herausforderungen des Lebens anzunehmen. Gesundheit ist also die Fähigkeit, in Freiheit und eigener Verantwortung den Anforderungen des Lebens zu begegnen und die eigene Wesensveranlagung auszubilden, zu stärken und zu veredeln.

Als passiver Empfänger von Behandlungen und Therapien, der folgsam verschiedenste Arzneien schluckt, ist wahre Gesundheit kaum zu erlangen. Gesundheit erfordert aktive Gestaltung des Lebens, indem jeder die eigene Verantwortung für die Stärkung und Pflege von Geist, Seele und Körper übernimmt.

## Das Wesen der Krankheit

Krankheit wird oft als Geissel der Menschheit, als Strafe oder Rache Gottes bezeichnet. Durch die Ansicht, dass die Infizierung von aussen geschieht, sieht sich der Mensch nur als Betroffener. Doch schon ein Zeitgenosse Pasteurs, der Medizinwissenschaftler Claude Bernard, stellte sich der Idee entgegen, dass von aussen eindringende Mikroorganismen (Viren, Bakterien) die Ursache der Erkrankung seien. Er mass dem inneren Milieu, in dem sich pathogene Keime entwickeln können, eine viel grössere Bedeutung bei.

Das innere Milieu wird durch den seelischen Zustand beeinflusst. Durch Angst, Ärger, Verdruss, Traurigkeit und Wut wird das Immunsystem geschwächt und der Übersäuerung Vorschub geleistet. Übersäuerung ist die Grundlage für die Entwicklung fast aller Krankheitskeime. Krankheit beginnt also schon lange vor dem Zeitpunkt, an dem Schmerzen spürbar oder Bakterien und Viren nachweisbar werden.

Heute wird viel von Zivilisationskrankheiten gesprochen. In der wirtschaftlich entwickelten Gesellschaft wird ständig versucht, den Menschen durch Macht, Druck, Drohungen und Angstmachen zu einem funktionierenden Teil zu erziehen. Dies verhindert, dass er sich seinem inneren Wesen entsprechend frei entfalten kann. Da Krankheit ein Korrektiv ist, das dann wirksam wird und den Menschen darauf aufmerksam macht, wenn er nicht nach seiner inneren Veranlagung lebt, wird der Mensch unter diesem Druck krank, ausgenommen er widersetzt sich den herrschenden Bedingungen und beginnt er selbst zu werden. Grundsätzlich hat der Mensch die Möglichkeit, auf sein Inneres zu hören und damit vielleicht etwas ausserhalb der gesellschaftlichen Norm zu sein oder angepasst im Strom mitzuschwimmen und dabei seine eigene Gesundheit zu belasten oder einzubüssen. Diese Anpassung an die gesellschaftliche Norm ist auf allen Ebenen zu beobachten: Wir belasten unseren Körper mit denaturierten Nahrungsmitteln und Suchtmitteln, weil sie im grossen Stil angeboten werden und üblich sind, wir belasten die Seele mit Bildern von Krieg, Mord, Unglücksfällen und erfundenen oder verlogenen Geschichten.

Krankheit kann nicht bekämpft werden, weder mit «chemischen Waffen» noch mit elektronischen Therapien. Die Krankheit wird dann fernbleiben und Gesundheit sich nach und nach wieder einstellen, wenn der Mensch sich für die Wahrheit und den schöpferisch reinen Geist in sich entscheidet. Zur Entfaltung des wahren Lebens ist alles hilfreich, was die innere Freiheit nicht einschränkt. Lebensmittel, die diese Bezeichnung noch zu Recht tragen, also Lebenskraft enthaltende Nahrungsmittel, stärken den Körper. Naturheilmittel unterstützen durch die freie und feine Übertragung der mit den Substanzen verbundenen Kräfte den Heilungsprozess und dienen der Bewältigung von Krisensituationen. Synthetische oder chemische Medikamente üben sehr oft eine zwingende Wirkung auf den Organismus aus. Meditation und Kontemplation, frei von Suggestion, tragen zur Entfaltung der aufbauenden und veredelnden Kräfte bei und führen zu einem erfüllten Seelenleben. Wer sich täglich Zeit nimmt, seine verschiedenen, ineinander fliessenden Wesensbereiche zu stärken, wird dadurch zur Erhaltung seiner Gesundheit beitragen.

# Wodurch entsteht ein Mineralstoffbedarf?

## Verhaltensmuster

Viele Menschen in den industrialisierten Ländern verbinden Lebensqualität mit Quantität an materiellen Gütern und Geld. Um sich vor dem Verlust der materiellen Güter zu schützen, wurden Versicherungen aufgebaut.

Die Angst vor dem Verlust der Gesundheit hat dazu geführt, auch diese zu versichern. Dadurch wähnen sich die Menschen in einer Scheinsicherheit, die die Angst, die Gesundheit zu verlieren, jedoch nicht beseitigen kann. Die Angst vor Krankheit bleibt bestehen. Dadurch dass die Versicherung die materiellen Kosten, die durch eine Krankheit entstehen, zu einem erheblichen Teil übernimmt, meinen viele Menschen, sich auch nicht mehr mit dem Sinn der Krankheit befassen und selbst Verantwortung für ihre Gesundheit übernehmen zu müssen. Gesundheit können wir aber nur durch unser eigenes Verhalten erhalten oder wieder erwerben.

Es kann eine tiefe Zufriedenheit geben, durch eine geeignete, selbst gestaltete Lebensweise Gesundheit, Schaffenskraft und Lebensfreude zu schaffen. Die Voraussetzungen für eine entsprechende Lebensweise müssen jedoch meist hart erarbeitet werden, da sie dem Massenverhalten in der Konsumgesellschaft entgegenlaufen. Es ist wichtig, Ruhe zu finden und den Alltagsstress abzubauen. Ärger, Verdruss, Traurigkeit, Wut und Angst führen zu erhöhter Muskelspannung und verstärkter Säureproduktion. Um Spannungen abzubauen und Säure auszuscheiden, werden Mineralstoffe benötigt. Ist der Alltag zu stark mit Stress und Ängsten belastet, wird auch die Aufnahmefähigkeit für die Mineralstoffe reduziert; es kommt also bei gleichzeitig erhöhtem Bedarf zu einer geringeren Versorgung. Beschwerden verschiedenster Art können die Folge sein, die durch die alleinige Einnahme von Mineralstoffen nach Dr. Schüssler oft nicht gelöst werden können. Vielfach ist es nötig, die Lebensweise zu verändern, dem Aufbau und der Regeneration der Kräfte und des Körpers mehr Raum zu geben.

## Ernährung

Über die Ernährung gibt es genügend Literatur. Wir möchten hier nur auf die wichtigsten Ernährungsgrundsätze hinweisen.

Jede einseitige Ernährungweise führt nach einer gewissen Zeit zu Mangelerscheinungen. Viele der angebotenen Diäten sind entweder kohlenhydrat- oder eiweissbetont. Bei diesen Diäten tritt vielfach zu Beginn eine Besserung ein, die meist nicht lange anhält, weil der Körper die einseitig und im Übermass zugeführten Substanzen nicht mehr richtig verarbeiten kann.

Die Aussage von Hippokrates, «Heilmittel sollten Nahrungsmittel sein und Nahrungsmittel sollten Heilmittel sein», hat heute noch Gültigkeit. Dabei gilt es zu unterscheiden zwischen Nahrungsmitteln und Lebensmitteln. Hippokrates musste noch nicht auf diesen Unterschied hinweisen, weil es damals die Industrienahrung noch nicht gab. Das, was in der heutigen Zeit als Nahrungsmittel angeboten wird, kann den Menschen kaum ernähren. Es füllt ihm den Magen, und er fühlt sich nach dem Essen mehr oder weniger satt. Doch ernähren bedeutet die Lebenskräfte zu stärken. Das ist nur möglich mit Lebensmitteln, die selbst auch noch Lebenskräfte bergen und damit Lebensmittel im wahren Sinn des Wortes genannt werden dürfen. Sie enthalten alle lebenserhaltenden und die Lebenskräfte aufbauenden Stoffe. Blosse Nahrungsmittel dagegen haben oft nur einen hohen Sättigungswert, aber kaum Substanzen, die die Lebenskräfte fördern. Durch die industrielle Verarbeitung oder Konservierung gehen viele wichtige Inhaltsstoffe verloren.

Die Nahrung sollte vitalstoffreich sein. Vielen Menschen bereitet es Schwierigkeiten, eine vollwertige, vitalstoffreiche Mahlzeit zu verdauen. Ihr Organismus ist durch die Gewöhnung an denaturierte Kost nicht mehr in der Lage, Vollwertiges, Vitalstoffreiches zu verdauen und umzusetzen. Denaturierte Nahrung fordert die Kraft der Verdauungsorgane weniger, bietet dem Körper jedoch auch fast keinen Gewinn. Um vollwertige Nahrung verdauen zu können, müssen die Verdauungsorgane eine Leistung erbringen; die aus ihr gewonnene Kraft beträgt jedoch ein Vielfaches dessen, was er aus denaturierter Kost bezieht.

Menschen, die gesundheitliche Beschwerden haben oder solche vermeiden wollen, sollten auf das Säure-Basen-Gleichgewicht achten. Starke Säurebildner sind alle zuckerhaltigen Nahrungs- und Genussmittel, praktisch alle denaturierten Nahrungsmittel; ebenso wirkt die Einnahme von zuviel tierischem Eiweiss übersäuernd. Häufig wird dem, was man im Laufe eines Tages zu sich nimmt, zu wenig Aufmerksamkeit gewidmet. Morgens der Kaffee, mittags ein wenig Fleisch und ein süsser Nachtisch, abends Käse, zwischendurch ein- oder mehrmals ein gesüsstes Getränk – so wird der Organismus den ganzen Tag mit Säure überschwemmt. Diese Säureschübe verbrauchen die basenbildenden Mineralstoffe und verhindern dadurch einen gesunden Stoffwechsel und eine gute Ausscheidung.

Ein weiterer wichtiger Punkt in der Ernährung ist gründliches Kauen. Dem Kauen wird viel zu wenig Aufmerksamkeit gewidmet. Durch genügend langes und intensives Kauen werden die Speisen gut mit Speichel durchsetzt; dies ist eine Voraussetzung für eine gute Verdauung. Die Verdauung beginnt schon im Mund und nicht erst im Magen. Beim Kauen und Durchspeicheln der Nahrung werden über die Geschmacksnerven der Magen zur Säurebildung und die Bauchspeicheldrüse zur Verdauungssekretbildung angeregt. Ungenügendes Kauen führt zu ungenügender Vorbereitung dieser Organe auf den Verdauungsprozess. Bei ungenügendem Kauen sind die ersten Beschwerden deshalb meist schon im Magen spürbar, weil dieser in seiner Arbeit überfordert wird. Im Speisebrei sind zu grosse Stücke enthalten, die nur unvollständig mit Magensäure durchsetzt werden können. Es beginnt schon im Magen ein Gärprozess, der im Darm weitergeht. Kommt zu dieser Gärung noch etwas Zucker hinzu, kann sich schwer abbaubarer Alkohol bilden, der die Leber stark belastet. Die Ursache für die verbreitete Müdigkeit nach einer Mahlzeit kann eine leichte Alkoholisierung durch den in diesem Gärungsprozess selbst «Gebrannten» oder eine Überlastung der Verdauungskräfte sein. Bei optimalem Kauen wird jeder Bissen so lange eingespeichelt, bis die Geschmackssubstanzen herausgelöst sind und alles nur noch nach Speichel schmeckt. Dadurch ist es möglich, die Lebensmittel in einer meist unbekannten Intensität auszukosten.

Bei den beschriebenen Vorgängen werden die verschiedensten Mineralstoffe verbraucht: bei der Übersäuerung Natrium phosphoricum als Säuretilger, in der Folge auch Calcium phosphoricum, Magnesium phosphoricum, Ferrum phosphoricum und Silicea, wenn die Säure nicht ausgeschieden werden kann. Natrium sulfuricum wird dringend benötigt, wenn im Verdauungstrakt Alkohol produziert wird. Wir können also mit unserer Ernährungsweise den Bedarf oder den Mangel an Mineralstoffen nachhaltig beeinflussen.

Die Trinkgewohnheiten können die Verdauung unterstützen oder auch belasten. Wird Flüssigkeit gleichzeitig mit der festen Nahrung eingenommen, werden dadurch die Verdauungssäfte verdünnt und die Verdauung damit erschwert. Wird die Flüssigkeit vor der Mahlzeit getrunken, fliesst sie durch den Magen hindurch in den Darm und wird vor allem im Dickdarm resorbiert. Deshalb ist es günstig, vor dem Essen oder etwa eine Stunde nach dem Essen zu trinken.

Der tägliche Flüssigkeitsbedarf richtet sich nach der zu erbringenden Leistung, dem Körpergewicht und der Verarbeitungsfähigkeit des Organismus. Es ist nicht für jeden Menschen empfehlenswert, 3 bis 4 Liter Flüssigkeit pro Tag zu trinken. Für die meisten wird eine Tagesmenge von 1,5 Liter genügen. Dabei ist darauf zu achten, dass die Flüssigkeit nicht mit vielen Reizstoffen belastet ist. Kaffee und stark zubereitete Tees wirken als Wasserverbraucher. Der Organismus muss die vielen Reizstoffe verdünnen, um sie auszuscheiden, und verbraucht deshalb eigene Flüssigkeit. Vorteilhaft sind dünne Tees, Wasser oder möglichst kohlesäurefreies Mineralwasser mit einem geringen Mineralgehalt. Die Flüssigkeit muss die Belastungssubstanzen, die durch den Stoffwechsel und die Verdauung entstehen, aufnehmen können. Vielen Menschen fällt es schwer, 1,5 Liter täglich zu trinken. Durch die schluckweise Einnahme, über den Tag verteilt, gelingt es besser, die benötigte Menge zu erreichen.

## Strahlenbelastung

Wir sind zunehmend der Belastung durch Strahlungen ausgesetzt. Allen voran nimmt die Belastung durch elektromagnetische Strahlen sehr stark zu. Radio, Fernseher, Funktelefone, Radarüberwachung arbeiten alle mit elektromagnetischen Strahlen, denen wir nicht ausweichen können und denen wir unaufhörlich ausgesetzt sind.

Der menschliche Organismus wird unter anderem auch durch elektrische Ströme «gesteuert». Ist er regelmässig technischen Strahlungsquellen ausgesetzt, kann es zu Störungen im eigenen energetischen Haushalt kommen. Ausserdem wirken die Strahlungen von unterirdisch fliessendem Wasser, von Mineralien und Erzvorkommen sowie der Curry- und Hartmanngitter (Diagonal- und Globalnetzgitter) auf den Menschen ein. Vor allem längeres Verweilen in geologischen Störfeldern ist belastend und bewirkt, dass durch das veränderte bioelektrische Feld des Menschen sehr stark Mineralstoffe verbraucht werden oder nicht aufgenommen werden können. Deshalb ist es wichtig, Strahlungsbelastungen zu verhindern, wo immer es möglich ist. Vor allem der Schlafplatz sollte frei davon sein, weil der Mensch an diesem Platz längere Zeit und in immer wieder gleicher Position verbringt.

Die günstigste Schlafrichtung ist Nordsüd mit dem Kopf im Norden, ansonsten ist es gut, mit dem Kopf Richtung Osten zu liegen. Die Betten sollten so ausgerichtet sein, dass sie innerhalb des Globalnetzgitters stehen. Kreuzungen des Curry- und Hartmann-Netzes mit Wasseradern sollten gemieden werden. Eine Schlafzimmereinrichtung aus natürlichen Materialien und ein Bett ohne Metallelemente fördern die Erholung. Bei Schlafstörungen, chronischer Müdigkeit und Beschwerden, die sich nicht lösen lassen, ist folgendes zu beachten: Spiegel und Möbel mit glatten, polierten Oberflächen können Strahlen reflektieren und verstärken. Fernseher und Radiowecker strahlen und stören, auch wenn sie ausgeschaltet sind. Im Kopfbereich sollten wenn möglich keine elektrischen Steckdosen oder Schalter sein, da von diesen ebenfalls Belastungen ausgehen können. Ringleitungen auch mit Verlängerungskabeln sind zu vermeiden. Bei stärkerer Empfindlichkeit ist mit dem Elektroinstallateur abzuklären, ob ein Netzfreischalter eingebaut werden kann.

## Zahnstörherde

Der deutsche Arzt Dr. R. Voll hat zum ersten Mal den Zusammenhang zwischen Krankheitssymptomen und Zahn- oder Kieferproblemen systematisch untersucht. Er stellte eine Verbindung zwischen vor allem in einer Körperhälfte auftretenden, scheinbar chronischen und oft als unheilbar geltenden Krankheitssymptomen und Zahn- oder Kieferproblemen fest, die im Moment noch keine Schmerzen oder Beschwerden verursachten. Mit den chronischen Symptomen war meistens ein ausgeprägter Energiemangel verbunden.

Beschwerden aller Art zeigten eine Besserung, wenn die Störherde im Zahn- oder Kieferbereich – wie gereizte Nerven von Zähnen, Eiterherde, Wurzelreste, schief liegende Weisheitszähne oder nicht aus dem Kiefer herausgewachsene Zähne – gelöst wurden. Materialien, die für künstliche Gebisse, Kronen, Brücken oder für Füllungen (besonders Amalgam) verwendet werden, können allergische Reaktionen auslösen. Durch ungünstige Kombinationen von verschiedenen Metallen kann der Kiefer durch den dabei entstehenden Stromfluss entkalkt werden. Die Mineralstoffe, die ihre Wirkung vor allem durch ihre elektrische Oberflächenladung entfalten, werden schon im Mundbereich gebunden oder verbraucht. Der übrige Organismus leidet unter Mangelerscheinungen.

Störherde von einzelnen Zähnen können so nachhaltig auf den Energiefluss des Meridians, auf dem sie liegen, einwirken, dass es entlang der Meridiane zu starken Beschwerden kommt. Oft treten die Beschwerden in der Umgebung des Störherdes auf, zum Beispiel Gesichtsschmerzen, Nasen-, Neben- und Stirnhöhlenprobleme, Seh- und Gehörstörungen. Aber auch weiter entfernt liegende Symptome wie Gelenkbeschwerden, rheumatische Schmerzen oder Organdysfunktionen können durch Zahnstörherde ausgelöst werden. Umgekehrt kann die schlechte Funktion eines oder mehrerer Organe sich als Störung im Zahnbereich manifestieren. Bei Beschwerden, die schlecht therapiert werden können, ist eine Abklärung von Zahnstörherden vorteilhaft, um Blockaden von dieser Seite her auszuschliessen. Zeigt sich trotz längerer Einnahme von Mineralstoffen nach Dr. Schüssler kein Erfolg, liegt die Ursache vielleicht bei der Strombelastung, erzeugt durch die elektrische Spannung verschiedener metallischer Materialien, die bei der zahnärztlichen Behandlung verwendet wurden, bei Amalgamfüllungen, die starke Schwermetallbelastungen ergeben können, oder bei Störherden, die den Energiefluss auf den unterschiedlichsten Energiebahnen blockieren.

Besondere Belastungen können durch Amalgamfüllungen entstehen, besonders wenn der Speichel zu sauer ist. Durch den sauren Speichel werden Amalgamionen ausgelöst, die über die Mundschleimhäute und das Zahnfleisch in den Kreislauf gelangen. Amalgam- bzw. Quecksilbervergiftungen haben ein sehr breites Krankheitserscheinungsbild, von Kopfschmerzen, Gelenkschmerzen, Stoffwechselstörungen bis hin zu Zeugungsunfähigkeit. Eine Abklärung in einer ganzheitlichen Zahnpraxis kann Hinweise für Lösungswege und Heilungsmöglichkeiten aufzeigen.

# Die zwölf Mineralstoffe nach Dr. Schüssler und ihre Wirkungsweisen

Beim aufmerksamen Studium der Mittelbeschreibungen wird auffallen, dass manchmal die gleichen Krankheitssymptome bei verschiedenen Mineralstoffen aufgeführt sind. Der Grund dafür ist, dass mit Hilfe der biochemischen Mittel nach Dr. Schüssler nicht die Krankheitssymptome bekämpft werden, sondern der die Krankheit verursachende Mangel behoben wird. Um die Ursache zu erkennen, ist es unbedingt erforderlich, den Menschen (nicht nur die Krankheit) genau zu beobachten und die Wirkungsweise der biochemischen Mineralstoffe nach Dr. Schüssler gründlich zu studieren.

Ziel ist es, den Körper so aufzubauen, dass es erst gar nicht zu einer Krankheit kommt. Dies geschieht nicht allein durch die Einnahme von Mineralstoffen nach Dr. Schüssler. Neben einer ausgewogenen vollwertigen Ernährung kann es hilfreich sein, die eigenen Verhaltensweisen, die Einstellung zum Leben und die Bedingungen des Umfelds zu überdenken und eventuell entsprechend zu verändern.

Manche Krankheiten erfordern fachkundige Betreuung. Besonders bei einschneidenden, bedrohlichen oder sich nicht verbessernden Zuständen ist eine entsprechende Abklärung erforderlich; die Schüsslermineralstoffe werden jedoch auf jeden Fall wertvolle Unterstützung bieten. Die bei den einzelnen Mineralstoffen angegebenen Anwendungsgebiete sollen nicht dazu verleiten, auf die fachkundige Begleitung zu verzichten.

## Nr. 1 Calcium fluoratum D12 ($CaF_2$)

Flussspat, Calcarea fluorata

### Wirkungsbereich

In folgenden Organen brauchen wir Calcium fluoratum verstärkt: Gehirn, Augenlinsen, Herz, Lungen, Nieren, Knochenhüllen, Muskeln, Bänder.

Calcium fluoratum wird vorwiegend dort benötigt, wo eine erhöhte Elastizität des Gewebes gefordert ist. Die Hauptaufgabe dieses Salzes ist, den Gewebefasern Elastizität zu verleihen und diese zu erhalten. Es ermöglicht diesen Fasern, sich zu dehnen und wieder in die ursprüngliche Form zusammenzuziehen. Calcium fluoratum findet sich vor allem in den Hartsubstanzen des Körpers. Es hat eine enge Beziehung zu den Strukturproteinen (Keratin, Kollagen, Elastin), die im Körper als Gerüstsubstanzen dienen. Flussspat ist das wichtigste Mittel für die Stützgewebe, ausserdem bildet es Gewebeverhärtungen wieder in elastisches Gewebe um.

*Elastizität*

Die Dehnbarkeit der Muskelfasern und der Haut hängt eng mit der Anwesenheit von Flussspat zusammen. Fehlt dieser, können sich die Fasern der Muskelbänder zwar dehnen oder strecken, sich aber nicht wieder zusammenziehen (besonders in den Muskeln, Sehnen, Arterien, Venen, Lymphgefässen und im Bindegewebe). Die Bänder erschlaffen, z. B. die Mutterbänder, dadurch kann eine Lageveränderung der Gebärmutter, eine Senkung oder eine Knickung entstehen. Der Mangel in den Gelenksbändern zeigt sich z. B. durch häufiges Einknicken des Fussgelenkes oder das Auskugeln des Oberarmes aus dem Schultergelenk, im Bereich der Muskulatur in Form von schlaffen Brüsten oder Hängebauch.

*Bei Erschlaffung des Bindegewebes sind Calcium fluoratum und Silicea wichtig.*

Auch die Zähne werden von feinen Bändern im Zahnfleisch festgehalten; erschlaffen diese Bänder, sitzen die Zähne nicht mehr fest in ihrem Bett und können ausfallen oder beim Kauen festerer Nahrungsmittel ausgebissen werden.

In den Blutgefässen ist Calcium fluoratum Bau- und Betriebsstoff der Ringmuskeln. Die Arterien wie auch die Venen werden bei jedem Herzschlag ausgedehnt und müssen sich anschliessend wieder zusammenziehen. Bei Krampfadern dient Calcium fluoratum für den Wiederaufbau der Elastizität der Venen.

*Verhärtung ist Elastizitätsmangel*

Verhärtungen der Drüsen werden durch Flussspat gelöst, z. B. Kropf (Erweiterung und Verhärtung der Schilddrüse), Leberzirrhose, Schrumpfniere, Lymphknotenverhärtungen. Auch Sehnen- und Muskelverkürzungen können durch den Mangel an Calcium fluoratum entstehen.

Die Verhärtung der feinen Fasern im Gehirn, vor allem zwischen der linken und der rechten Gehirnhälfte, führt dazu, dass Gedanken aussetzen; es geht einem mitten im Satz der Faden verloren, auch Vergesslichkeit kann eine Folge sein.

In diesem Zusammenhang sei darauf hingewiesen, dass die modernen Kommunikationsmittel unseren Calcium-fluoratum-Haushalt stark belasten. Vor allem Fernsehen und Computerarbeit führen zu einer Belastung der Augenmuskulatur und schränken mit der Zeit deren Bewegungsfähigkeit ein. Das Gehirn wird durch den starren Blick auf den Bildschirm nicht mehr angeregt. Die Bewegungen der Augen während des normalen Beobachtens führen demgegenüber zur Bildung feiner Energien, die unsere Denkfähigkeit fördern. Der starre Blick führt zur Einschränkung, von einem vernetzten Denken, das uns ermöglicht, in der Natur zu lesen, hin zu einem linearen Denken, das allerdings in der heutigen technisierten Industriegesellschaft sehr stark gefragt ist. Wir können diesen Belastungen nicht immer ausweichen, um so mehr ist auf einen ausgewogenen Calcium-fluoratum-Haushalt zu achten.

*Hornstoff*

Wenn dem Körper Calcium fluoratum fehlt, nimmt er diesen Betriebsstoff aus den Reserven, unter anderem aus den Nägeln, die aus Hornstoff (Keratin) bestehen. Die Nägel werden spröde, lassen sich nicht biegen, zerspringen wie Glas oder sind zu weich. Daran zeigt sich, dass Calcium fluoratum fehlt. Auch Schwielen, Hornhaut und Hühneraugen weisen auf den Bedarf an diesem Mineralstoff hin. Rissige Hände oder Schwielen sind Anzeichen von langjährigem Mangel an Calcium fluoratum. Dieser Mangel kann zu Verlagerung und Verhärtung der Gebärorgane, der Harnblase und Beschwerden in den Wechseljahren führen. Äussere Anzeichen zeigen nicht nur einen Bedarf an den jeweiligen Stellen an, sondern geben einen Hinweis auf einen inneren Bedarf in jenen Organen, in denen der betreffende Mineralstoff vorwiegend benötigt wird.

Hornhaut mit oft stark schmerzenden Rissen wird durch das Einmassieren von Calcium-fluoratum-Salbe bald wieder weich und elastisch. Wenn die Haare schmerzen und spröde wie Glas sind, ist in Ergänzung zu Calcium fluoratum Silicea notwendig.

*Knochenhüllen, Zahnschmelz*

Die Festigkeit der äusseren Hülle der Knochen hängt unmittelbar mit dem Gehalt an Calcium fluoratum zusammen; Magnesium phosphoricum hat einen grossen Einfluss auf seine Härte. Deshalb sind diese beiden Mineralstoffe gemeinsam für einen schlanken, elastischen Körperbau verantwortlich.

Calcium fluoratum wirkt besonders bei langwierigen chronischen Leiden, vor allem im Bereich der Knochenhaut, des Zahnschmelzes und der Gewebe mit elastischen Fasern, wenn die Beschwerden durch Reiben, warme Umschläge, allgemein durch Wärme gebessert, durch Kälte verschlimmert werden. Belastungsschmerz in den Hüft-, Fuss- und Kniegelenken sowie der Wirbelsäule, Schmerzempfindlichkeit der Knochenhaut (z.B. am Schienbein), Beschwerden bei Senk- oder Plattfüssen erfordern Calcium fluoratum.

In den Zähnen ist der Anteil an Calcium fluoratum und Magnesium phosphoricum viel grösser als in den Knochen. Der Zahnschmelz ist besonders reich an Flussspat. Bezüglich der Zähne ist auch noch an Natrium chloratum und Silicea zu denken. Scharfe, zackige, wie ausgebrochene Ränder der zweiten Zähne weisen auf einen gestörten Calcium-fluoratum-Haushalt hin. Auch das Abrunden der Knochen, das heisst die Ausformung der Gelenke, erfordert Calcium fluoratum. Deshalb ist für Kinder und werdende Mütter die regelmässige Einnahme dieses Mineralstoffs ganz besonders wichtig, um Mangelerscheinungen vorzubeugen.

**Anwendungshinweise und -beispiele**

Calcium fluoratum muss als langsam wirkendes Mittel monate- bis jahrelang regelmässig und normalerweise in der Potenz D12 eingenommen werden. Als gute Ergänzung haben sich Calcium phosphoricum und Silicea bewährt.

In der Schwangerschaft kann die Dehnbarkeit des Bindegewebes und der Muskulatur durch Einnahme von täglich 6 bis 8 Tabletten Calcium fluoratum und zusätzlichem Einmassieren von Calcium-fluoratum-Salbe so gestützt werden, dass keine Schwangerschaftsstreifen entstehen. Werden vier Wochen vor der Entbindung Damm, Leisten und Oberschenkelinnenseiten zweimal täglich mit der Salbe einmassiert, ist meistens kein Dammschnitt erforderlich. Auch die Rückbildung der Gebärorgane wird durch diese Anwendungen gefördert.

Können die Finger nicht mehr ganz gestreckt werden, weist dies auf eine Verkürzung der Sehnen hin. Durch die tägliche Einnahme von 6 bis 10 Tabletten und das Einmassieren von Calcium-fluoratum-Salbe über längere Zeit (manchmal 1 bis 2 Jahre) lässt sich eine Verbesserung erzielen.

Wird bei Plattfüssen über längere Zeit (oft jahrelang) Calcium fluoratum eingenommen und auch die Salbe regelmässig einmassiert, können die Füsse wieder an

Spannung gewinnen, sie bekommen wieder ihre natürliche Wölbung, dadurch werden die Füsse belastungsfähiger und oft auch etwas kürzer.

**Anwendungsgebiete, die vorwiegend Calcium fluoratum erfordern**

- Augenbindehautentzündung
- Bandscheibenbeschwerden (mit Natrium chloratum und Silicea)
- Bauchmuskelerschlaffung durch Übergewicht
- Besenreiser
- Bindegewebsschwäche
- Drüsenverhärtung (Lymphdrüsen, Kropf, Leber, Niere, Schilddrüse usw.)
- Bändererschlaffung
- Fingernägel, spröde
- Gaumenzäpfchen, Verlängerung
- Gebärmuttersenkung, -vorfall
- Gehirnzellenermüdung bei Kindern durch Belastung, dadurch mangelnde Aufnahmefähigkeit
- Gerstenkorn, Hagelkorn
- Geschwüre mit harten Rändern
- Grauer Star (zusammen mit Silicea)
- Hämorrhoiden (wichtig auch Kalium chloratum)
- Hängebauch, -brust
- Haut, rauh, rissig
- Herzerweiterung, -vergrösserung
- Hodenverhärtung
- Hornstoffaustritt
- Hühneraugen
- Karies (mit Natrium chloratum, Magnesium phosphoricum und Silicea)
- Knochenbrüche
- Knochendeformierung (evtl. durch Eiterungen oder Fisteln)
- Krampfadern
- Leistengegend, ziehende Schmerzen
- Menstruationsschmerzen
- Milzstörungen
- Narbenpflege (bei Schwellung Kalium chloratum)
- Nervensalz (Belastung durch Elektrosmog, elektrische Leitungen, Mikrowellen, elektromagnetische Strahlung)
- Organsenkung
- Risse an Händen, Lippen, Mundwinkeln, Fingerspitzen, am After, hinter den Ohren, zwischen den Zehen usw.
- Röntgen, mit Schwindel danach
- Rückgratverkrümmung (siehe Wirbelsäule)
- Schlottergelenke
- Schmerzen, brennend, ätzend bei Überdehnung elastischer Fasern
- Schwangerschaft
- Schwellungen, gutartig und hart
- Schwielen
- Schwindel aller Art (wenn stärker werdend, Ferrum phosphoricum und Kalium chloratum)
- Sehkraft vermindert
- Sehnenscheidenentzündung
- Sehnenverkürzung (verstärkte Einnahme zusammen mit Natrium chloratum und Silicea)
- Überbeine
- Urinmenge erhöht
- Verdauungsstörungen
- Vergesslichkeit
- Verkalkungen
- Warzen (vorwiegend Salbe)
- Wechseljahrsbeschwerden
- Wirbelsäule (Skoliose, Kyphose, Lordose)
- Zähne, locker werdend ohne Schmerzen
- Zahnfleischschwund
- Zahnschmelzdefekte (Empfindlichkeit auf heiss und kalt)
- Zahnschmerzen (zusammen mit Magnesium phosphoricum)
- Zunge, rissig
- Zahnen bei Kindern (zusammen mit Calcium phosphoricum)

## Nr. 2 Calcium phosphoricum D6 ($CaHPO_4 \times 2H_2O$)

Phosphorsaurer Kalk, Calcarea phosphorica

**Wirkungsbereich**

Calcium phosphoricum wird in den Knochen, den Blut-, Ei- und Samenzellen, der Leber, den Speicheldrüsen und der Schilddrüse in verstärktem Masse benötigt.

Calcium phosphoricum verdient in besonderem Mass, ein Lebenssalz genannt zu werden. Seine Hauptwirkung entfaltet es in den Zellmembranen, wo es deren Durchlässigkeit als Funktionsmittel reguliert. Als Baustoffmineral ist der Kalk in grossen Mengen im Skelett gebunden. (Dr. Schüssler unterscheidet zwischen Funktionsmitteln und Baustoffen.) Fehlen Calcium-phosphoricum-Moleküle, wird der Transport von dem über die Nahrung eingenommenen kohlensauren Kalk erschwert. In den Bindegewebsröhren des Knochensystems sind Calcium-phosphoricum-Moleküle nötig, damit einerseits der Transport der Ernährungsflüssigkeit in die Knochenzellen, andererseits der Abtransport von Stoffwechselprodukten aus den Knochenzellen gewährleistet ist. Demzufolge kommt es bei gestörter Zufuhr zu Knochenentkalkung, bei blockiertem Abtransport hingegen zu Ablagerungen. Deshalb ist Calcium phosphoricum bei Osteoporose oder Rachitis genauso einzusetzen wie bei Überbeinen und Gichtknoten. Calcium phosphoricum ist ein wichtiges Aufbaumittel und dämpft übersteigerte abbauende Stoffwechselprozesse.

Nach Dr. Schüssler ist Calcium phosphoricum «ein Funktionsmittel für anämische Zustände und Restaurationsmittel der Gewebe nach Ablauf akuter Krankheiten». Calcium phosphoricum eignet sich für blasse, blutarme Menschen mit durchscheinender, wachsähnlicher Gesichtsfarbe, für Kinder in den Entwicklungsjahren, die matt, welk und mager sind, deren Wirbelsäule schwach ist und nachgibt. Der dünne Hals kann den Kopf kaum tragen. Menschen, die schmalwüchsig, lebhaft, aber leicht erschöpft sind, brauchen Calcium phosphoricum.

Calcium phosphoricum ist ein erwärmendes Salz, weil es Muskelverspannungen löst und dadurch die Durchblutung verbessert. Aus diesem Grund ist es meistens mitzuberücksichtigen, wenn sich Symptome durch Kälte verschlimmern oder durch Wärme bessern, z. B. bei Erkältungen infolge nasskalter Witterung, Kälte und Luftzug.

Bei Schmerzen in Gliedern und Gelenken, verbunden mit Kribbeln und Taubheitsgefühl, bei Witterungswechsel können Ruhe und Bettwärme diese verschlimmern.

Bei Calcium-phosphoricum-Mangel besteht ein Verlangen nach Gesalzenem (eventuell ist auch Natrium chloratum nötig), nach stark gewürzten Speisen (Geräuchertem, Ketchup, Senf) oder nach Fleisch.

Dünner, grüner, schleimiger, unverdauter Stuhlgang weist auch auf einen Calcium-phosphoricum-Bedarf hin.

*Knochen, Zähne*

Beim Aufbau der Knochen wirkt Calcium phosphoricum gemeinsam mit Calcium fluoratum, Magnesia und Natrium chloratum. Damit sich die Knochenzellen und das Zahnbein bilden können, ist phosphorsaurer Kalk nötig. Calcium phosphoricum verleiht den Knochen Tragkraft und Festigkeit, nach Knochenbrüchen fördert es die Kallusbildung. Calcium fluoratum hat vorwiegend die Aufgabe, die Hülle zu bilden (Knochenhaut, Zahnschmelz), während Calcium phosphoricum für den Bau der inneren Struktur zuständig ist (Zahnbein, Knochen). Die Mineralsubstanz der Knochen bildet keineswegs eine kompakte Masse, sondern ist überall von allerfeinstem organischem Gewebe durchzogen. Die Knochen sind den Lebensprozessen unterworfen, sie werden je nach den Bedürfnissen des Organismus auf- und abgebaut. Die Heilung von Knochenbrüchen wäre ohne diese Lebendigkeit nicht möglich. Wird das Verhältnis von mineralischen und organischen Anteilen im Knochen gestört, führt dies zu Erkrankungen wie Knochenentkalkung oder -verdichtung.

Bei Osteoporose, der Knochenentkalkung, handelt es sich vor allem um einen Verbrauch und eine Blockierung von Calcium phosphoricum durch die zunehmende Übersäuerung, weniger um eine hormonelle Dysfunktion. Die monatliche Regelblutung hilft unter anderem, überschüssiges Eiweiss und Säuren auszuführen. In den Wechseljahren wird die bisher durch die Regelblutung bewirkte Reinigung oft durch starkes Schwitzen ersetzt, um die überschüssigen Säuren auszuscheiden. Kann sich der Körper auf diesem Weg nicht genügend entlasten, wird Calcium phosphoricum zur Bindung der anfallenden Säure, die unter anderem durch zu viel tierisches Eiweiss entsteht, eingesetzt. Dadurch fehlt Calcium phosphoricum für den Knochenaufbau. Es genügt nun nicht, ausschliesslich Schüsslersalze einzunehmen, es ist besonders auf calcium- und vitalstoffreiche Ernährung mit geringer Säurebelastung zu achten. Zudem kann es nötig sein, zusätzlich ein natürliches Calcium-Aufbaumittel einzunehmen. Ebenso wichtig ist der seelische Bereich. Der Angst, nicht mehr zu genügen oder nicht mehr gebraucht zu werden, nur mit der Verordnung von Hormon- und Calciumpräparaten zu begegnen, ist zu wenig. Es geht auch darum, dass die Frau in ihrem neuen Lebensabschnitt wieder Halt gewinnt und ihre Lebensaufgabe und ihren Selbstwert findet.

*Blutbildung, Eiweissaufbau*

Zur Bildung der weissen und roten Blutkörperchen, die ja zum Teil in den Knochen geschieht, wird Calcium phosphoricum benötigt. Eiweiss kann im Organismus nur Verbindungen eingehen, wenn Calcium phosphoricum vorhanden ist. Die weissen Blutkörperchen haben eine Schutzfunktion im Blut. Sie bestehen aus Eiweiss und vermehren sich durch Zellteilung, dazu wird auch Natrium chloratum benötigt. Sie sind fähig, alles Fremdartige aufzunehmen und unwirksam zu machen, auch lösen sie die ausgedienten, altersschwachen roten Blutkörperchen auf. Die roten Blutkörperchen sind das Transportmittel, vor allem für Sauerstoff, deshalb ist Calcium phosphoricum, zusammen mit Ferrum phosphoricum, wichtig als Aufbaumittel. Calcium phosphoricum wird auch zur Bindung von Bluteiweiss benötigt. Es ist ein wichtiger Blutgerinnungsfaktor; fehlen Calciumionen, ist die Blutgerinnung sehr stark verlangsamt und gestört.

*Beruhigung der Muskeltätigkeit*

Calcium phosphoricum wirkt beruhigend auf die Muskeltätigkeit, deshalb ist es hilfreich bei schwer zu lösenden, lang anhaltenden Muskelkrämpfen. Sind die

Krämpfe hingegen ziehend, stechend und die Schmerzen krampfartig heftig, ist Magnesium phosphoricum nötig. Kribbeln und Taubheitsgefühl entstehen oft durch Verspannung der Rückenmuskulatur, die sich nicht lösen kann, wenn Calcium phosphoricum fehlt. Durch den ständigen Druck, der dadurch auf die Bandscheiben entsteht, werden diese zusammengepresst und drücken ihrerseits auf die Nerven, die aus der Wirbelsäule zu den Gliedmassen führen. Wenn der Pulsschlag in bezug auf die Körpertätigkeit zu schnell ist, kann durch die Einnahme von Calcium phosphoricum Entspannung herbeigeführt werden.

*Nervenmittel*

Calcium phosphoricum hat eine beruhigende Wirkung auf das Nervensystem, ist also bei erhöhter Erregbarkeit von Muskeln und Nerven einzusetzen. Sind die Nerven durch Überanstrengung überlastet, bringt Calcium phosphoricum die nötige Beruhigung, um abends einschlafen zu können, und hilft auch bei Schlaflosigkeit nach Mitternacht, zwischen ein und zwei Uhr. Bei Schlafstörungen ist zu beachten, dass Weisswein, Süssigkeiten oder zu viel tierisches Eiweiss, abends eingenommen, zu einer Belastung des Calcium-phosphoricum-Haushalts führen. Auch bei erhöhter oder verminderter sexueller Erregbarkeit harmonisiert dieses Mittel.

*Gesunderhaltung der Kinder, Schwangerschaftsbegleitung*

Jede werdende Mutter sollte vom Beginn der Schwangerschaft an Calcium phosphoricum einnehmen, und zwar nicht nur bis zur Entbindung, sondern auch während der ganzen Stillperiode und noch einige Zeit darüber hinaus (zusammen mit Calcium fluoratum). Dadurch beugt sie Symptomen vor, die durch die starke Belastung des Kalkhaushalts während der Schwangerschaft entstehen können, wie Brechen der Haare, Zahnschmerzen, Lockerwerden oder Ausfallen der Zähne. Für das Kind im Mutterleib ist es eine gute Vorbereitung für einen gesunden, kräftigen Knochenaufbau und kräftige Zähne. Darüber hinaus wird beim Säugling und beim Kleinkind die Bildung des Blutes, die Kräftigung der Muskeln, überhaupt der Aufbau des gesamten Körpers gefördert, da Calcium phosphoricum in allen Zellen enthalten ist. Deshalb sollte das heranwachsende Kind bis zur Vollendung des Knochenaufbaus Calcium phosphoricum zu sich nehmen (nicht zu vergessen als wichtige Ergänzung Calcium fluoratum, Natrium chloratum, Magnesium und Silicea, je nach Bedarf).

**Anwendungshinweise und -beispiele**

Calcium phosphoricum ist ein langsam wirkendes Mittel, das seine Wirksamkeit in langen Zeiträumen entfaltet. Im allgemeinen geben wir Calcium phosphoricum in D6. Nur bei Erscheinungen, die auf einer erhöhten Reizbarkeit beruhen, geben wir Calcium phosphoricum D12. Es lässt sich gut zusammen mit Calcium fluoratum oder Silicea verabreichen und unterstützt auch die Wirkung von Natrium chloratum.

Kinder neigen während Wachstumsschüben zu Schmerzen im Bereich der Wachstumsfugen ober- oder unterhalb der Gelenke. Es hat sich erwiesen, dass mit einer täglichen Einnahme von 12 bis 15 Tabletten Calcium phosphoricum D6 sowie Anwendung der entsprechenden Salbe manchmal schon nach wenigen Tagen eine Linderung eintritt. Selbstverständlich ist auch darauf zu achten, dass die Kinder oder

Jugendlichen Süssigkeiten oder denaturierte Nahrungsmittel und Getränke meiden, um das Calcium phosphoricum nicht als Bindemittel für die Säure zu verbrauchen.

Oft werden Menschen mit Blutarmut Eisenpräparate verordnet. Vielfach ist aber ein Calcium-phosphoricum-Mangel die Ursache. Zu Beginn kann es notwendig sein, dreimal täglich 12 Tabletten, eventuell in warmem Wasser aufgelöst, einzunehmen. Nach ungefähr 6 bis 8 Wochen ist es sinnvoll, auf eine Langzeitbehandlung mit 12 Tabletten täglich überzugehen. Je nach Veranlagung können auch noch Ferrum phosphoricum D12 und Natrium chloratum D6 wichtig sein.

**Anwendungsgebiete, die vorwiegend Calcium phosphoricum erfordern**

- Absonderungen, vertrocknend zu weissgelben Krusten
- Allergien (aller Art)
- Angst
- Appetit, übermässig
- Atem, übelriechend
- Augen empfindlich gegenüber künstlichem Licht
- Augenschmerzen (besonders Augapfel)
- Beruhigung der Nerven
- Blut- und Zellenaufbau
- Bluten nach Zahnziehen
- Blutgerinnungsstörungen
- Einschlafen von Gliedmassen
- Eiweiss im Urin
- Engegefühl im Kopf
- Epilepsie
- Erkältungsneigung
- Fersensporn
- Fieberkrampf bei Kindern
- Fontanelle schlecht schliessend
- Gedächtnisschwäche
- Gedankenkonzentration
- Gefühl der Schwäche, besonders im Magenbereich
- Gefühl, umzufallen
- Haarausfall
- Haltungsschäden
- Hände und Füsse kalt
- Heiserkeit, chronisch
- Herzflattern
- Herzmuskelverkrampfung
- Hexenschuss, Ischialgie
- Ileosakralgelenk empfindlich
- Immunsystem (Stärkung zusammen mit Ferrum phosphoricum, Kalium chloratum und Kalium sulfuricum)
- Kälteempfinden im Kopf
- Knochen brechen leicht
- Knochenbruch
- Kollaps
- Kopf kann nicht aufrecht gehalten werden
- Kopfschmerz durch Überanstrengung (in der Schule)
- Kopfschmerz stärker durch Druck einer Kopfbedeckung (Hut)
- Kopfschmerzen, von der Stirn zum Hinterkopf und Nacken ziehend mit Kältegefühl
- Krämpfe oder Zuckungen bei zahnenden Kindern
- Kribbeln (Ameisenlaufen)
- Kropf (auch Kalium jodatum oder Kalium bromatum)
- Mandeln, chronisch vergrössert
- Menstruationsbeschwerden, heftige Krämpfe
- Migräne
- Mundgeruch, unangenehmer, am Morgen
- Muskeln (Verkrampfungen der quergestreiften Muskulatur)
- Nasenbluten
- Nasenpolypen
- Nervenschmerzen
- Ohnmachtsanfälle
- Osteoporose

- Polypen in Nase, Mastdarm, Gebärmutter
- Rachitis
- Regelblutung stark
- Rekonvaleszenz
- Rheumatische Schmerzen, vor allem in Fuss- und Kniegelenken, stärker bei Kälte
- Scharlach
- Schienbeinschmerzen, ziehend
- Schlafstörungen, Erwachen zwischen 0 und 2 Uhr morgens
- Schluckauf
- Schock
- Schwangerschaftserbrechen
- Schweissausbruch, plötzlicher
- Schwindel bei kaltem Wind
- Schwitzen im Kopfhaarbereich
- Sexualbedürfnis verstärkt oder vermindert
- Skoliose
- Steifheit, morgens beim Aufstehen
- Stimme, rauh und heiser (besonders bei Kindern)
- Stuhl, dünn, grün, schleimig und unverdaut
- Taubheitsgefühl
- Überbeine
- Verlangen nach Einsamkeit
- Verlangen nach Gesalzenem, Geräuchertem, Speck
- Verletzungen am Steissbein
- Wachstumsschmerzen
- Wirbelsäulenschwäche
- Zahnzerfall

## **Nr. 3 Ferrum phosphoricum** D12 ($FePO_4 \times 4H_2O$)

Phosphorsaures Eisen

### Wirkungsbereich

Ferrum phosphoricum wird vorwiegend in den Muskelzellen, im Blut, im Gehirn, in der Leber, dem flüssigkeitsreichsten und wärmsten Organ unseres Körpers, in vielen endokrinen Drüsen (z.B. Schilddrüse, Bauchspeicheldrüse), in der Darmwand und in den Darmzotten benötigt.

Eisen ist sowohl Bau- als auch Funktionsstoff. Als Bestandteil des Hämoglobins nimmt es ausserdem an vielen enzymatischen Reaktionen teil. Zur Infektabwehr ist Eisen unerlässlich; die Aktivierungsfähigkeit von Ferrum im Immunsystem ist ein Gradmesser der körpereigenen Abwehr.

Ferrum phosphoricum ist das Hauptmittel für die erste Entzündungsphase (trockener Schwellungskatarrh ohne Sekretion). Als allgemeines Anregungsmittel der blutbildenden Gewebe geniesst es seit langer Zeit höchste Wertschätzung.

*Fieber bis 38,5°C, Entzündungen*

Ferrum phosphoricum gilt in erster Linie als wichtiges Fiebermittel. Bei Fieber kommt es zu einem erhöhten Stoffwechsel, dazu gehört eine verstärkte Verbrennung, die durch Sauerstoff erfolgt (Oxydation). Ferrum phosphoricum bindet den Sauerstoff, dazu wird vermehrt das in den Blutzellen vorhandene phosphorsaure Eisen benötigt. Es ermöglicht dem Organismus, die durch Entzündungen ausgelöste Abwehrarbeit zu bewerkstelligen. Es ist also ein Mittel, das die Abwehrmechanismen des Organismus unterstützt, somit hilft, die Ursache des Fiebers zu lösen, das Fieber wird nicht «gedrückt». Sollte das Fieber auch durch regelmässige Gaben von Ferrum phosphoricum nicht zurückgehen, so ist das nicht als Zeichen der Unwirksamkeit dieses Mittels zu werten, vielmehr braucht der Körper das Fieber noch, um die belastenden Substanzen abbauen zu können. Steigt das Fieber über 38,5°C, ist Kalium phosphoricum als Folgemittel anzuwenden. Im Zweifelsfalle kann Kalium phosphoricum auch schon früher eingesetzt werden.

Bei Bettruhe steht dem Körper mehr Eisen zur Verfügung. Er kann einen Teil der Muskelzellen abbauen, da ja die Muskelkraft in den Armen und Beinen nicht benötigt wird. Das dadurch frei werdende Eisen kann so von den Blutkörperchen beansprucht werden, um den Verbrauch des Mineralstoffes für die Abwehrarbeit ganz oder teilweise zu decken. Die Muskelzellen der Blutgefässe (Ringfaserzellen) werden dabei sehr beansprucht. Sie erschlaffen, wenn nicht genügend Ferrum phosphoricum vorhanden ist.

Als Mittel der ersten Entzündungsphase ist Ferrum phosphoricum bei allen entzündlichen Krankheitsprozessen das Mittel erster Wahl. Es wirkt auch gut als Vorbeugungsmittel vor Grippe und auch bei allgemeiner Erkältungsneigung.

Ferrum phosphoricum sollte in keiner Hausapotheke fehlen. Natürlich wissen die besorgten Eltern nicht immer, was bei einer akuten Erkrankung ihres Kindes mit Fieber oder Entzündungen entstehen wird. Sie werden selbstverständlich fachkundigen Rat einholen, können aber bis zur Abklärung mit diesem Mittel schon viel helfen. Rechtzeitige Gaben von Ferrum phosphoricum können die Krankheitsdauer abkürzen oder die Stärke des Symptoms verringern. Durch Unterstützung der Abwehrkräfte des Körpers wird die Temperaturerhöhung als dessen Hauptmassnahme allmählich überflüssig, da die Belastungssubstanzen verarbeitet werden können.

*Schmerzen, Erste Hilfe*

Ferrum phosphoricum ist das Mittel für die Erste Hilfe bei Verletzungen, Entzündungen und auch bei Schmerzen, die sich durch Wärme oder Bewegung verschlimmern und durch Kälte vermindern. Pochen die Schmerzen im Gleichklang mit dem Herzpuls, sind sie klopfend, pulsierend, mit Hitze verbunden oder zeigen sie sich als Druck, können sie oft durch Gaben von phosphorsaurem Eisen gemildert werden.

Ferrum phosphoricum wird bei allen Verletzungen wie Quetschungen, Stauchungen, Schnitt- oder Schürfwunden, Knochenbrüchen mit Verletzungen von Weichteilen angewendet. Ausgenommen sind Verbrennungen, da wird vorwiegend Natrium chloratum benötigt (die Haut muss Feuchtigkeit aufnehmen können, die durch die zu grosse Wärmeeinwirkung verbraucht wurde).

*Muskeltätigkeit*

Als Muskelmittel wirkt es stärkend, da es die Sauerstoffversorgung der Muskulatur verbessert. Diese Wirkung führt zu einer grösseren Leistungsfähigkeit, aber auch zur Verhinderung von Muskelkater bei grosser Belastung.

Bei Durchfall und Verstopfung wirkt Ferrum phosphoricum regulierend. Obwohl hier scheinbar ein Widerspruch vorliegt, lässt sich das leicht erklären. Die Darmwand ist ein Muskel; fehlt Eisen, führt das zu Trägheit und Erschlaffung. Das heisst, die Peristaltik, die wurmartige Bewegung des Darmes ist ungenügend, um den Darminhalt fortzubewegen; es entsteht Verstopfung. Fehlt Ferrum phosphoricum in den Darmzotten, können diese ihre Saugarbeit, die Aufnahme der Flüssigkeit und Nahrung aus dem Darm (Resorption), nicht zur Genüge erfüllen, dadurch entsteht Durchfall.

Ein Mangel an Ferrum phosphoricum kann zu Schlaflosigkeit führen, weil die Blutgefässwände im Kopf mangels Spannkraft der Gefässmuskeln das Blut nicht durchfliessen lassen und daher der Schlaf nicht eintreten kann.

Anmerkung: Ferrum-phosphoricum-Mangel kann zu Sonnenunverträglichkeit führen.

### Anwendungshinweise und -beispiele

Wir geben Ferrum phosphoricum in D12, weil es schwerer wasserlöslich ist und deshalb in der 12. Dezimalpotenz besser aufgenommen wird.

Zu Beginn krankhafter Erscheinungen geben wir bis zum Nachlassen des Fiebers, der Schmerzen oder Entzündungen alle 5 bis 10 Minuten ungefähr 12 Tabletten Ferrum phosphoricum. Steigt das Fieber über 38,5°C, so lassen die Kräfte nach, und wir wechseln zu Kalium phosphoricum. Nach Abklingen der Fieberschübe geben wir neben Ferrum phosphoricum in selteneren Gaben meist Kalium chloratum oder ein anderes passendes Mittel (entscheidend für die Wahl des Mittels: Antlitzdiagnose, Art der Absonderung, des Zungenbelages, der Beschwerden usw.).

Wird beim ersten Auftreten von pochenden Ohrenschmerzen, die oft mit Druck verbunden sind, alle 2 bis 3 Minuten eine Tablette gelutscht, können sich die Beschwerden vielfach schon innerhalb kurzer Zeit lösen. Bei Neigung zu Mittelohrentzündung sind zusätzlich Natrium phosphoricum und Silicea wichtig.

Schürfwunden heilen in kurzer Zeit, wenn möglichst unmittelbar nach der Verletzung ein mit Ferrum-phosphoricum-Tabletten hergestellter Brei (mit abgekochtem, wieder abgekühltem Wasser) aufgelegt, mit Gaze abgedeckt und mit einer Frischhaltefolie vor dem Austrocknen geschützt wird. Bei Platzwunden hat sich die Anwendung von Ferrum-phosphoricum-Pulver bewährt: die Wunde mit einem sterilen Tupfer abtupfen, danach das Pulver aufstreuen. Diese Massnahme fördert die Wundheilung ausserordentlich.

Bei sportlicher Betätigung oder anderer körperlicher Anstrengung ist ein stark gerötetes und erhitztes Gesicht ein typisches Anzeichen von akutem Ferrum-phosphoricum-Bedarf. Um diesen erhöhten Bedarf zu decken, kann Ferrum phosphoricum, in Wasser aufgelöst, eingenommen werden. Dafür werden 20 bis 30 Tabletten in ungefähr einem Liter Wasser aufgelöst. Diese Lösung kann kurz vor und während der Leistung getrunken werden. Dadurch erhöht sich die Leistungsfähigkeit und die Ausdauer, und auch dem Muskelkater wird vorgebeugt.

Auch Schulkinder, die mit erhitztem, gerötetem Gesicht nach Hause kommen und über Kopfschmerzen und Müdigkeit klagen, benötigen Ferrum phosphoricum. Oft zeigen sich bei genauerem Hinsehen bläulich-schwärzliche Schatten unter den Augen, die auf einen Langzeitbedarf an Ferrum phosphoricum hinweisen. Um die Konzentrations- und Leistungsfähigkeit wieder zu stärken, können die Kinder über längere Zeit täglich 6 bis 10 Tabletten lutschen.

*Anmerkung:* Kaffee, Schwarztee und Kakao verbrauchen viel Eisen im Körper.

**Anwendungsgebiete, die vorwiegend Ferrum phosphoricum erfordern**

- Bänderschwäche mit Schmerzen bei Bewegung
- Benommenheit
- Blasenentzündung
- Blutandrang zum Gehirn (erleichtert durch manchmal lebensrettendes Nasenbluten)
- Blutandrang zum Kopf, bis Delirium
- Blutmangel
- Brennende Schmerzen über den Nieren
- Darmentzündung
- Durchfall
- Eisenmangel
- Emotionales Ungleichgewicht oder Geisteskrankheit
- Empfindlichkeit auf Berührung im Kopfbereich
- Empfindlichkeit bei Ziehen an den Haaren
- Erbrechen
- Erbrechen von hellrotem Blut
- Erkältung
- Ermüdung durch Sauerstoffmangel
- Erste Hilfe bei allen plötzlich auftretenden Gesundheitsstörungen
- Erste Hilfe bei Schmerzen mit Hitze, Rötung, Schwellung
- Erste Hilfe bei Verletzungen, Blutungen
- Fieber bis 38,5°C
- Gaumenentzündung (lokal anwenden)
- Gefässblutung
- Gehirnentzündung
- Gehirnverletzung
- Gelenksentzündung
- Grippe
- Halsentzündung
- Hautempfindlichkeit und Schmerzen

- Herzklopfen
- Hexenschuss
- Husten
- Hyperämie (vermehrte Blutansammlung in einem der Blutgefässe)
- Infektionskrankheiten, Vorbeugung und erstes Stadium
- Inkontinenz aufgrund einer Schliessmuskelschwäche
- Katarrh
- Knochenbrüche (bei Verletzung der Weichteile)
- Kopfschmerz mit Blutandrang zum Kopf
- Lungenentzündung
- Magenentzündung
- Mandelentzündung
- Masern
- Menstruationsblut hellrot
- Muskelerschlaffung
- Muskelschmerz
- Muskelzerrung
- Netzhautentzündung
- Nierenentzündung
- Quetschungen
- Rückensteifheit
- Scharlach
- Schlaflosigkeit durch Übermüdung
- Schwindel
- Sport, zur Erhöhung der Leistungsfähigkeit
- Verrenkungen
- Verstauchungen

## Nr. 4 Kalium chloratum D6 (KCl)

Chlorkalium, Kaliumchlorid, Kalium muriaticum

### Wirkungsbereich

Kalium chloratum befindet sich in vielen Körperzellen, vorwiegend in den Gehirn–, Nerven- und Muskelzellen sowie auch in den roten Blutkörperchen.

*Zweites Entzündungsstadium*

Kalium chloratum ist das Mittel der zweiten Entzündungsphase. (Erste, zweite und dritte Entzündungsphase sind zeitlich zu verstehende Ablaufstadien im Verlauf einer Krankheit, wobei die Dauer der einzelnen Phasen unterschiedlich lang sein kann. Die einzelnen Phasen lassen sich meist aufgrund äusserer Merkmale erkennen; erste Phase siehe Ferrum phosphoricum, dritte Phase siehe Kalium sulfuricum.)

Die zweite Entzündungsstufe setzt gewöhnlich drei bis vier Tage nach Beginn der Erkrankung ein (bei schweren Infektionskrankheiten möglicherweise erheblich später). Sie ist gekennzeichnet durch sich schwer lösende schleimige Absonderungen, Ausschwitzungen und Schwellungen oder allgemein durch das Erscheinen äusserer Symptome, wie geschwollene Drüsen und Gelenke oder mehlartige Hautabschuppungen. Es gibt Schwellungen, die durch Entzündung verursacht werden, und Schwellungen, bei denen Wasseransammlungen (Ödeme) die Ursache sind. Bei Ödemen bleibt eine kurze Zeit lang eine Einbuchtung zurück, wenn mit dem Finger Druck darauf ausgeübt wird. Hier ist Natrium sulfuricum einzusetzen. Bei Schwellungen durch Entzündungen ist Kalium chloratum das entsprechende Mittel. Bei Lymphdrüsenschwellungen ist auch immer zusätzlich Natrium phosphoricum zu nehmen.

*Faserstoff*

Kalium chloratum hat eine entgiftende Wirkung. Durch das Auslösen von Kalium chloratum aus der Schleimhaut in der zweiten Entzündungsphase werden Faserstoff und Schleim frei. Kalium chloratum verbindet sich unter Anreicherung von Wasserstoffatomen (Hydrolyse) mit den Entzündungsstoffen; dies ermöglicht die Neutralisierung der Gifte. Der Faserstoff, der durch die Trennung vom Chlorkali zur Ausscheidung gezwungen wird, sättigt sich mit den gröberen Giftschlacken und führt diese mit aus. Bei Auswurf von Faserstoffen ist also bereits ein Mangel an Kalium chloratum vorhanden. Nehmen wir in dieser akuten Krankheitsphase diesen Mineralstoff ein, braucht der Organismus nicht die Reserven anzugreifen, das heisst, es wird vermieden, dass zur Gewinnung von Chlorkali die Schleimhäute und die serösen Häute, z.B. Hirnhaut, Brustfell, Bauchfell, Herzbeutel, angegriffen werden müssen.

Bei Kalium-chloratum-Mangel kommt es zu fibrinösen Absonderungen; das bedeutet, dass der austretende Faserstoff sich meistens als milchig-weissgraue Masse oder als milchig-weissgrauer Belag zeigt. Der mit Faserstoff verbundene Schleim zieht Fäden; getrocknet sieht er wie ein mehlartiges Pulver aus. Faserstoff tritt zusammen mit Blutwasser in Form von gewölbten Bläschen aus. Nach dem Trocknen wird daraus eine mehlartige Masse. Auf der Haut zeigt sich der ausgetretene Faserstoff als Hautgriess, dies sind kleine, weissliche Hauterhöhungen mit hartem Kern, die sich im Unterschied zu Mitessern nicht ausdrücken lassen.

*Drüsenmittel*

Kalium chloratum ist ein wichtiges Drüsenfunktionsmittel, da die Drüsen bei der Entgiftungsarbeit durch die Ausschüttung spezifischer Stoffe entscheidend zu diesem reinigenden Prozess beitragen.

*Blutreinigung*

Als Weiteres wirkt Kalium chloratum durch die enge Beziehung zum Faserstoff auch auf die Viskosität (Fliesseigenschaft, Zähigkeit) des Blutes ein. Wird aufgrund eines starken Chlorkaliumbedarfs viel Faserstoff ausgeschieden, wird das Blut damit belastet; es wird verdickt, zähflüssig und schwärzlich, die Adern werden dadurch sichtbar. Jede Einnahme von Kalium chloratum vermindert eine weitere Ausscheidung von Faserstoff ins Blut. Ist wieder genügend Kalium chloratum vorhanden, wird Faserstoff in die Schleimhäute eingebunden; dadurch wird das Blut gereinigt und damit dünnflüssiger.

*Entgiftung*

Eine der wichtigen Aufgaben unserer Drüsen ist das Neutralisieren von Fremdstoffen. Dafür sondern sie Entgiftungsmittel ab. Zur Lösung dieser Aufgabe sind je nach Art der Fremdstoffe verschiedene Mineralstoffe nötig. Zur Verminderung der Nebenwirkungen bei Impfungen oder von Narkosemitteln und Arzneistoffen hat sich Chlorkalium bewährt. Metallische Arzneigifte erfordern Natrium chloratum.

Kalium chloratum hilft, gemeinsam mit Natrium chloratum die Bildung von Blausäure (Cyan) zu verhüten.

*Anmerkung:* Alkohol, Milchprodukte und Strombelastung verbrauchen sehr viel Kalium chloratum im Körper.

**Anwendungshinweise und -beispiele**

Kalium chloratum geben wir in D6. Es ist sinnvoll, in der zweiten Phase der Entzündung Ferrum phosphoricum nicht sofort abzusetzen, sondern davon 6 bis 10 Tabletten täglich zusätzlich zu Kalium chloratum zu geben. Genügt Kalium chloratum nicht, ist je nach Symptom zusätzlich Kalium sulfuricum, Silicea, Calcium fluoratum oder Calcium phosphoricum einzusetzen.

Kalium chloratum kann bei Verletzungen mit Schwellungen zusammen mit Ferrum phosphoricum wertvolle Hilfe leisten. Es können täglich dreimal 4 Tabletten eingenommen werden. Wird unterstützend die Salbe angewendet, klingt die Schwellung oft innerhalb kurzer Zeit ab. Ein Bluterguss lässt sich erfolgreich mit Silicea behandeln.

Wenn die Nase mit Schleim verschlossen ist, der sich nicht lösen lässt, oder Schleim in der Kehle festsitzt, kann mit drei- bis fünfmal täglich 6 Pastillen Kalium chloratum die Schleimhaut wieder aufgebaut werden, und der Schleim beginnt sich zu lösen.

Nach einer Vollnarkose bleiben oft über längere Zeit Unwohlsein und Vergesslichkeit als Folgeerscheinungen bestehen. Werden dreimal täglich 6 Pastillen Kalium chloratum eingenommen, wird sich die Übelkeit wie auch die Vergesslichkeit in wenigen Wochen legen.

**Anwendungsgebiete, die vorwiegend Kalium chloratum erfordern**

- Akne
- Alkohol (verbraucht viel)
- Aphten, mit weisser Umrandung (zusätzlich Magnesium phosphoricum)
- Appetit, gering, wegen träger Leber
- Asthma
- Bauchfellentzündung
- Bauchspeicheldrüsenentzündung (chronisch, Richtung Diabetes)
- Beine, offen, Lupus (zusammen mit Natrium sulfuricum und Hausbadesalz)
- Blasenentzündung
- Blutungen sind dick, schwarz, zäh
- Bronchitis
- Chronische entzündliche Prozesse
- Chronische Erkältungskrankheiten (zäher Auswurf)
- Darmentzündung
- Dünndarmentzündung (Colitis ulcerosa)
- Zöliakie
- Darmträgheit
- Drüsenschwellung
- Durchblutungsstörungen
- Embolie
- Entgiftung (katalytische Funktion); Impfgifte, Medikamentengifte, Narkosegifte werden über die Nieren ausgeschieden
- Epilepsie, Hauptmittel
- Erkältungsneigung, Luftwege
- Eustachische Röhre, Schwellung (Ohren fallen zu)
- Fisteln
- Gastritis
- Gelenkrheumatismus
- Gerstenkorn im Augenlid
- Gesichtsschmerz, ausstrahlend von Gaumen oder Wange
- Herzbeutelentzündung
- Hormonhaushalt (Unterstützung)
- Hörstörungen aufgrund von Halsentzündung oder Schwellung im Mittelohr
- Hypochondrie
- Immunsystem (in Verbindung mit Calcium phosphoricum)
- Kieferhöhlenvereiterung
- Kinderkrankheiten im zweiten Entzündungsstadium
- Krampfadern (auch Calcium fluoratum und Natrium phosphoricum)
- Kreislaufschwäche
- Leber (Fettleberschwellung geht in Zirrhose über)
- Leberstörung
- Lungenentzündung
- Lymphknotenschwellungen
- Magen- und Darmkatarrh
- Mandelentzündung
- Mittelohrentzündung
- Mumps
- Mundgeschwüre
- Myome
- Netzhauterkrankung (Stillstand möglich)
- Neurodermitis
- Nieren werden gestärkt
- Ohrgeräusche, knackende
- Ohrschmerzen mit Schwellung der Drüsen
- Rheumatismus
- Rippenfellentzündung
- Schleimbeutelentzündung
- Schleimhautleiden der Körperhöhlen, chronisch katarrhalisch
- Schleimhautschwelllung
- Stockschnupfen
- Störungen im Mund und Rachen, Drüsen
- Strombelastung (Fernsehen, Computer usw.)
- Tumore
- Verdauungstrakt (chronisch entzündet)
- Verstopfung
- Weissfluss, dicklich, zäh und weiss
- Zysten

## Nr. 5 **Kalium phosphoricum** D6 ($KH_2PO_4$)

Phosphorsaures Kalium, Kaliumphosphat

### Wirkungsbereich

Kalium phosphoricum findet sich vorwiegend in den Gehirn- und Nervenzellen, auch im Blut, in den Muskelzellen und in der Zwischenzellflüssigkeit. Dieses Salz repräsentiert die reine Kaliumwirkung. Kalium ist das wichtigste Mineral im Inneren der Zelle. Es ist besonders reichlich in den Mitochondrien, den Atmungsorganen der Zelle, enthalten, denen die Produktion der Stoffwechselenzyme untersteht. Nach Dr. Schüssler ist Kalium phosphoricum das Mittel bei Nerven- und Herzentzündung. Es hat Beziehungen zum Zentralnervensystem und zum vegetativen Nervensystem.

*Nerven, Gehirnzellen*

Dieses Salz ist insbesondere wichtig, um die Arbeitsfähigkeit unserer Gehirnzellen zu erhalten. Die Verbindung von Kalium phosphoricum mit Fettsäure und Eiweiss ergibt Lecithin; in Verbindung mit Wasser (ermöglicht durch Natrium chloratum) bildet es die Basis zur Neubildung der Säfte, die für die Funktionserhaltung der Gehirnzellen nötig ist. Wenn nun Kalium phosphoricum im Bereich der Gehirnzellen fehlt, kommt es zu Gedächtnisschwäche, Ängstlichkeit, Zaghaftigkeit, Platzangst bis hin zu depressiven Zuständen. Kaliumphosphat ist das Hauptmittel bei allen Erschöpfungszuständen. Es ist das Mittel für die Zellorganisation, verhütet Gewebeschwund und Zellzerfall. Darüber hinaus dient es der Aufrechterhaltung des Alkalispiegels innerhalb der Zelle.

*Antisepticum, Fäulnisverhütung, Fieber über 38,5°C*

Kalium phosphoricum ist durch seine antiseptische Wirkung wesentlich daran beteiligt, dass die Fäulnis- und Ermüdungsgifte nicht überhandnehmen. Kalium phosphoricum schützt vor Gewebezerfall, mit Natrium chloratum unterstützt es den Neuaufbau. Diese beiden Salze arbeiten oft Hand in Hand, und es empfiehlt sich, sie bei Bedarf im Wechsel oder gemeinsam zu geben.

Auch als Fiebermittel ist Kalium phosphoricum ein vorzügliches Mittel, wobei es normalerweise bei Fieber über 38,5°C Achselhöhlentemperatur eingesetzt wird. Zeigen sich hingegen deliriumsartige oder apathische Zustände, gibt man dieses Lebenssalz auch unter dieser Temperaturgrenze. Diese Zustände weisen darauf hin, dass das Gehirn durch Kalium-phosphoricum-Mangel nicht mit genügend Energie versorgt werden kann und der Organismus nicht in der Lage ist, die Körpertemperatur zum Abbau der Gifte zu steigern.

Fieber ist an sich keine Krankheit, sondern weist darauf hin, dass sich der Organismus durch stark erhöhte Tätigkeit der Zellen, die belastende Eiweisssubstanzen (Makrophagen) aufnehmen, in einer intensiven Reinigungsphase befindet. Fehlt in diesem Zustand Kalium phosphoricum, fehlt auch die Energie zur Zellerhaltung, und es kommt zu einem raschen Zell- und somit Gewebezerfall. Dieser dramatische Gewebezerfall zeigt sich als Substanzverlust im Bereich der Schläfen. Auch bei plötzlich starkem Fieberrückgang kann mit Kalium phosphoricum die Lebenskraft gestärkt werden.

Kalium phosphoricum wirkt nicht «fieberdrückend» (wie auch schon bei Ferrum phosphoricum erwähnt), sondern verhindert, dass der Gewebezerfall fortschreitet und sich somit die dadurch entstehenden Gifte weiter verbreiten. Daher wird Kalium phosphoricum auch das Antiseptikum der Biochemie genannt. Es wird deshalb auch bei entsprechenden Krankheitsbildern wie Ruhr, Typhus, Diphtherie, Scharlach, Blutvergiftung eingesetzt. Bei der Schwere dieser Krankheiten ist jedoch unbedingt fachkundige Betreuung erforderlich.

*Muskelstärkung*

Der Herzmuskel benötigt innerhalb des Körpers am meisten Kalium phosphoricum. Bei jeder Zellaktion tritt ein Kaliumverlust ein (Kalium-Natrium-Pumpe); je aktiver ein Zellverband ist, um so höher ist sein Kaliumbedarf (in Muskel- und Nervenzellen).

Als Muskelanregungsmittel ist Kalium phosphoricum angezeigt, wenn Schmerzen mit Lähmungsgefühl auftreten. Bei Muskelschwäche, bei Schmerzen, die am Anfang der Bewegung schlimmer, durch leichte Bewegung schwächer, bei grösserer Anstrengung wieder heftiger werden und dadurch zu Bewegungseinschränkungen führen, ist Kalium phosphoricum nötig.

Lange andauernder Kalium-phosphoricum-Mangel führt dazu, dass kein neues Gewebe gebildet wird, das Gewebe nicht erhalten werden kann, wodurch sich Symptome wie Muskelschwund, langsamer Gewebezerfall und Lähmungserscheinungen zeigen können. Dies kann auch durch eine lange, ständige Überlastung oder Überforderung im Energiehaushalt entstehen.

*Kräftehaushalt*

Lange bevor so gravierende Symptome entstehen, zeigt sich, dass die täglich benötigte Energie nicht vorhanden oder blockiert ist. Zahnfleischbluten weist zum Beispiel auf eine Blockade im Kiefergelenksbereich hin. Redewendungen geben uns oft ganz deutliche Hinweise: «Er kommt auf dem Zahnfleisch daher; ich fühle mich ausgebrannt, ausgelaugt.»

Hungergefühl kurz nach dem Essen weist darauf hin, dass die Energie aus der Nahrung nicht aufgenommen werden kann, weil Kalium phosphoricum für die anregende Tätigkeit im Verdauungstrakt und somit die Kraft zur Aufnahme der Nahrung (Resorption im Darm) fehlt.

## Anwendungshinweise und -beispiele

Kalium phosphoricum geben wir in D6. Das Mittel muss über lange Zeit regelmässig genommen werden. Oft ist zum Kräfteaufbau zusätzlich auch Natrium chloratum nötig.

Die anregende Wirkung von Kalium phosphoricum bedingt in der Regel, dass dieser Mineralstoff vor 17 Uhr einzunehmen ist. Zeigen sich abends oder nachts Zustände, die auf Kalium-phosphoricum-Bedarf hinweisen, ist der Mineralstoff jedoch unabhängig von der Uhrzeit unmittelbar einzunehmen. Eine Mutter gab ihrem unruhigen, überdrehten Kind zur Beruhigung abends das «Nervensalz» Kalium phosphoricum. Die Unruhe ihres Kindes legte sich jedoch nicht, sondern steigerte sich so, dass es bis nach Mitternacht munter war. Sie hatte die anregende Wirkung dieses Mineralstoffs nicht berücksichtigt. Nachdem sie Kalium phosphoricum durch Calcium phosphoricum ersetzt hatte, konnten alle die gewünschte Ruhe finden.

Der Entgiftungsprozess des Körpers kann bei hohem Fieber (über 38,5°C) mit Kalium phosphoricum unterstützt werden. In Wasser aufgelöst, können in kurzen Abständen jeweils 5 bis 12 Tabletten gegeben werden. Zusätzlich sind kühle Wadenwickel mit Kalium-phosphoricum-Wasser hilfreich (ca. 20 Stück in Wasser aufgelöst), dabei ist zu beachten, dass die Füsse warm sein müssen! Bei kalten Händen und Füssen können statt der Wadenwickel Handgelenkswickel mit der gleichen Anzahl Tabletten angelegt werden. (Siehe auch unter äussere Anwendungen, Seite 105).

Mundgeruch, der auch durch die beste Mundhygiene nicht behoben werden kann, kann auf Kalium-phosphoricum-Bedarf hinweisen. Dabei ist es sinnvoll, über längere Zeit regelmässig 5 bis 8 Tabletten einzunehmen, da oft eine chronische Überanstrengung zugrunde liegt. Zusätzlich ist abzuklären, ob geopathische Störfelder im Schlaf- oder Arbeitsbereich oder Zahnkaries vorliegen.

*Anmerkung:* Jeder Gedanke verbraucht Kalium phosphoricum.

**Anwendungsgebiete, die vorwiegend Kalium phosphoricum erfordern**

- Afterschliessmuskellähmung
- Anfälle depressiver Art
- Angst, auch ohne Grund
- Antriebslosigkeit
- Apathie
- Appetitverlust beim Anblick von Speisen
- Asthma, nervöses
- Atem, übelriechend (nicht von entzündeten Mandeln oder faulen Zähnen)
- Ausscheidungen schmierig, graufarbig, schmutzig, jauchig, aasartig stinkend
- Blasenschliessmuskellähmung
- Blut ist hellrot oder schwärzlich, immer aber wässerig und gerinnt nicht
- Blutdruck, niedrig
- Blutvergiftung
- Blutzirkulation, zu schwach
- Brandige, jauchige Zustände
- Delirium
- Diphtherie
- Durchfall bei seelischer Erregung, wässrig, stinkend, schmerzlos, danach grosse Schwäche und Heisshunger
- Epilepsie
- Ermüdungserscheinungen, nervöse
- Erschöpfung, geistig und körperlich
- Gedächtnisschwäche
- Gehirnerweichung
- Geisteskrankheit
- Gemütsdepression
- Gesichtsmuskellähmung
- Herzschwäche
- Hungergefühl nach dem Essen
- Hysterie
- Konzentrationsmangel
- Kopfschmerzen mit nervöser Überempfindlichkeit
- Kopfschmerzen nach geistiger Überanstrengung
- Kreuzschmerzen
- Lähmungserscheinungen (Gesichts-, Augenmuskel)
- Magenschmerzen, nervöse
- Müdigkeit
- Mundfäule
- Mundgeruch, trotz gründlicher Mundhygiene
- Muskellähmungen
- Muskelschwäche mit Lähmungsgefühl

- Muskelschwund
- Nervenschwäche, immer wiederkehrend
- Nervosität, extreme
- Niedergeschlagenheit
- Ohnmacht
- Platzangst
- Rückenmarkserweichung
- Ruhr
- Scharlach
- Schlaflosigkeit, nervöse
- Schläfrigkeit am Tage
- Schlafstörungen
- Schlafsucht
- Sehschwäche durch nervöse Erschöpfung
- Septische Zustände (Fieber über 39°C)
- Teilnahmslosigkeit
- Traurigkeit
- Typhus
- Überreiztheit, nervöse
- Unfähigkeit, sich etwas zu merken
- Unlust zu geistiger Tätigkeit, bei gleichzeitiger geistiger Lebhaftigkeit
- Vegetatives Nervensystem (Sympathikus)
- Vergiftungen durch Suchtgifte
- Weinerlichkeit
- Zahnfleischbluten
- Zahnfleischschwund

## Nr. 6 **Kalium sulfuricum** D6 ($K_2SO_4$)

Schwefelsaures Kalium, Kaliumsulfat

### Wirkungsbereich

Dieser Mineralstoff wird in der oberen Schicht der Schleimhäute, in der äusseren Oberhaut und in allen Zellen zur Sauerstoffverwertung benötigt. Wie Ferrum phosphoricum hilft er, Sauerstoff in die Zellen überzuführen und fördert so den Stoffwechsel.

Kalium sulfuricum unterstützt vor allem den venösen, Ferrum phosphoricum hingegen den arteriellen Blutkreislauf. Dadurch zeigt sich eine günstige Wirkung auf das Herz und das Pfortadersystem mit den zugehörigen Organen Leber, Milz, Dünn- und Dickdarm.

Kaliumsulfat ist ein ausgesprochenes Heilmittel für die Oberhautzellen (und das Leberzellenmittel der Biochemie nach Dr. Schüssler). Es unterstützt durch seinen Schwefelanteil die verstärkte Ausscheidung von Krankheitsstoffen über Haut und Schleimhäute und regt dadurch die Ausheilung an. Diese Ausscheidungs- und Entgiftungsvorgänge entlasten auch das Bindegewebe.

In den Muskelzellen ist neben Ferrum phosphoricum auch Kalium sulfuricum zur Sauerstoffverwertung nötig, deshalb hilft Kalium sulfuricum auch bei Muskelkater, schweren matten Gliedern, Benommenheit und Unlust. Durch Mangel an Kalium sulfuricum kann Sauerstoff nur unzureichend verwertet werden, das führt zu verstärktem Auftreten von Beschwerden in geschlossenen warmen oder engen Räumen, wie in Kaufhäusern, Vortragsräumen oder Liftkabinen. An frischer, kühler Luft verringern sich die Beschwerden meistens. Auch jene Beschwerden, die sich am späten Nachmittag verstärken, sind mit Kalium sulfuricum günstig zu beeinflussen. Der menschliche Organismus unterliegt einem täglichen Rhythmus, der durch das Sonnenlicht «gesteuert» wird. Dieser Organfunktionsablauf ergibt einen erhöhten Kalium-sulfuricum-Bedarf vom späten Nachmittag bis ungefähr um Mitternacht. Betrachten wir jeden einzelnen Tag als ein Ganzes, ist der Abend die Zeit, in der es gilt, das Alte, nicht mehr Benötigte zu klären, aufzuarbeiten, loszulassen, um in der Nacht wieder frische Kräfte aufbauen zu können.

*Dritte Phase im Verlauf einer Krankheit, Wiederherstellungsphase*

Schwefelsaures Kalium ist das Mittel für die dritte Phase einer Krankheit, in der schleimig-eitrige Sekretion der Schleimhäute, trockene Hautabschuppungen oder auch ockerfarbige Auswürfe zu beobachten sind. Wenn in der zweiten Krankheitsphase nicht ausreichend Kalium chloratum vorhanden war, somit jene Stoffe, welche die Entzündung verursachten, nicht neutralisiert und ausgeschieden werden konnten, wird Kalium sulfuricum zur Entgiftung des Organismus für die Ausheilung nötig. (Nicht alle Krankheiten durchlaufen diese drei Krankheitsphasen; es muss nicht zwangsläufig zur zweiten und dritten Phase kommen.)

Neigung zu chronisch-eitrigen Schleimhautkatarrhen, insbesondere der Nase und ihrer Nebenhöhlen, mit Mattigkeits- und Schweregefühl und allgemeines Kälteempfinden sind wichtige Merkmale für Kalium-sulfuricum-Bedarf. Starkes Schleimrasseln in der Brust, auch bei wenig Husten und ohne Beeinträchtigung des Allgemeinbefindens, kann ebenso auftreten.

Fehlendes Kalium sulfuricum kann zu nächtlichem Beklemmungsgefühl, Herzklopfen oder Hautjucken, zu wandernden rheumatischen Gelenkschmerzen, besonders nach Durchnässung, führen. Die auftretenden Absonderungen sind ockerfarben.

*Hautkrankheiten*

Die dritte Entzündungsphase zeigt sich durch ockerfarbene, schleimige Absonderungen oder auch durch das Abklingen der Absonderungen und den Beginn einer trockenen Hautabschuppung. Die Hautabschuppung entsteht durch Mangel an Kalium sulfuricum, das zur «Generalreinigung» aus den Oberhautzellen gelöst wird. Die Hauptarbeit dieser Reinigung leistet die Leber als unser grosses Entgiftungsorgan. Mit vermehrten Gaben von Kalium sulfuricum kann während dieser Phase die Wiederherstellung der Kräfte unterstützt werden.

Kalium sulfuricum ist bei allen Krankheiten anzuwenden, die nicht so verlaufen, wie sie sollten, bei denen zum Beispiel Hautsymptome nicht erscheinen, die sonst kennzeichnend wären, wie z. B. die Pusteln bei Masern. Die Krankheit droht, sich nach innen zu wenden und in den Zellen festzusetzen; dadurch können chronische Beschwerden entstehen.

Kalium sulfuricum unterstüzt die Neubildung der Haut nach Kinderkrankheiten; es wird auch bei Haut- und Schleimhautentzündungen im Stadium der Abschuppung, der Wiederherstellungsphase, vermehrt benötigt. Die Hautausschläge aus Mangel an Kalium sulfuricum zeigen Schuppenbildung auf klebrigem Untergrund. Hier kommt auch der äusserlichen Anwendung grosse Bedeutung zu.

*Anmerkung:* Kaffee und Rauchen sind Kalium-sulfuricum-Räuber.

## Anwendungshinweise und -beispiele

Kalium sulfuricum nehmen wir in der 6. Dezimalverreibung. Bei chronischen Symptomen wird die Wirkung des Mittels durch die Einnahme nach 17 Uhr begünstigt. Kalium sulfuricum wirkt tiefgreifend umstimmend, aktiviert und fördert den inneren Stoffwechsel.

Ein warmes Vollbad, in dem 25 Pastillen Kalium sulfuricum aufgelöst sind, und das Lutschen von drei- bis fünfmal täglich 5 Pastillen helfen einen Muskelkater nach intensiver sportlicher Betätigung oder schwerer körperlicher Arbeit zu lösen.

Nach einer Grippe oder anderen Infektionskrankheit sind oft über mehrere Tage die Arme und Beine bleischwer und fühlen sich an, als hätte man am Vortag einen Dreitausender bestiegen. Oft sind diese Symptome begleitet von Hautabschuppung und ockergelber Gesichtsfarbe. Dreimal täglich 8 Pastillen Kalium sulfuricum regenerieren die Muskelzellen. Hilfreich zur Ausscheidung der Gifte erweisen sich auch dreimal täglich 4 Pastillen Natrium sulfuricum.

## Anwendungsgebiete, die vorwiegend Kalium sulfuricum erfordern

- Abklingen von Erkältungskrankheiten
- Angst vor heissen Getränken
- Asthma, chronisch
- Ausheilphase bei Kinderkrankheiten
- Augenausfluss, gelb, gelbgrün, ockergelb
- Augenbindehautentzündung
- Blasenentzündung, chronisch
- Blutvergiftung

- Bronchitis, auch chronisch
- Durstlosigkeit
- Ekzeme
- Fieberhafte Krankheiten mit Abschuppungsprozess
- Galle
- Gelbsucht
- Gelenkentzündung, auch chronisch
- Gelenkentzündung, schwammig
- Gesichtsneuralgie mit sich verlagernden Schmerzen
- Glieder, schwer und matt
- Halsentzündung
- Haut, heiss, trocken, schuppend und rauh
- Hautausschläge mit klebrigem Untergrund
- Hautfarbe, gelblich bis gelblichbraun
- Hautveränderungen
- Herzklopfen, nachts
- Husten, bellend
- Husten, abends verschlimmert
- Katarrh, chronisch
- Katergefühl
- Kinderkrankheiten, zur Hautbildung
- Kopfschmerzen, dumpf
- Kopfschuppen, klebrig
- Leberbeschwerden durch venöse Stauungen
- Leberentzündung, chronisch
- Lungenentzündung
- Magen, Druck und Völlegefühl
- Masern
- Mittelohrentzündung, chronisch
- Mundwinkelentzündung
- Muskelkater
- Muskelzellneubildung nach Überbelastung
- Nasenwegsentzündung
- Nebenhöhlenkatarrh
- Neurodermitis
- Nierenentzündung, chronisch
- Ohrenbeschwerden (mit scharfem, schneidendem Schmerz)
- Parodontose (Schwellung)
- Rheumatische Schmerzen, wandernd
- Scharlach
- Schleim in der Brust, rasselnd und gurgelnd
- Schuppen
- Schuppenflechte
- Sexualstörungen
- Stirnhöhlenkatarrh
- Stoffwechsel (Gärungen, Blähungen mit Druckschmerzen oder Beklemmung)
- Taubheit durch Schwellung des Innenohrs
- Unterleibsbeschwerden
- Völlegefühl

## Nr. 7 Magnesium phosphoricum D6 ($MgHPO_4 \times 3H_2O$)

Magnesia phosphorica, phosphorsaures Magnesium

### Wirkungsbereich

Magnesium phosphoricum gehört zu den am besten erforschten Mineralstoffen und kann am umfassendsten eingesetzt werden. Es findet sich vorwiegend in Gehirn, Rückenmark, Herz, Darm, Leber, Lunge, Milz, Bauchspeicheldrüse, Schilddrüse, den Nieren sowie den Nerven- und Muskelzellen.

Magnesium phosphoricum senkt den Cholesterinspiegel und den Bedarf an Substanzen im Stoffwechselbereich. Es hilft bei Thrombosen und Allergien. Es mildert die Erregbarkeit der vegetativen Zentren und dämpft die Nervenimpulsübertragung in den Muskeln. Magnesium verlängert die Überleitungszeit der Nervenimpulse am Herzmuskel, setzt die Spannung der glatten Muskulatur herab und wirkt schlafför-dernd. Zusammen mit Calcium fluoratum ist Magnesium phosphoricum an der Stärkung und Bildung des Zahnschmelzes und der Knochenhaut beteiligt.

Magnesium phosphoricum fördert die «selbständige Bewegung» der Zellen und regelt die unwillkürlichen Abläufe im Körper. Ein Beispiel soll die selbständige Bewegung aufzeigen: Der Darm, ein schlauchähnliches Gebilde, befördert den Inhalt durch die Peristaltik, eine wurmartige Bewegung, vom Magen zum Darmausgang. Fehlt Magnesium, wird die zusammenziehende Muskelarbeit der Darmwand verlangsamt; dies führt zu einer Austrocknung vor allem des Mastdarminhalts durch die Darmzotten und somit zu Verstopfung. Neben Magnesium-phosphoricum-Mangel kann auch das Fehlen anderer Lebenssalze zu Verstopfung führen (z. B. Ferrum phosphoricum). Ähnliche Vorgänge erleben wir bei einer Gallenkolik, bei der die bis taubeneigrossen Steine durch den feinen Gallengang befördert werden müssen, oder auch bei der Geburt eines Kindes. Ebenso wirkt sich Magnesium auf die Drüsentätigkeit regulierend aus.

Als Nervenmittel hilft es zusammen mit Kalium phosphoricum Erregungszustände zu lösen, zusammen mit Calcium phosphoricum wirkt es als Stärkungsmittel.

Magnesium phosphoricum ist auch ein Schmerzmittel, vor allem einzusetzen bei Schmerzen, die bohrend, schiessend, stechend, krampfartig heftig sind und die Stelle oft wechseln. Durch Druck oder Wärme gemilderte Schmerzen weisen ebenfalls auf Magnesium-phosphoricum-Bedarf hin.

Magnesium gehört neben Calcium phosphoricum zu den wichtigsten basenbildenden Mineralstoffen. Da durch die heutige Lebens- und Ernährungsweise sehr viel Säure aufgenommen oder gebildet wird, kommt diesen beiden Mineralstoffen besondere Bedeutung zu. Übersäuerung bildet die Grundlage für die meisten Krankheiten. Da sie aufgrund des erhöhten Säurespiegels durch die Säure gebunden werden, fehlen die verschiedenen Mineralstoffe für die Regulation der unterschiedlichen Abläufe im Körper.

Bei Magnesium-phosphoricum-Mangel entsteht eine übermässige Erregbarkeit der Nerven, gleichzeitig wird die Calcium-phosphoricum-Aufnahme geschwächt, da diese beiden Mittel sich gegenseitig in Aufnahme und Funktion bedingen. Durch die grosse Erregung des vegetativen Nervensystems können Stoffwechselstörungen entstehen, deren Ursache als «nicht organisch bedingt» diagnostiziert werden und vielfach auf herkömmliche Behandlungen nicht ansprechen. Der Mangel an Magnesium phosphoricum führt zu Störungen in den Nervenfasern der glatten Muskelzellen, dadurch ist die rhythmische Bewegung nicht mehr gewährleistet, als Folge davon entstehen heftige, schmerzhafte, kolikartige Krämpfe. Magnesium phosphoricum fördert auch einen ausgewogenen Tag-Nacht-Rhythmus, es unterstützt beim Einschlafen und beim Munterwerden am Morgen.

## Anwendungshinweise und -beispiele

Magnesium phosphoricum wird üblicherweise als «Heisse Sieben» in der 6. Dezimalpotenz (D6) eingenommen. Bei Krämpfen und Koliken werden alle 5 Minuten 10 Tabletten in ¼ Tasse kurz gekochtem Wasser aufgelöst und schluckweise eingenommen. Es wird mehrmals umgerührt (nicht mit Metall- oder Kunststofflöffel, da Magnesium phosphoricum sich mit Metall sehr schnell verbindet). In chronischen Krankheitsfällen genügen täglich drei Gaben von 3 bis 5 Tabletten, jeweils vor den Mahlzeiten. Besteht nicht die Möglichkeit, das Magnesium in heissem Wasser einzunehmen, können die Tabletten auch gelutscht werden.

*Warum wird Magnesium phosphoricum vorzugsweise in heissem Wasser eingenommen?*

Es hat unter anderem die Aufgabe, flüchtige Ammoniakgase zu binden und über den Urin oder Darm zur Ausführung zu bringen. Ammoniak entsteht oftmals durch Zersetzung von Gewebe oder infolge gestörter Verdauungstätigkeit. Fehlt Magnesium, führt dies zu Gasstauungen, die sich als Blähungen oder auch als Ansammlung an den Zahnwurzeln (Karies) zeigen. Um die Bindung dieses schädlichen Ammoniakgases zu unterstützen, nehmen wir Magnesium phosphoricum in heissem Wasser ein. Kaltes Wasser enthält einen Anteil Ammoniak, den es aus der Luft bezieht. Kochen wir nun das Wasser, verdampfen Luft und Gasanteile, dadurch verbindet sich das Magnesium nicht schon im Wasser mit dem Ammoniak. Ausserdem wird durch das heisse Wasser die Aufnahme über die Mundschleimhäute verbessert, da sich die Poren durch die Erwärmung erweitern und der Mineralstoff besser und leichter ins Blut übertreten kann. Das aufgenommene heisse Wasser bindet bei der Abkühlung das flüchtige Ammoniakgas im Darm und bringt es zur Ausscheidung. Das heisse Wasser unterstützt die Wirkung des eingenommenen Magnesiums; es bleiben mehr Magnesiumionen frei, um die Funktionen des vegetativen Nervensystems zu unterstützen, das Magnesium phosphoricum steht dadurch dem Organismus unmittelbar zur Verfügung und wirkt schneller.

Bei der Geburtsvorbereitung und während der Geburt hat sich Magnesium phosphoricum immer wieder als wertvoll erwiesen. Ungefähr fünf Wochen vor der Entbindung werden dreimal täglich 6 Pastillen Magnesium phosphoricum heiss eingenommen, zusammen mit 4 Pastillen Calcium fluoratum. Für die Geburt wird eine Thermoskanne heisses Wasser hergerichtet, in der 25 Pastillen Magnesium aufgelöst sind. Davon ist während des Geburtsvorgangs immer wieder ein Schluck einzunehmen. Viele zweit- oder drittgebärende Frauen haben berichtet, dass die Geburt mit der Unterstützung von Magnesium phosphoricum viel schneller und weniger schmerzhaft war. Die begleitende Hebamme wird, sofern sie die Mineralstoffe nach Dr. Schüssler noch nicht kennt, die Einnahme des Magnesiums verbieten, weil Magnesium in unpotenzierter Form wehenhemmend wirkt. Das Magnesium phosphoricum der Schüsslermineralstoffe hingegen fördert die Wehen, wenn der Zeitpunkt der Geburt da ist.

Immer wieder kommen Menschen in die Beratung, die im Herzbereich Engegefühle und heftige, stechende Schmerzen verspüren. Die Abklärung des Facharztes zeigte keinerlei organische Veränderungen oder Belastungen des Herzbereichs. Nach einigen Wochen Einnahme von dreimal täglich 6 bis 8 Pastillen, als «Heisse Sieben» bereitet, waren die Schmerzen und das Engegefühl gelöst. Es ist ausserordentlich wichtig, bei Engegefühl im Herzbereich, vor allem wenn damit in den linken Arm ausstrahlende Schmerzen verbunden sind, den Arzt aufzusuchen.

*Anmerkung:* Starke elektromagnetische Belastung, Schokolade- und Kaffeegenuss verbrauchen besonders viel von diesem Mineralstoff.

**Anwendungsgebiete, die vorwiegend Magnesium phosphoricum erfordern**

- Alkoholentwöhnung
- Angina pectoris
- Atmung
- Augenschmerz, stechend
- Bandscheibenbeschwerden
- Blähungen
- Blässe ohne Blutarmut
- Blutgefässe, krampfhaft verengt
- Blutdruck, hoch oder niedrig
- Bronchialasthma
- Cholesterinspiegel, zu hoch oder zu niedrig
- Darmträgheit
- Diabetes
- Doppeltsehen
- Drüsenmittel
- Einschlafstörung
- Elektromagnetische Belastung (Smog)
- Engegefühl in der Herzgegend
- Epilepsie
- Erregbarkeit, rasche
- Erstickungsanfälle
- Esssucht
- Farbensehen
- Fieberbläschen
- Gähnen
- Genickstarre
- Harnverhaltung
- Harnwegsverengung beim Mann
- Herzgegend, krampfhaftes Umschnürungsgefühl
- Herzinfarkt
- Hexenschuss
- Hormone
- Husten, krampfartig
- Immunschwäche
- Ischias
- Kiefersperre (auch Gaumen einreiben)
- Kloss im Hals
- Koliken
- Kopfschmerz mit fröstelndem Gefühl entlang der Wirbelsäule
- Kopfschmerz mit Kälteempfindung
- Krämpfe beim Zahnen
- Krämpfe, kurz und schmerzhaft
- Krämpfe der unwillkürlichen Muskulatur
- Kreislaufbeschwerden
- Lampenfieber
- Lidzuckungen
- Luftröhrenverschluss, krampfartig
- Menstruationsschmerzen, kolikartig
- Migräne und Neigung dazu
- Mundwinkelzuckungen
- Nackenbeschwerden, stechend
- Nervenschmerzen
- Nervensystem, vegetatives
- Nervosität
- Neuralgien
- Niesen

- Rauchen, unterstützt Entwöhnung
- Schlaflosigkeit
- Schmerz mit Aufstossen, Rülpsen
- Schreibkrampf
- Schwangerschaft, Begleitmittel
- Schwimmen in kaltem Wasser führt zu Krämpfen
- Sinnesstörungen
- Solarplexus-Krämpfe
- Stammeln, krampfartig
- Sucht, Entwöhnungsmittel
- Süssigkeiten, Verlangen danach
- Thrombose, zur Vorbeugung
- Unruhe, innere
- Vegetative Dystonie
- Verdrossenheit
- Verstopfung, krampfartig
- Wechseljahrsbeschwerden

## **Nr. 8 Natrium chloratum** D6 (NaCl)

Natrium muriaticum, Chlornatrium,Natriumchlorid, Kochsalz in Molekülform

### Wirkungsbereich

Natrium chloratum befindet sich vorwiegend in der extrazellulären Flüssigkeit und etwa ein Drittel in den Knochen und Knorpelgeweben. Auch im Magen und den Nieren ist eine verhältnismässig hohe Konzentration zu finden. Natrium chloratum reguliert unsere Körperflüssigkeit. Da der menschliche Organismus zu ungefähr sechzig Prozent aus Wasser besteht, wird natürlich ständig eine grosse Menge dieses Mineralstoffs benötigt, um die physiologischen Funktionen zu ermöglichen. Wir können allein daran schon erkennen, wie wichtig es ist, diesen Mineralstoff sinnvoll einzusetzen.

Der in der heutigen Zeit sehr häufige übermässige Kochsalzgenuss führt zu einem Kochsalzmangel der Zellen. Und dieser wiederum zieht meistens ein starkes Verlangen nach Kochsalz nach sich. Dies scheint vielleicht paradox, der Vorgang lässt sich jedoch sehr einfach erläutern. Nehmen wir zu viel Kochsalz zu uns, steigt die Kochsalzkonzentration in der Zwischenzellflüssigkeit an. Die Zellen können weder Zwischenzellflüssigkeit noch Kochsalz aufnehmen, da sie sonst durch die Überdosierung absterben würden, denn Kochsalz wirkt in sehr hoher Dosis eingenommen tödlich. Da aber jede einzelne unserer Zellen einen Überlebenswillen hat, nimmt sie das zu hohe Konzentrat nicht auf. Weil jedoch die Zelle für ihr Wachstum sehr fein dosiert Kochsalz und auch Flüssigkeit braucht, verlangt sie danach. Wenn nun einige Millionen Zellen nach Kochsalz und Wasser verlangen, lässt sich der Hunger nach Gesalzenem und das grosse Durstgefühl leicht erklären. Mit dem Stillen dieses Salzhungers schliessen wir den Teufelskreis, denn das Ganze beginnt wieder von vorne. Zu hoher Salzkonsum, dadurch zu wenig Salz in den Zellen, daraus folgend ein starkes Verlangen nach Salzigem usw. Durch sehr feine Gaben von Kochsalz, dem biochemischen Natrium chloratum nach Dr. Schüssler, kann dieser Teufelskreis durchbrochen werden, sofern zugleich der Genuss von Kochsalz reduziert wird.

Der die Schleimhäute schützende Schleimstoff Mucin kann sich nur bilden oder halten bleiben, wenn Natrium chloratum zur Verfügung steht. Bei Mangel tritt ungebundene Schleimflüssigkeit von glasiger, durchsichtiger Konsistenz an die Oberfläche, oder die Schleimhäute trocknen aus. Werden die Schleimhäute nur ungenügend aufgebaut, weil Natrium chloratum fehlt, kann dies zu Geschmacks- und Geruchsverlust führen.

*Zellneubildung, Blutbildung*

Natrium chloratum wird zur Zellneubildung benötigt. Ohne dieses Lebenssalz kann die Zelle keine Flüssigkeit aufnehmen. Kochsalz sichert die Durchlässigkeit aller Zellgewebe und reguliert den Wasserhaushalt. Auch wenn durch Belastungen der Flüssigkeitshaushalt aus dem Gleichgewicht gebracht wurde, wird Natrium chloratum nötig, um das Gleichgewicht wieder zu erlangen. In der Zwischenzellflüssigkeit ist Natrium vorherrschend. Es ist ein wichtiges Mineral zur Aufrechterhaltung des Säure-Basen-Gleichgewichts (Säurepuffer). Das biochemische Natrium chloratum fördert den Zustrom der Ernährungssäfte zu den Zellen.

Auch an der Blutbildung ist Natrium chloratum stark beteiligt; es regt in Verbindung mit Calcium phosphoricum die Bildung der Blutkörperchen an und hilft dadurch, die Blutzellen aufzubauen.

Es wird auch für den Aufbau und die Erneuerung des Knorpelgewebes in den Gelenken benötigt. Ein Mangel zeigt sich durch knackende Geräusche beim Bewegen der Gelenke.

*Verdauung*

Natrium chloratum ist für die Salzsäurebildung im Magen erforderlich. Bei einem Mangel wird zu wenig Salzsäure produziert und an der Magenschleimhaut vermehrt alkalischer Schleim abgesondert; es entsteht ein Magenkatarrh. Dieser geht oft mit Verstopfung einher, weil im Dickdarm durch die Magenschleimüberflutung zu wenig Schleim abgesondert wird. Fehlt Natrium chloratum, können die Geschmacksnerven ihre Aufgabe nicht erfüllen, weil sie ohne diesen Mineralstoff Geschmackssubstanzen nicht wahrnehmen können. Dadurch werden keine Impulse an den Magen und die Bauchspeicheldrüse weitergeleitet, und die Nahrung kann nur schlecht verdaut werden.

*Entgiftung*

Natrium chloratum bindet metallische Gifte, Arsen und Rauch und auch organische Gifte, die durch Insektenstiche in den Körper gelangten, und führt diese aus.

Kalium phosphoricum und Natrium chloratum ergänzen sich. Kalium phosphoricum bindet und entsorgt die Ermüdungs- und Fäulnisgifte (z. B. bei hohem Fieber) und hält dadurch den Zerfall der Gewebe auf. Natrium chloratum wirkt beim Wiederaufbau der Zellen mit und unterstützt die Säfteerneuerung in den Gehirnzellen. Dadurch wird ihre Arbeitsfähigkeit erhalten oder wieder aufgebaut.

Durch seine wasseranziehende Eigenschaft sorgt Natrium chloratum dafür, dass bei Verbrennungen das überhitzte Gewebe wieder Wasser aufnehmen kann.

Menschen mit Natrium-chloratum-Mangel empfinden feuchtes Wetter oder dumpfe feuchte Luft in Wohnungen als besonders unangenehm, trockene, reine Luft hingegen als sehr angenehm.

**Anwendungshinweise und -beispiele**

Wir nehmen Natrium chloratum in der 6. Dezimalverreibung (D6), vier- bis sechsmal täglich 1 bis 2 Tabletten. Es ist kein Zufall, dass Natrium chloratum bei vielen Symptomen angezeigt ist, bei denen die neuzeitliche Medizin den Kochsalzgenuss einschränkt oder verbietet. Auch bei der Therapie mit Mineralstoffen nach Dr. Schüssler ist es wichtig, die Einnahme von Kochsalz auf das richtige Mass zu beschränken. Achten Sie dabei auch auf verstecktes Kochsalz in Gewürzmischungen, Fleischwaren usw.

Bei Verbrennungen ersten und zweiten Grades (Rötungen, Blasenbildung) können als erste Massnahme die betroffenen Stellen mit Wasser, vermengt mit 20 bis 30 Tabletten Natrium chloratum oder einer Prise Kochsalz, gekühlt werden; anschliessend Umschläge mit dieser Lösung durchführen, damit die Haut genügend Feuchtigkeit aufnehmen kann. Den Umschlag immer wieder nachfeuchten, bis die Schmerzen weg sind. Zum Wiederaufbau ist Natrium-chloratum-Salbe hilfreich. Ein zwölfjähriges Mädchen, das nur mit dem Badeanzug bekleidet war, zog sich durch kochend heisses Wasser Verbrennungen des Oberschenkels zu, die sofort mit einer Natrium-chloratum-Lösung behandelt wurden. In ½ Liter Wasser wurden 30 Pastillen aufgelöst, und mit dieser Lösung wurde der mit einem weichen Tuch bedeckte Oberschenkel feucht gehalten. Alle zehn Minuten wurde das Tuch neu in die Lösung getaucht und wieder aufgelegt. Diese Behandlung wurde über einige Stunden fortgesetzt. Trotz der kräftigen Rötung des Oberschenkels entstand keine Brandblase, und nach vier Tagen war nichts mehr zu sehen.

Bei wässrigem Durchfall werden zehn Pastillen in ¼ bis ½ Tasse kurz gekochtem, trinkwarmem Wasser aufgelöst und viertelstündlich getrunken. Natrium chloratum unterstützt die Aufnahme von Flüssigkeit und die aufbauende und entgiftende Arbeit des Organismus. Durchfall sollte wenn möglich nicht mit Kohletabletten oder dunkler Schokolade gestoppt werden, da der Körper mit dem Durchfall auch anfallende Gifte ausscheidet. Es ist vielmehr die Ursache des Durchfalls abzuklären.

*Anmerkung:* Durch zu hohen Kochsalzkonsum oder Genuss gerösteter Speisen entsteht ein Natrium-chloratum-Mangel.

**Anwendungsgebiete, die vorwiegend Natrium chloratum erfordern**

- Anämie
- Arthritis
- Arthrose
- Asthma
- Augen, Trockenheit wie von Sand
- Augenmuskeln, steif
- Augenschmerz, neuralgisch mit Tränenfluss
- Ausschlag auf der Stirn, an der Haargrenze
- Austrocknung, kein Schwitzen
- Beinschwäche
- Benommenheit
- Bindehautentzündung
- Blähungen
- Bläschen mit wasserhellem Inhalt
- Bläschenausschlag (Herpes) um den Mund
- Blase, Brennen beim Wasserlassen
- Blasenkatarrh
- Blut, dünn und wässrig
- Blutarmut (kalte Hände und Füsse)
- Brustfellentzündung
- Debilität
- Delirium tremens
- Denken, schwerfällig
- Diabetes
- Durchfall, wässrig, evtl. mit ätzender Schärfe
- Durchfall, chronisch
- Durst, brennend (Belastung durch übermässigen Kochsalzgenuss)
- Durst, stark, besonders nach dem Essen
- Erbrechen von Wasser
- Flechten in den Gelenkbeugen, mit scharfer Absonderung
- Fliessschnupfen
- Gedächtnis, nachlassend
- Gelenkgeräusche, Verdickung des Gelenkknorpels
- Gelenkrheumatismus
- Geschlechtsschwäche
- Geschmack, salzig
- Geschmacks- und Geruchsverlust
- Gesicht, wässrig gedunsen
- Gliedmassen, schwammig (auch Bauch, Schultern und Brust)
- Haarausfall
- Halsentzündung mit Trockenheit
- Hämorrhoiden, brennend
- Handschweiss

- Haut, trocken
- Haut, Neigung zu Schrunden
- Hautausschlag mit wässrigem Inhalt
- Hautbläschen mit wasserhellem Inhalt
- Hautjucken
- Heisshunger mit schneller Sättigung
- Herzklopfen mit stechenden Schmerzen
- Herzklopfen nach dem Essen
- Herzklopfen, den Körper erschütternd, schlimmer bei linksseitigem Liegen
- Herzrhythmusstörungen
- Heuschnupfen
- Hirnsäfteerneuerung
- Husten mit Auswurf dicken, salzig schmeckenden, klaren, durchsichtigen Schleims, dabei berstender Kopfschmerz, Abgehen von Urin und Tränen
- Husten, trocken, mit Kitzeln im Hals
- Insektenstiche (bei Hornissenstichen im Wechsel mit Kalium phosphoricum)
- Kältegefühl der Extremitäten oder der Wirbelsäule entlang
- Kältegefühl in der Herzgegend, schlimmer durch geistige Anstrengung
- Karies
- Knorpelaufbau
- Kochsalzhunger
- Kopfschmerz, dumpf, hämmernd
- Kopfschmerz, jede Bewegung, auch nur der Augen, verschlimmert
- Kopfschmerz, zum Rasendwerden
- Kopfschuppen
- Krämpfe, hysterische
- Liderzucken mit brennenden, juckenden, drückenden Schmerzen
- Lippen, aufgesprungen, geschwollen
- Magengeschwür
- Magendrücken nach dem Essen
- Magenerkrankungen, mit wässrigem Erbrechen
- Mattigkeit
- Metallgifte (Amalgam, Blei)
- Müdigkeit
- Mund, trocken, besonders morgens
- Mundgeruch, übler
- Muskelzuckungen
- Mutlosigkeit
- Nasenflügel, wund
- Nasenknochenschmerz, nagend
- Nervosität
- Nierenentzündung
- Pulsieren durch den ganzen Körper
- Pulsschlag, erhöht
- Rauchvergiftung
- Regelblutung, meist zu spät und spärlich
- Reizbarkeit, nervöse
- Rippenfellentzündung
- Rückenschmerz
- Rückgrat, sehr empfindlich gegen Berührung
- Ruhelosigkeit
- Säfteaufbau des Verdauungsbereiches
- Schlafkrankheit
- Schläfrigkeit
- Schläfrigkeit nach dem Essen
- Schleim im Nasenraum
- Schleimhaut (Magen)
- Schlundbrennen (brennender, grosser Durst)
- Schuppenbildung
- Schweissdrüsen (Über-, Unterfunktion)
- Schwitzen, sehr schnell
- Sodbrennen
- Sonnenstich
- Spannung in der Leistengegend, als ob zu wenig Haut vorhanden wäre
- Speichelfluss
- Speichelflüssigkeit, zu viel oder zu wenig
- Stuhl, hart und krümelig wie Schafkot, mit nachfolgendem Brennen im After

- Syphilis
- Tränendrüsen (Über-, Unterfunktion)
- Tränenfluss mit Kälteempfinden im Kopf
- Tränenfluss, zu wenig oder übermässig
- Traurigkeit
- Übelkeit und Erbrechen gallig-schleimig-blutiger Massen
- Unbehagen nach dem Essen
- Unterzungendrüsenschwellung
- Urin, entweder plötzliche reichliche, helle Absonderung oder spärliche mit rötlichem Bodensatz
- Verbrennungen
- Verlangen nach Kochsalz, Essig, Pfeffer, stark gewürzten Speisen
- Verwirrtheit, mit Gemurmel und Herumwandern
- Verzagtheit
- Völlegefühl nach dem Essen
- Wasser in den Beinen
- Wasserlassen, Brennen beim
- Wassersucht
- Weinerlichkeit
- Weissfluss, dünn, scharf
- Widerwillen gegen Brot
- Wundliegen (Waschungen mit Natrium-chloratum-Wasser)
- Zahnschmerzen (über eine ganze Gesichtshälfte ausstrahlend)
- Zappeligkeit
- Zungenbläschen (Zungenspitze)
- Zwölffingerdarm-Geschwüre

## Nr. 9 Natrium phosphoricum D6 ($Na_2 HPO_4 \times 12H_2O$)

Phosphorsaures Natrium

**Wirkungsbereich**

Natrium phosphoricum kommt vorwiegend in den Blutkörperchen, den Muskel-, Nerven- und Gehirnzellen und der Zellflüssigkeit vor.

Durch Natrium phosphoricum wird die Milchsäure, die bei Muskeltätigkeit entsteht, in Kohlensäure und Wasser zerlegt. Die Kohlensäure wird lose an Natrium phosphoricum gebunden, pro Phosphorsäuremolekül bindet es zwei Kohlensäuremoleküle. Die so gebundene Kohlensäure wird über die Lungen ausgeatmet. Oft ist aber ein Organismus dieser Aufgabe nicht mehr gewachsen, weil zuviel säurehaltige oder säurebildende Nahrungsmittel aufgenommen werden und nicht genügend Natrium phosphoricum zum Abbau der Säure zur Verfügung steht. Bei zu saurem Milieu greift die Säure auch die Zellmembran an und kann dadurch die Zelle zerstören.

Säure entsteht durch Natriummangel und durch die Gärung der Nahrung, vor allem denaturierter Nahrungsmittel. Oft entsteht dadurch ein nagendes Gefühl im Magen, das meist als Hunger ausgelegt wird, mit starkem Verlangen nach Süssigkeiten, Weissmehlgebäck, Sandwiches, Hamburgern, gesüssten Getränken oder Alkohol. Alles «Gesunde» wird abgelehnt. Dieses Ungleichgewicht zeigt sich auch im Stimmungsbereich, indem diese Menschen leicht aus dem Gleichgewicht geraten und «sauer» reagieren.

Wenn die Nahrung durch zu viel Säure wegen eines Mangels an Natrium phosphoricum zu lange im Körper bleibt, weil sie kaum verdaut werden kann, führt dies zu sekundären Störungen wie rheumatischen Beschwerden, saurem Schweiss, der auch sauer riecht und die Haut reizt. Hält der Zustand über längere Zeit an, führt dies zu Magen-, Nieren- und Blasenstörungen. Auch Sehstörungen, sogenanntes Mückensehen und stark wechselndes Sehvermögen weisen auf Übersäuerung hin, denn die Augen reagieren am schnellsten auf Übersäuerung. Die durch die Gärung entstehenden Substanzen bilden einen idealen Nährboden für Darmparasiten (besonders Spulwürmer). Natrium phosphoricum entzieht durch den Säureabbau diesen Parasiten den Lebensraum.

Dr. Schüssler weist in seinen Schriften auch darauf hin, dass Natrium phosphoricum ein sehr wichtiges Lymphmittel ist. Fehlt es, besonders bei Kindern, die mit Zucker und Milchprodukten «ernährt» werden, kommt es in den Lymphdrüsen zu Milchsäureüberschuss. Das Eiweiss in der Lymphe gerinnt, die Drüsen schwellen dadurch an. Mit Natrium phosphoricum kann eine beginnende Lymphdrüsenschwellung behandelt werden.

In der Umgebung der Gelenke abgelagerte Harnsäurekristalle weisen auf einen Natrium-phosphoricum-Mangel hin. Der Körper ist nicht mehr in der Lage, die Harnsäure in Lösung zu halten, in Harnstoff umzubilden und auszuscheiden. Um Harnsäurekristalle abzubauen, wird Silicea benötigt. Harnsäure verbindet sich oft mit Calcium oder Magnesium, dies führt zu Nieren- oder Gallensteinbildung oder kristallinen Ablagerungen in den Gelenken, im Gewebe oder in den Organen.

Auch für die Verseifung der Fette (einer Stufe der Fettverdauung) wie auch für die Eiweissverdauung wird Natrium phosphoricum benötigt. Fehlt das nötige Lebenssalz, um die Säure abzubauen, kann dies zu Fettleibigkeit oder Organverfettung führen. Bevor diese schweren Störungen auftreten, scheidet der Organismus nicht verarbeitbares Fett über die Haut aus. Dies wird vor allem auf der Stirn und auf der Nase als Fettglanz sichtbar.

Fehlt Natrium phosphoricum in den Nervenfäden, können sich Rheumatismus- und Neuralgieschmerzen ergeben.

Durch Übersäuerung können sich Symptome bilden, die ihrer Charakteristik entsprechend dem Kalium phosphoricum zugeordnet würden, z.B. Ermüdung, Schwäche, Erschöpfung; deshalb ist sehr genau nach der Ursache zu forschen, um den richtigen biochemischen Mineralstoff einzusetzen. Ist der Säure-Basen-Haushalt in Ordnung, werden sich kaum Eiterungen und Entzündungen bilden. Alle durch Natrium-phosphoricum-Mangel entstehenden Absonderungen riechen sauer, sind rahmartig und honig- oder goldfarben.

**Anwendungshinweise und -beispiele**

Natrium phosphoricum nehmen wir in der 6. Dezimalverreibung (D6). Es ist sinnvoll, bei den angegebenen Krankheitssymptomen alle Nahrungsmittel zu meiden, die im Stoffwechsel zu Säurebildung führen, vor allem Fleisch, Ei, Käse, Fisch, Fette aller Art, Kaffee, Süssigkeiten und Alkohol. Bei akuter Krankheit dürfen keine Ausnahmen gemacht werden, will man zum Erfolg kommen. Bei chronischer Krankheit ist längere Zeit auf die erwähnten Nahrungsmittel zu verzichten.

Nasen- und Afterjucken sind untrügliche Anzeichen für Wurmbefall. Bei Verwurmung und Parasitenbefall ist ausnahmsweise Natrium phosphoricum D3 in häufigeren Gaben einzunehmen, und zwar sechs- bis achtmal täglich 2 Tabletten.

Bei Sodbrennen und saurem Aufstossen nach dem Essen hat es sich bewährt, 3 bis 6, ausnahmsweise bis 20 Tabletten unmittelbar nach der Mahlzeit einzunehmen. In diesem Zusammenhang ist zu überprüfen, welche Nahrungs- oder Genussmittel zu diesen Beschwerden führen. Auf lange Sicht ist es sinnvoll, diese zu meiden, bis der Säure-Basen-Haushalt wieder im Gleichgewicht ist.

Bei Menschen, die zu starker Übersäuerung neigen, ist über längere Zeiträume Natrium phosphoricum in Kombination mit Silicea zu geben.

**Anwendungsgebiete, die vorwiegend Natrium phosphoricum erfordern**

- Absonderungen, honiggelb, rahmartig
- Akne (mit Ferrum phosphoricum, Kalium chloratum, Natrium chloratum)
- Alkoholvergiftung
- Aufstossen, saures
- Augenentzündung, mit goldgelbem, cremigem Ausfluss
- Ausscheidungsgastritis (Sodbrennen, saures Erbrechen, saurer Gärungsstuhl)
- Beine, offene
- Bettnässen bei Wurmleiden
- Blasenentzündung
- Blasensteine
- Eiterungen
- Erbrechen, saures
- Ermüdung
- Fettstoffwechselstörungen
- Fettsucht
- Gallensteine
- Gelenkerkrankungen
- Geschmack, saurer

- Gesicht, fettig glänzend
- Gicht, durch Harnsäure
- Hämorrhoiden
- Harn vermindert, scharf, sauer riechend, wundmachend, meist dunkel, reich an Niederschlag und Bodensatz
- Harngriess
- Harnsäureüberschuss im Blut und Gewebe
- Hauterkrankungen, pustulöse
- Hitze und Druck, Angst vor Verrücktwerden
- Kopfschmerz, mit Schmerz in der Magengegend
- Kopfschmerzen, oben auf dem Kopf
- Körpergeruch, saurer, mit reichlicher Schweissbildung, insbesondere bei Aufregung
- Krampfadern
- Lymphknotenschwellungen
- Mitesser
- Morgenübelkeit
- Müdigkeit, Mattigkeit (evtl. auch Kalium phosphoricum)
- Nierenentzündung
- Nierensteine
- Pickel
- Rheumatismus
- Salzsäureüberschuss im Magen
- Säureüberschuss
- Schleimhäute, blasse
- Schwäche
- Schweiss, fettiger
- Schweiss, saurer (auch Silicea)
- Sodbrennen
- Steinbildung
- Stirnkopfschmerz
- Stuhlgang, sauer, scharf riechend
- Überreizung
- Venenentzündung
- Wunden, schlecht heilend
- Zähneknirschen

## Nr. 10 Natrium sulfuricum D6 ($Na_2SO_4$)

Schwefelsaures Natrium, Glaubersalz, Natriumsulfat

### Wirkungsbereich

Dieses Salz befindet sich vorwiegend in den Körpersäften. Es hilft wie Natrium chloratum, die Körperflüssigkeit zu regulieren. Beide Salze wirken wasseranziehend. Der Unterschied besteht darin, dass Natrium chloratum das Wasser aus den Körperflüssigkeiten in die Zellen hineinzieht und somit zur Zellteilung und Neubildung beiträgt. Natrium sulfuricum dagegen zieht das Wasser aus den Zellen heraus; es kann sein doppeltes Eigengewicht an Wasser aufnehmen und bewirkt die Ausscheidung über die natürlichen Wege (Nieren, Harnorgane und Haut).

Mit Flüssigkeitsstauungen (Ödemen) versucht der Körper, im Augenblick nicht ausscheidbare Giftstoffe in wässriger Lösung zu neutralisieren und einzulagern. Natrium sulfuricum hilft, diese im Körper gestauten Flüssigkeitsansammlungen aufzulösen und auszuscheiden. Es unterstützt auch die Ausscheidung über den Darm, indem es auf die Epithelzellen des Darmes einen Reiz ausübt. Natrium sulfuricum ist demnach das wichtigste Ausscheidungsmittel der Mineralstoffe nach Dr. Schüssler.

Auch Schüttelfrost kann durch einen Natrium-sulfuricum-Mangel entstehen. Fehlt dieser Mineralstoff, besteht die Möglichkeit, dass das Blut zu wässrig wird; dadurch können die verschiedenen Körpergewebe nicht ausreichend mit Nährstoffen versorgt werden. Dies führt im Organismus zu «Panik», da die «Wasserträger», die Natrium-sulfuricum-Ionen, nicht in genügender Zahl vorhanden sind, um das Überflüssige auf natürlichem Weg abzutransportieren. Der Organismus versucht deshalb in einem Gewaltakt, durch einen Krampf der Blutgefässe des Nerven- und Muskelsystems, das überschüssige Wasser auszuscheiden. Dies erfolgt durch starke Schweissbildung, die dieser Krampf, der Schüttelfrost, auslöst. Durch diesen Gewaltakt hat der Organismus so viel Wasser ausgeschieden, dass für eine gewisse Zeitspanne Ruhe herrscht. Wird das nötige Natrium sulfuricum nicht zugeführt, kommt es nach ungefähr 48 Stunden wieder zu Schüttelfrost, weil das Blut erneut zu wässrig wird.

Natrium sulfuricum reizt die sensorischen Nerven der Harnblase und erzeugt das Bedürfnis, die Harnblase zu entleeren. Dieser Reiz ist nötig, um unwillkürliches Harnlassen (Bettnässen) zu verhindern oder zu beheben. Können die motorischen Nerven der Harnblase durch das Fehlen von Natrium sulfuricum keinen Reiz empfangen, entsteht Harnverhalten. Auf dieselbe Weise wirkt Natrium sulfuricum regulierend auf die Gallenblase, die Galle produzierenden Leberzellen und die Bauchspeicheldrüse. Natrium sulfuricum hilft auch Alkohol abzubauen. Nicht nur den eingenommenen Alkohol, sondern auch jenen Alkohol, der durch ein ungünstiges Essverhalten im Verdauungstrakt entsteht. Wird Rohkost (z. B. Salat) ungenügend gekaut, entsteht ein Gärungsprozess. Kommt zu diesem Gärungssprozess etwas Zucker dazu, der auch in der Rohkost enthalten sein kann, bildet sich während der Verdauung schwer abbaubarer Alkohol. Anzeichen dafür sind Müdigkeit nach dem Essen und eine blaurote Färbung im Gesicht (wie Schnapsnase). Mit dieser blauroten Färbung zeigt der Körper den Bedarf an Natrium sulfuricum an.

Absonderungen, die durch Mangel an Natrium sulfuricum entstehen, haben alle eine grünlich-gelbliche Färbung und schmecken bitter. Die Symptome verstärken sich bei nebligem oder feuchtem Wetter, da das Lymphsystem mit der durch die Atmung aus der Luft aufgenommenen Flüssigkeit aus der Atmosphäre belastet wird. Das Befinden verbessert sich in trockenem, warmem Klima.

### Anwendungshinweise und -beispiele

Natrium sulfuricum nehmen wir in der 6. Dezimalverreibung (D6). Bei akuter Krankheit (Durchfall, Leberentzündung, Grippe, Schüttelfrost) nehmen wir das Mittel zusammen mit den anderen nötigen Mineralstoffen viertelstündlich ein.

Offene Beine sind für den Organismus meistens eine Notöffnung, durch die er sich der Giftstoffe entledigt, die er sonst nicht ausscheiden kann. Durch ausgiebige und regelmässige Natrium-sulfuricum-Einnahme (dreimal täglich 12 bis 20 Tabletten) kann das Ausscheidungsvermögen gestärkt werden. Es kann sein, dass nach längerer Zeit der Einnahme die Öffnung nicht mehr nötig ist. Schnellerer Erfolg wird erzielt, wenn durch entsprechende Lebens- und Ernährungsweise weniger Belastungsstoffe zugeführt werden. Je nach Beschaffenheit der Öffnung ist auch Calcium fluoratum (bei hartem Wundrand) und Natrium chloratum (bei geschwollenem Wundrand) nötig.

Natrium sulfuricum ist ein ausgezeichnetes Entwässerungsmittel. Je nach Umfang des gestauten Wassers werden drei- bis fünfmal täglich 5 Tabletten gelutscht. Dieser Mineralstoff kann vielfach die allopathischen Entwässerungsmittel ersetzen, die sich vielfach auf den Mineralstoffhaushalt und die Nieren belastend auswirken.

### Anwendungsgebiete, die vorwiegend Natrium sulfuricum erfordern

- Absonderungen, gelblich bis gelblichgrün, scharf
- Abszess
- Alpträume
- Ängstlichkeit, z. B. bei Gewitter
- Asthma
- Aufgeschwemmtheit bei Kranken, die ständig frösteln
- Aufwachen nachts, hält es in keiner Lage lange aus
- Augenbindehautentzündung
- Ausscheidung von Fremdkörpern
- Ausscheidung von Giftstoffen, Medikamentenvergiftung
- Bauchschmerz (zu wenig Galle)
- Bettnässen, jedoch nicht in jedem Fall (Bettnässen weist oft auf ungeweinte Tränen hin)
- Blähungen, stark, morgens besonders schlimm
- Blasenentzündung
- Blutverwässerung
- Debilität
- Diabetes
- Durchfall, gallig, hellfarbig
- Durchfall, plötzlicher, mit Verstopfung wechselnd
- Erbrechen von Galle
- Erfrierungen
- Fieberblasen (in Kombination mit Magnesium phosphoricum, Natrium chloratum, Silicea)
- Fisteln
- Galleerbrechen und Koliken
- Gallenbeschwerden
- Gelbsucht
- Geschmack, bitter, gallig auf der Zunge
- Geschmacksverlust
- Gesichtsfarbe zitronen- bis grünlichgelb
- Grippe
- Harnabgang, unwillkürlich
- Harnverhaltung
- Hautknötchen, Neigung zu warzenähnlichen

- Husten mit schwerlöslichem, grünlichem Auswurf
- Husten, lockerer mit Schmerz in der Brust
- Juckreiz (auch Kalium sulfuricum, Natrium chloratum)
- Knacken in den Gelenken (auch Natrium chloratum)
- Kopfschmerz am Oberhaupt
- Kropf
- Leberschwellung
- Leukämie, als Unterstützung
- Morgenentleerung, wässrig, grünlich
- Mundgeschmack, bitter oder metallisch
- Musik erregt Weinen
- Nierenleiden
- Ödeme
- Ohrbeschwerden, blitzartig
- Reizbarkeit, aufgrund von Gallenbeschwerden
- Rückenmarksentzündung
- Schläfrigkeit bei geistiger Arbeit, vormittags
- Schmerz, durchdringender, in den Fersen
- Schmerz, durchdringender, stechender in der (linken) Hüfte; kann auf einmal nicht mehr gehen
- Schmerzen in der Brust, an den letzten Rippen
- Schwindelgefühl
- Selbstmordgefährdung, durch zu viel Gallenflüssigkeit
- Stoffwechselstörungen
- Stuhl, wässrig, spritzend
- Stuhlverstopfung
- Träume, angstvoll
- Vergiftungen durch Arznei- und Genussmittel
- Wasseransammlungen
- Weintrinker
- Winde, Geruch wie faule Eier

## Nr. 11 Silicea D12 ($H_2SiO_3$)

Kieselsäure, Kieselerde, Quarzsand

### Wirkungsbereich

Kieselsäure findet sich in allen Zellen und somit auch in allen Geweben und Organen. Schon daraus ergibt sich ein ausserordentlich umfassender Wirkungsbereich, der in der nachfolgenden Aufzählung nur unvollständig aufgeführt werden kann.

*Bindegewebe*

Silicea fördert die mechanische Festigkeit der Gewebe und steigert die Widerstandsfähigkeit. In jüngerem Gewebe kann der Siliceagehalt wesentlich höher sein als in gealtertem; geschwundenes Gewebe enthält unter Umständen um die Hälfte weniger. Deshalb gilt Silicea auch als das Verjüngungsmittel der Biochemie nach Dr. Schüssler. Durch die straffende Wirkung im Bindegewebe bleibt die Faltenbildung aus. Altersschwerhörigkeit kann auf geschwundenes Bindegewebe und damit auf einen Mangel an Silicea hinweisen.

*Nerven*

Fehlt Natrium phosphoricum über längere Zeit, setzt sich die Säure auch im Nervengewebe fest. Um die Nervensignalübermittlung wieder zu gewährleisten, werden Siliceamoleküle zum Abbau der Säure eingesetzt, dadurch erhalten die Nervenfäden ihre Leitfähigkeit wieder. In diesem Bereich ergänzen sich Natrium phosphoricum und Silicea und sind auch gemeinsam einzusetzen. Besondere Hinweise für den Einsatz von Silicea geben Licht-, Geräuschempfindlichkeit, zuckende Bewegungen beim Einschlafen und Schreckhaftigkeit.

*Nägel und Haare*

Auch bei diesen Organen wirkt die Übersäuerung belastend. Wird Silicea zum Abbau der Säure benötigt, fehlt es zur Erhaltung der Festigkeit der Haare und der Nägel. Die Folge davon sind Nagelbrüchigkeit oder Verformungen, brüchige oder sich spaltende Haare, Haarausfall. Bei Problemen mit den Nägeln hat sich die äussere Anwendung von Siliceasalbe bewährt.

*Oberhaut*

Silicea reguliert die Schweissabsonderung und hilft damit Belastungssubstanzen über die Haut auszuscheiden. Wird die natürliche Schweissabsonderung künstlich unterdrückt (z.B. durch Deodorants), kann das zu schweren inneren Erkrankungen führen. Aber auch bei zu starkem, vor allem stinkendem Schweiss, ist Silicea einzusetzen. Hautjucken ohne äussere Erscheinungen, vor allem bei älteren Menschen, weist oft auf einen Siliceabedarf hin. Auch die Faltenbildung der Haut kann durch die Stärkung des Bindegewebes durch Silicea verhindert werden.

*Ablagerungen, Eiterungen*

Silicea löst auch harnsaure Kristallablagerungen. Diese zeigen sich als Gichtknoten oder als schmerzhaftes Knirschen in Finger- und Zehengelenken. Auch die meisten Nierensteine und Nierengriess sind Harnsäureverbindungen. Bei diesen Symptomen sind Silicea und Natrium phosphoricum einzunehmen.

Eiter kann sich nur bilden, wenn eine Übersäuerung vorliegt. Silicea hilft, den Eiter über die Lymphe abzubauen und auszuscheiden. Bei allen eitrigen Erscheinungen ist reichlich Silicea zu nehmen, und es ist konsequent auf eine basenbildende Ernährungsweise zu achten.

Blutergüsse werden mit Hilfe von Silicea gelöst und durch die Lymphflüssigkeit ausgeführt.

Bei Knochenbrüchen und zur Behandlung von Knochenkrankheiten wird Silicea mit Calcium phosphoricum und Calcium fluoratum eingesetzt.

Menschen, die durch ungenügende Verarbeitung und Aufnahme der Nahrung «unterernährt» sind, auch Kinder, die trotz reichlicher Ernährung nicht gedeihen wollen, sind über längere Zeit, ja oft jahrelang, mit Silicea zu behandeln.

**Anwendungshinweise und -beispiele**

Silicea wird im allgemeinen und vor allem für die meisten chronischen Krankheitszustände in der 12. Dezimalverreibung (D12) eingesetzt. Die Frage der Verreibung kann bei diesem Salz nicht schematisiert werden. Tiefere Potenzen, D6 zum Beispiel, können bei akuten Eiterungen die Ausleitung wesentlich fördern und verstärken. Bei chronischen Zuständen dagegen führt die Einnahme tieferer Potenzen manchmal zu unerwünschten stürmischen, lebensbedrohenden Reaktionen mit erhöhtem Gewebeschwund. Bei diesem Mineralstoff sind also die Konstitutionsmerkmale besonders zu beachten. Silicea wird in bestimmten Fällen mit Calcium phosphoricum und Calcium fluoratum ergänzt. Bei eiternden Fisteln ist auch an Calcium sulfuricum zu denken.

Auch die Häufigkeit der Einnahme darf keinem starren Schema unterliegen. Manchmal sind bei chronischer Krankheit nur wenige Gaben in der Woche nötig, in akuten Situationen können auch mehrmals täglich 10 bis 12 Tabletten erforderlich sein.

Bei Zahneiterungen bewährt sich oft die Anwendung von Silicea. Allerdings muss etwas Geduld aufgebracht werden. Fünfmal täglich sind 10 Pastillen, in warmem Wasser aufgelöst, einzunehmen oder zu lutschen. Auch wenn die Zahnschmerzen nachgelassen haben, ist die Einnahme noch über fünf Wochen weiterzuführen. Gleichzeitig ist alles, was Säure bildet, möglichst wegzulassen. Zur Endkontrolle sollte vom Zahnarzt eine Röntgenaufnahme gemacht werden.

Wird bei einer Mittelohrentzündung, sobald sich Eiter bildet, sofort Silicea eingesetzt, kann dieser ausfliessen oder abgebaut werden. Da meistens Kinder von dieser Entzündung betroffen sind, sind fünfmal täglich 5 Pastillen von den entsprechenden Mineralstoffen zu geben (siehe Nachschlageteil, Seite 216). Die Pastillen können im Wasser aufgelöst eingenommen oder gelutscht werden.

**Anwendungsgebiete, die vorwiegend Silicea erfordern**

- Abbau von Fremdkörpern (Zugsalbe)
- Absonderungen, scharf und übelriechend
- Abszesse
- Achselschweiss
- Ängstlichkeit, Schreckhaftigkeit
- Appetitlosigkeit
- Arme und Beine bei Kindern sehr dünn
- Arteriosklerose
- Aufbaumittel für Bindegewebe
- Augen tränen im Freien
- Augenlidzuckungen
- Auswurf, blutig-eitrig, reichlich, stinkend
- Bindegewebserschlaffung
- Bläschen- und Pustelbildung
- Blutandrang zum Kopf, vom Genick hochsteigend
- Blutergüsse
- Bronchitis
- Brustknoten
- Drüsenentzündung, -schwellung, -verhärtung (zusammen mit Calcium fluoratum)
- Durchfall bei Kindern, stinkt wie verfault
- Durst, heftiger
- Eiterfisteln
- Eiterfluss
- Eiterpickel
- Eiterungen
- Erbrechen, öfter nach dem Trinken
- Erektionen, schmerzhafte, morgens
- Erkältungsneigung, gross, kann nie ohne Kopfbedeckung oder gar barfuss gehen
- Faltenbildung
- Furunkel
- Fussschweiss
- Fusssohlen, heftiges Jucken
- Gedächtnisschwäche
- Geistesabwesenheit
- Geräuschempfindlichkeit
- Gerstenkorn
- Glieder zittern, schlafen ein, wenn man unbequem sitzt oder liegt
- Gliederzuckungen, nachts, im Halbschlaf
- Gonorrhöe, chronisch
- Haarausfall
- Haare, brüchig oder sich spaltend
- Haarspitzenkatarrh, beim Frisieren schmerzend
- Halsvereiterung
- Hämorrhoiden
- Hände und Füsse immer kalt
- Harnsäureabbau
- Harnsäurekristallablagerungen
- Haut lässt sich leicht abheben, die Falte bleibt lange stehen
- Haut, unrein
- Haut, schlecht heilend, überempfindlich
- Hautjucken ohne äussere Erscheinungen
- Hautrötung, rote, knollige Flecken
- Herz hämmert nach jeder Bewegung
- Hüftgelenkserkrankung
- Husten, erschütternder, besonders nachts, morgens beim Erwachen
- Husten, krampfartiger, im oberen Brustteil
- Husten, schlimmer durch kaltes Trinken und vom Sprechen
- Karbunkel
- Katarrh mit dickem, gelbem Ausfluss
- Kinder, die alt aussehen, graublass bis wachsgelb, durchscheinend
- Knochenhautentzündung (zusammen mit Calcium fluoratum)
- Knochenkaries
- Kopfhaut, empfindlich gegen den Druck der Kopfbedeckung
- Kopfhaut, Knötchen
- Kopfschmerz, im Hinterkopf beginnend, über den ganzen Kopf ziehend und über den Augen verweilend,

besser durch warmes Einhüllen
- Krampfadern
- Lärmempfindlichkeit
- Lebensüberdruss
- Lebenswärmemangel
- Leberabszess
- Leistenbruch
- Lendenschmerz, die Beine hinunterschiessend
- Lichtempfindlichkeit
- Lungenentzündung
- Mandelentzündung
- Mandeln, stechender Schmerz
- Muskeln, schlaff
- Muskelzuckungen
- Nachtschweiss, sauer
- Nägel, brüchig
- Nagelbettentzündung
- Nase trocken, mit harten Krusten
- Nasenspitze, juckend
- Nerven, gereizt
- Neuralgie, hartnäckig, in der Nacht auftretend, weder Wärme noch Kälte bringen Erleichterung
- Niereneiterung
- Ohr wie verstopft, öffnet sich plötzlich mit Knacken
- Ohrfurunkel
- Ohrgeräusche
- Phantomschmerzen
- Prostataentzündung
- Rachitis (zusammen mit Calcium phosphoricum)
- Rippenfellentzündung
- Rheumatische Beschwerden (zusammen mit Natrium phosphoricum)
- Schlaf, unruhig
- Schlafstörungen, braucht viel Schlaf, morgens schwer in Gang zu bringen, abends lange munter
- Schleimbeutelentzündung
- Schluckbeschwerden, Essen kommt oft in die «falsche Kehle»
- Schlundmuskulatur, Schwäche
- Schmerzen vom Genick zum Scheitel, blitzartig
- Schreckhaftigkeit
- Schwäche, grosse allgemeine; muss sich vor Schwäche oft hinlegen
- Schweiss, stinkend, wundmachend
- Schweissbildung, ungenügend
- Schweissregulierung
- Schwerhörigkeit, verbunden mit Schwellung und Katarrh der Eustachischen Röhre
- Schwindel, vom Genick in Nacken und zum Scheitel steigend
- Sehstörungen (zusammen mit anderen entsprechenden Salzen)
- Stuhl wird unter grosser Anstrengung herausgepresst, ein Teil gleitet dann wieder zurück
- Syphilis, chronisch
- Tränenkanalfistel
- Tuberkulose
- Überanstrengung durch geistige Arbeit
- Überempfindlichkeit gegen äussere Eindrücke aller Art
- Überreiztheit, Unruhe
- Urin, mit Eiter und Schleim
- Verletzung, kleine, eitert gleich
- Verletzungen, vernachlässigte, eiternde
- Versprecher
- Verstopfung, besonders während der Regel
- Verzagtheit
- Weissfluss, milchig, reichlich und scharf
- Widerwille gegen warme, gekochte Speisen, vor allen gegen Fleisch
- Zahnfleisch empfindlich gegen Kälte
- Zahnfleischabszess
- Zerstreutheit
- Zuckungen im Schlaf
- Zungengeschwür
- Zungenverhärtung

## Nr. 12 Calcium sulfuricum D6 ($CaSO_4 \times 2H_2O$)

Calciumsulfat, schwefelsaures Calcium, Gips

### Wirkungsbereich

Calcium sulfuricum kommt in der Leber, der Galle, im Herzen, im Gehirn, in der Milz, in den Muskeln, den Eierstöcken und in den Hoden vor und hat besonders auf die Schleimhäute eine reinigende Wirkung. Wie Silicea ist es ein Mittel bei allen eitrigen Prozessen, darf aber erst eingesetzt werden, wenn ein Abfluss möglich ist. Calcium sulfuricum regt den Stoffwechsel an und unterstützt die Blutgerinnung.

Dr. Schüssler und Dr. Hickethier sahen in Natrium phosphoricum zusammen mit Silicea einen fast vollständigen Ersatz für Calcium sulfuricum. Wir haben die Erfahrung gemacht, dass vor allem bei Schleimhautkatarrhen, akutem und chronischem Rheumatismus und vor allem bei allen eitrigen Prozessen, die einen Abfluss haben, Calcium sulfuricum mit Erfolg eingesetzt werden kann. In Situationen, in denen Natrium phosphoricum und Silicea nicht die gewünschte Wirkung bringen, ist Calcium sulfuricum oft das richtige Mittel.

Calcium sulfuricum nimmt nur beschränkt Wasser auf und ist säurefest, deshalb entfaltet es überall dort seine Wirkung, wo entweder die Flüssigkeit am Aus- oder Eintreten gehindert werden soll oder Gewebe vor der Einwirkung der Flüssigkeit geschützt werden müssen. Augäpfel, Nasendurchgänge, Mund, Kehle, Speiseröhre, Magen, Blase, alle Teile, die mit Flüssigkeit in Berührung kommen, müssen einen bestimmten Anteil dieses Mineralstoffs aufweisen. Aufgrund dieser Wirkung kommt Calcium sulfuricum vor allem bei Augenentzündungen mit Eiterung und bei jeder Entzündung der Schleimhäute mit Eiterung zum Einsatz. Auch stark geschwollene Schleimhäute im Rachenbereich können Calcium sulfuricum erfordern.

Calcium sulfuricum ist in der Magenschleimhaut enthalten, es «kleidet» die Oberfläche aus, damit die Magenschleimhaut durch die Säure nicht verätzt wird. Dieser Mineralstoff kann daher bei Magenschleimhautveränderungen bis hin zum Magengeschwür eingesetzt werden.

Die Eierschale enthält Calcium sulfuricum, und auch die menschliche Keimzelle muss eine «Schale» als Schutz haben. Fehlt Calcium sulfuricum, kann diese Hülle nicht ausreichend gebildet werden. Die Keimzelle kann nicht erhalten bleiben, daraus entsteht eine Neigung zur Eiterbildung im Bereich der Geschlechtsorgane. Mangel an Calcium sulfuricum kann deshalb auch die Ursache für Unfruchtbarkeit sein.

### Anwendungshinweise und -beispiele

Calcium sulfuricum kann in der 6. oder in der 12. Dezimalpotenz (D6 oder D12) genommen werden. Die Ähnlichkeit mit Silicea erfordert oft, dass beide Mittel zusammen genommen werden, auch deshalb, weil Silicea dem Eiter die Abflusswege eröffnet.

**Anwendungsgebiete, die vorwiegend Calcium sulfuricum erfordern**

- Absonderung, Auswurf, gelbgrünlich bis blutig und dick eitrig
- Abszesse
- Augengeschwüre, tiefliegend
- Augenhornhautabszess
- Ausfluss, gelblich
- Ausschläge, klebrig (zum Beispiel bei Ekzemen) und Schorfbildung
- Bindegewebeeiterung
- Bindegewebemittel
- Bindehautentzündung
- Blasenentzündung, chronisch
- Blut im Stuhl
- Blutgerinnung, wird gefördert
- Bronchitis
- Brustentzündung
- Darmgeschwüre
- Durchfall, auch chronisch
- Eierstockabszess, eitrig
- Eiterung, chronisch
- Eiterungsprozess, bei offener Wunde
- Entzündungen, chronisch eitrig
- Erkältung mit dicklichem, gelbem Auswurf
- Fisteln, eitrig
- Flechten
- Fressflechte, Lupus
- Fusssohlen, brennend
- Gaumenschwellung
- Gicht
- Gonorrhöe, eitriges Stadium
- Halsentzündung, Stadium mit eitrigem Auswurf
- Harnwegsentzündung
- Hornhautentzündung
- Husten mit eitrigem oder dickem, gelbem Auswurf
- Husten mit lockerem Schleim im Kehlkopf
- Katarrh, chronisch
- Katarrh mit dickem, weissgelbem Sekret
- Kind verlangt, unbedeckt und kühl zu bleiben
- Magengeschwür
- Mandelentzündung
- Mittelohrentzündung
- Mund, eitrige Absonderungen
- Nagelbetteiterung
- Nase, dicke, gelbe bis grünliche Krusten
- Ohr, eitriger Ausfluss
- Prostata, eitriger Abszess
- Pubertätsakne
- Rheumatismus
- Schleimhautkatarrh
- Schmerzen, geringe neuralgische
- Schnupfen mit gelbgrünem, blutig-eitrigem Ausfluss und Krusten
- Schwäche und Mattigkeit
- Stoffwechsel, Anregung
- Syphilis, eitriges Stadium
- Tuberkulose, besonders in fortgeschrittenem Stadium
- Unfruchtbarkeit bei Frauen
- Wangenschwellung
- Wunden, schlecht heilend
- Zahnwurzelvereiterung

# Unterscheidungsmerkmale der zwölf Mineralstoffe

## Nr. 1 Calcium fluoratum

Merkmale im Gesicht

- *rötlich-bräunlich-schwärzliche Färbung:* Diese Färbung zeigt sich hauptsächlich um den inneren Augenwinkel herum auf dem Unter- und Oberlid und kann sich um das ganze Auge herum bilden.
- *Würfelfalten:* vom inneren Augenwinkel ausgehende, fächerförmig um das untere Augenlid angeordnete Längs- und Querfältchen. Die Fältchen können sich auch am oberen Augenlid zeigen. Je enger die Fältchen sind, desto grösser ist der Bedarf. Die Würfelfältchen zeigen sich meistens mit der Färbung zusammen, können aber auch ohne diese vorkommen.

Merkmale auf der Zunge

- rissig, borkig, stärker verhornt
- im Alter trocken, bräunlich

Auswurf

- durchsetzt mit leicht gelblich gefärbten, kleinen, hirsekornartigen Kügelchen, die einen kastanienartigen Geschmack aufweisen

Beschwerden

- Schmerz bei Belastung

Erleichterung oder Besserung der Beschwerden

- bei fortgesetzter leichter Bewegung
- durch Wärme
- durch warme Umschläge
- durch Reiben

Verschlimmerung der Beschwerden

- durch Kälte
- bei feuchtem Wetter
- bei Witterungswechsel
- während der Ruhe

## Nr. 2 Calcium phosphoricum

Merkmale im Gesicht

- *wächserne Färbung:* warmer, elfenbeinfarbiger Weisston. Die Färbung tritt am häufigsten an den Nasenflügeln, der Nasenspitze, an den Ohren und auf der Stirn auf.
- *käsige Färbung:* Der warme Weisston vermischt sich mit der milchig-bläulichen Färbung von Kalium chloratum. Diese Färbung kann sich im ganzen Gesicht zeigen.

Merkmale auf der Zunge

- Zunge pelzig, durchscheinend weisslich belegt
- Geschmack süsslich

Beschwerden

- lang anhaltende krampfartige Beschwerden
- ziehende Schmerzen

Erleichterung oder Besserung der Beschwerden

- durch Wärme und Trockenheit
- durch Ausruhen und sich Niederlegen
- bei Beschwerden, verbunden mit Kribbeln und Taubheitsgefühl, keine Erleichterung durch Wärme

Verschlimmerung der Beschwerden

- bei Wetterumschwung oder Witterungswechsel
- durch Kälte und Luftzug
- nach dem Essen
- nach Genuss von Kaffee und Tabak

## Nr. 3 Ferrum phosphoricum

Merkmale im Gesicht

- Ferrum-Röte: Diese mit Hitze verbundene Röte zeigt sich auf Wangen, Ohren und Stirn. Die Rötung ist immer mit erhöhter Hauttemperatur verbunden.
- Ferrum-Schatten: bläulich-schwärzliche
  Färbung beim inneren Augenwinkel (Färbung wie eine Vene). Dieser Schatten oder diese Färbung kann sich halbmondförmig unter dem ganzen Auge zeigen.

Merkmale auf der Zunge

- Zunge rein, rötlich, besonders die seitlichen Zungenränder
- in akuten Fällen oft trocken und hinten schon weiss belegt (Kalium chloratum zusätzlich nötig!)
- Zunge sehr rot (wie rohes Rindfleisch): zeigt Entzündung an
- Geschmack nach faulen Eiern

Beschwerden und Schmerzen

- pulsierend, klopfend, pochend im Gleichklang mit dem Herzpuls
- bei Bewegung und Wärme zunehmend
- mit Hitze verbunden
- können sich als Druck zeigen

Erleichterung oder Besserung der Beschwerden

- durch kalte Umschläge, Kälte allgemein
- durch Ruhestellung

Verschlimmerung der Beschwerden

- durch Wärme
- durch Bewegung
- frühmorgens, zwischen 4 und 6 Uhr rechtsseitig

## Nr. 4 Kalium chloratum

Merkmale im Gesicht

- *milchig-bläuliche oder milchig-rötliche Färbung:* wie Magermilch aussehend. Wir erkennen diese Färbung am sichersten beim unteren Augenlidhof und auf dem Oberlid, auch auf den Wangen, der Oberlippe oder auf dem ganzen Gesicht kann sie sich zeigen.
- *käsige Färbung:* quarkähnliche Färbung, entsteht durch die Mischung des Milchig-Bläulichen von Kalium chloratum und des Wächsernen von Calcium phosphoricum und kann sich im ganzen Gesicht zeigen.

Merkmale auf der Zunge

- milchig-weiss oder weissgrau, vor allem an der Zungenwurzel, jedoch nicht schleimig

Beschwerden oder Schmerzen

- werden oft nur bei Bewegung empfunden

Erleichterung oder Besserung der Beschwerden

- durch Wärme

Verschlimmerung der Beschwerden

- bei Bewegung
- durch feuchtes, kaltes Wetter
- nach Genuss von Gebackenem, fetten oder stark gewürzten Speisen

## Nr. 5 Kalium phosphoricum

Merkmale im Gesicht

- *aschgraue Färbung:* Wie mit Zigarrenasche leicht bestäubt, liegt diese Färbung

unter den äusseren Augenwinkeln, seltener auf der Oberlippe und dem Kinn. Das Aussehen ist schmuddelig und der Augenausdruck apathisch und abwesend.
- *eingefallene Schläfen:* sind mangelnde Substanz an der Schläfenpartie. Dies zeigt uns an, dass die Hirnsäfte frühzeitig verbraucht wurden.

Merkmale auf der Zunge
- Zunge wie mit flüssigem Senf überstrichen, braun belegt, trocken
- übler Mundgeruch
- Geschmack faulig

Schmerzen
- gepaart mit Lähmungsgefühl
- Schmerzanfälle mit anschliessender grosser Schwäche
- besonders Kreuzschmerzen
- krampfartige Schmerzen durch Überanstrengung

Erleichterung oder Besserung der Beschwerden
- durch mässige Bewegung
- nach dem Essen
- durch Wärme
- durch Ruhe
- in Gesellschaft

Verschlimmerung der Beschwerden
- bei Beginn der Bewegung
- bei grosser Anstrengung
- durch Lärm
- durch Alleinsein
- in der Nacht von 2 bis 5 Uhr

Absonderungen und Ausscheidungen
- stinkend, jauchig, schleimig

## Nr. 6 Kalium sulfuricum

Merkmale im Gesicht
- *braungelbe Färbung:* der Ockerfarbe gleichend, zieht sich oftmals in A-Form von der Nasenwurzel hinab zum Kinn. Die Färbung ist oft auch auf den Wangen, dem Kinn und um die Augen sichtbar.

Zungenbelag
- ockerfarben (bei akutem Kalium-sulfuricum-Bedarf)

Absonderungen
- gelb schleimig, ockerfarben

Beschwerden

- wandernde Gelenkschmerzen

Erleichterung oder Besserung der Beschwerden

- in kühler Luft
- im Freien
- bei trockenem Wetter

Verschlimmerung der Beschwerden

- in geschlossenen, warmen Räumen
- in der Wärme
- gegen Abend

## Nr. 7 Magnesium phosphoricum

Merkmale im Gesicht

- Magnesia-Röte: Als zarte Rötung zeigt sie sich meistens auf beiden Seiten des Nasensattels auf den Wangen, dem Kinn oder der Stirn. Sie kann sich jedoch sehr intensiv auch über das ganze Gesicht ausdehnen. Im Unterschied zur Ferrum-Röte ist keine Hauterwärmung damit verbunden.
- Die Verlegenheitsröte zeigt kurzfristigen Magnesiumbedarf an. Sie bringt keine fühlbare Hauterwärmung mit sich, obwohl eine innere Wärme- oder Hitzeempfindung damit verbunden sein kann.

Beschwerden

- periodisch, jede Nacht auftretend
- blitzartig, schiessend, anfallsweise
- bohrend
- krampfartig
- unregelmässig, häufig Platz wechselnd
- dem Lauf der Nerven folgend

Erleichterung oder Besserung der Beschwerden

- durch festen Druck und Reiben der Schmerzstelle
- durch Zusammenkrümmen
- vor allem durch Wärme

Verschlimmerung der Beschwerden

- nachts
- durch Kälte in jeder Form
- durch zarte Berührung

## Nr. 8 Natrium chloratum

Merkmale im Gesicht

- Gelatine-Glanz: ein feucht glänzender, unterbrochener Glanz, der die Hautbeschaffenheit erkennen lässt; bildet keine spiegelblanke Fläche! Am häufigsten sieht man ihn auf den Ober- und Unterlidern, vom inneren Augenwinkel ausgehend.
- gedunsene Hautbeschaffenheit: erkennbar an den erweiterten Poren, die einen erhöhten Rand um ihre Öffnung haben, einer Orangenschale ähnlich.
- schmieriger Lidrand: wie der feuchte Glanz einer Schneckenspur ein 1 bis 2 mm breiter, scharf abgegrenzter, glänzender Streifen unter den unteren Augenwimpern. Die Beschaffenheit ist schleimig.
- Platzbacken: pralle, gespannte Wangen mit Gelatine-Glanz überzogen (zeigt sich sehr selten!).

Beschwerden

- periodisch auftretend

Erleichterung oder Besserung der Beschwerden

- besser bei trockener, klarer, warmer oder auch kühler Luft
- besser nach Schwitzen, nach kalter Abwaschung oder einem kalten Bad
- durch Liegen auf der rechten Seite
- durch enge Kleidung
- durch Druck auf den Rücken

Verschlimmerung der Beschwerden

- in der Sonnenhitze, dabei inneres Frösteln möglich
- durch feucht-kühles oder nebliges Wetter
- morgens beim Aufstehen
- durch Aufenthalt an Süsswasserseen
- durch geistige Anstrengung
- im Liegen
- um 10 Uhr vormittags
- durch Lärm, Musik
- nach dem Wasserlassen

Absonderungen

- hell wässrig, hell schleimig, glasig, salzig
- oft scharf, auch ätzend
- brennend und wundmachend
- wie gekochtes Kartoffelmehl aussehend

Merkmale auf der Zunge

- klar und dick schleimig
- entlang des Zungenrandes können klare Bläschen auftreten

- wasserhell, glasig
- Gefühl, als ob ein Haar auf der Zunge wäre
- Trockenheitsgefühl
- Brennempfinden an der Zungenspitze
- metallener Geschmack
- starker Speichelfluss

## Nr. 9 Natrium phosphoricum

Merkmale im Gesicht
- *Fettglanz:* Dies ist ein stumpf-fettiger Glanz, der am häufigsten auf den Nasenflügeln, dem Nasenbein, der Stirn und dem Kinn auftritt; entspricht fettiger Haut.
- *Mitesser:* Dies sind kleine schwarze Poren, in denen sich Ablagerungen von harnsaurem Fett befinden. Nase, Mundwinkel, Stirn und Kinn sind davon bevorzugt betroffen.
- *Fettbacken:* starke Hängebacken und Doppelkinn aus lockerem Fettgewebe

Merkmale auf der Zunge
- gelb im hinteren Teil der Zunge
- dick, goldgelb schimmernd an der Zungenwurzel
- Geschmack sauer oder bitter

Beschwerden und Schmerzen
- dumpf, quälend, periodisch

Erleichterung oder Besserung der Beschwerden
- durch Ernährungsumstellung (zucker- und tierisch-eiweiss-frei)
- während des Tages

Verschlimmerung der Beschwerden
- bei kalter, feuchter Witterung
- durch fette, schwere Speisen
- durch Süssigkeiten
- bei körperlicher Anstrengung und Bewegung

## Nr. 10 Natrium sulfuricum

Merkmale im Gesicht
- *grünlich-gelbe Färbung:* zitronen- oder schwefelgelb, zieht sich über die Stirn und die Schläfen zu den äusseren Wangen; bei Kleinkindern oft an der Nasenwurzel zu sehen
- *entzündliche Röte:* zeigt sich als bläuliche Röte, ähnlich dem Hof eines Furunkels. Sie kann auf der ganzen Nase (Schnapsnase) und den Wangen in der Nähe des Nasensattels auftreten, kann sich auch über die Wangen zu den Ohren hinziehen.

Merkmale auf der Zunge
- schmutzig, grünlich-grau, grünlich-braun oder grünlich-gelb
- Geschmack gallig bitter auf der Zunge
- bitterer, seifiger oder schwefeliger Geschmack
- brennend wie Pfeffer

Beschwerden
- bevorzugen die linke Körperseite
- plötzliche heftige Anfälle
- oft periodisch

Erleichterung oder Besserung der Beschwerden
- bei trockener, warmer Witterung
- durch Druck
- durch Veränderung der Körperhaltung

Verschlimmerung der Beschwerden
- bei nebeligem oder feuchtem Wetter
- in feuchten Gegenden
- gegen Morgen
- in feuchten Wohnungen und Gegenden, z. B. an Binnenseen
- bei Nasskälte
- beim Hinsetzen, Aufstehen
- durch mehlhaltige Nahrung
- Musik verursacht Traurigkeit
- durch Liegen auf der linken Seite

## Nr. 11 Silicea

Merkmale im Gesicht
- *Glasur-Glanz:* ein polierter Glanz, der keine Poren oder Hautbeschaffenheit mehr erkennen lässt, wie oft bei Glatzen. Am ehesten finden wir den Glanz auf der Nasenspitze, dem Nasenrücken, der Stirn, manchmal im ganzen Gesicht.
- *Lidhöhlen:* sind an der erweiterten Falte oder tiefen Grube zwischen Augendeckel und der Unterstirn zu erkennen, wenn der Blick nach oben gerichtet ist.

Merkmale auf der Zunge
- bräunlicher Schleim
- Haargefühl auf der Zunge oder der Zungenspitze
- Geschmack nach Blut im Mund, besonders morgens
- fettiger Geschmack
- Geschmacksverlust

Beschwerden
- Überempfindlichkeit gegen Geräusche und Licht

Erleichterung oder Besserung der Beschwerden
- durch Wärme und warmes Einhüllen
- bei trockener Witterung
- in Ruhe

Verschlimmerung der Beschwerden
- nachts, bei Neu- und Vollmond, in frischer Luft
- durch Kälte, Nässe, Witterungswechsel
- durch Bewegung
- während der Regel
- durch Abnehmen

## Nr. 12 Calcium sulfuricum

Merkmale im Gesicht
- gelblich-gräulich wächsern
- schmutziggraue Färbung im ganzen Gesicht
- Alterspigmente

Merkmale auf der Zunge
- Zunge hinten mit einer Schicht belegt, die wie halbtrockener Lehm aussieht
- saurer, seifiger, bitterer Geschmack auf der Zunge
- schmerzhafte Geschwüre vor allem am Zungenrand
- Wundheitsgefühl auf der Zunge

Beschwerden
- brennende Fusssohlen
- Brennempfinden allgemein

Besserung der Beschwerden
- durch Trockenheit und Wärme
- nach dem Genuss von Früchten

Verschlimmerung der Beschwerden
- bei Witterungswechel
- bei Arbeiten in und am Wasser

# Die Wirkungbereiche der Mineralstoffe

Die Mineralstoffe können in Gruppen eingeteilt werden, diese können Organbereichen oder Funktionen zugeordnet werden.

## Blutbildung

- Calcium phosphoricum D6: Eiweissbildung, Bildung der Blutkörperchen
- Natrium chloratum D6: zur Regulierung des Flüssigkeitshaushalts

## Bluterhaltung

- Ferrum phosphoricum D12: fördert die Sauerstoffaufnahme
- Kalium chloratum D6: wirkt entgiftend bei Medikamentenbelastung, Impfungen, schwärzlich und zäh fliessendem Blut
- Kalium phosphoricum D6: verhütet Zellzerfall, bindet gasförmige Gifte
- Natrium phosphoricum D6: fördert den Säureabbau
- Natrium sulfuricum D6. löst altersschwache Zellen durch Entzug des Wassers auf, Blutentwässerung

## Bänder

- Calcium fluoratum D12: stärkt die elastischen Fasern
- Silicea D12: festigt das Bindegewebe, verhütet vorzeitiges Altern

## Drüsen

- Calcium fluoratum D12: verhindert Verhärtung der Drüsen
- Kalium chloratum D6: unterstützt die Drüsen in ihrer Entgiftungsaufgabe
- Magnesium phosphoricum D6: regelt die unwillkürliche Tätigkeit der Drüsen
- Natrium phosphoricum D6: verhindert Eiterbildung und die Eiweissgerinnung in den Lymphdrüsen

## Entgiftung

- Kalium chloratum D6: bindet Impfgifte und nichtmetallische Medikamentengifte und führt diese aus
- Kalium phosphoricum D6: führt gasförmige Gifte und Ermüdungsgifte aus
- Magnesium phosphoricum D6: bindet flüchtigen Stickstoff (z. B. Blähungen) und führt diesen aus
- Natrium chloratum D6: beseitigt metallische Arzneigifte aus den Zellen, wichtig bei Rauchvergiftung

- Natrium phosphoricum D6: beugt der Eiweissgerinnung in der Lymphe vor, verhindert Eiterbildung

## Haut

- Calcium fluoratum D12: wichtig bei Verhärtungen wie Hornhaut, Hühneraugen usw., fördert das Wachsen der Nägel
- Kalium sulfuricum D6: fördert die Bildung der Oberhautzellen, nötig bei Hautabschuppung, Hautverletzungen, Hautkrankheiten
- Natrium chloratum D6: reguliert den Feuchtigkeitshaushalt der Haut, günstig bei Kopfschuppen
- Silicea D12: stärkt den Haarwuchs, bei sprödem Haar oder Glatze (vorteilhaft in Kombination mit Calcium fluoratum)
- Calcium sulfuricum D6: bei Eiterungen, Abszessen, Fisteln, Ekzem

## Knochen

- Calcium fluoratum D12: regt die Bildung der Knochenhaut, der Knorpelschicht in den Gelenken, des Zahnschmelzes an
- Calcium phosphoricum D6: fördert die Bildung der Knochenzellen
- Magnesium phosphoricum D6: fördert mit Calcium fluoratum zusammen die Bildung der Knochenhaut und des Zahnschmelzes, die Versorgung der Nerven in den Knochen

  Natrium chloratum D6: ermöglicht die Wasseranreicherung in den Knochenzellen und damit die Zellteilung
- Silicea D12: stärkt den Bindegewebebereich der Knochen
- Calcium sulfuricum D6: bei Eiterungen

## Muskeln

- Calcium phosphoricum D6: wirkt entspannend, vor allem bei lang anhaltenden Krämpfen, unterstützt die rhythmische Tätigkeit der Herzmuskulatur
- Ferrum phosphoricum D12: fördert die Sauerstoffaufnahme und dadurch die Leistungsfähigkeit der Muskeln, bei Muskelermüdung, verhindert Muskelkater
- Kalium chloratum D6: fördert die Muskelzellneubildung, regt die Muskeltätigkeit an
- Kalium sulfuricum D6: fördert die Sauerstoffaufnahme in die Muskelzellen und die Zellneubildung, löst Muskelkater
- Magnesium phosphoricum D6: regelt die Tätigkeit der glatten Muskulatur, die vom vegetativen Nervensystem gesteuert wird

## Nerven

- Calcium phosphoricum D6: ist nötig zur Übertragung der Nervensignale in den Nervensynapsen

- Kalium chloratum D6: hilft die Nervenfasern zu bilden
- Kalium phosphoricum D6: stärkt die Nervenkraft und fördert die Gedächtnisleistung
- Magnesium phosphoricum: stärkt das vegetative Nervensystem
- Natrium chloratum D6: unterstützt die Zellneubildung, reguliert den Feuchtigkeitshaushalt, wirkt reinigend
- Silicea D12: bei Geräusch- und Lichtempfindlichkeit, «isoliert» die Nerven und bewahrt vor Kurzschluss

# Die Mineralstoffe als Hilfe zu seelischer Entfaltung

*Die Kraft der Selbstheilung. Es gibt keine Heilmittel und auch keine Heilkräfte, die man in den Körper hineinschütten könnte. Heilen kann nur einer: Es ist der unfassbar kundige und unbegrenzt tüchtige Heilmeister in uns. Er ist imstande, alles zu kurieren. Wenn ein Mensch krank wird, dann nur, weil der innere Heilmeister durch ein falsches Leben geschwächt und behindert wurde. Wenn ich heilen will, kann ich nichts anderes tun, als ihm zu Kräften zu verhelfen. Das ist genau so, wie wenn ich eine halb erloschene Glut wieder entfachen will. Ich brauche dazu kein Feuer, sondern nur einen winzigen Funken. Ein Funke genügt dann auch, einen ganzen Wald in Brand zu setzen. Suche den Funken, der das Feuer Deiner Heilkraft in Dir entzündet!*

*Theophrastus Paracelsus*

Den Wirkungsbereich und die Anwendung der Mineralstoffe nach Dr. Schüssler nur auf der physisch-körperlichen Ebene zu betrachten bedeutet, den Menschen auf ein biochemisch funktionierendes Lebewesen zu reduzieren, dessen Existenz mit der Zeugung beginnt und mit dem Tod endet. Der Mensch ist jedoch weit mehr; er ist ein geistig-seelisches Wesen, das sich in dieser Erdenwelt durch einen physischen Körper Ausdruck verleiht und durch diesen materiellen Körper Lern- und Erkenntnisprozesse durchleben kann, die ihm als Geist- oder Energiewesen nicht in dieser Weise möglich wären. Gesundheit und Krankheit sind auch Ausdruck des inneren Menschen und sind in starkem Masse abhängig von der Lebensgestaltung des einzelnen, von seinen Einstellungen zum und im Leben.

Die Grundeinstellungen im Leben prägen sich im Laufe der Jahre als Haltung und Ausdruck deutlich in unseren physischen Körper ein. Im Folgenden wollen wir den Zusammenhang zwischen diesen Haltungen oder Einstellungen und den Schüsslermineralstoffen beleuchten. Wir werden bei den einzelnen Mineralstoffen die verschiedenen physischen Wirkungen betrachten und versuchen, den Weg von den körperlichen Funktionen zu den geistig-seelischen Kräften zu finden. Der Ausdruck der geistig-seelischen Kräfte des Menschen in der Materie, dem physischen Körper, erlaubt auch Rückschlüsse auf die Funktionen und Abläufe auf seelisch-geistiger Ebene.

Da für uns die geistig-seelischen Bereiche des Menschen nur teilweise erfassbar sind, ist uns bewusst, dass wir mit den folgenden Denkanstössen nur Impulse geben können, um ein wenig in die Tiefe des eigenen Wesens vorzustossen. Jeder Leser soll selbst prüfen und bei sich nachforschen, ob diese Ausführungen für ihn zutreffen.

Der Mensch ist wie ein sehr tiefer See mit einer kleinen Oberfläche, die im Austausch mit der Umwelt ist. Dort findet über unsere Sinne, den Verstand und unser bewusstes Leben und Handeln die Begegnung mit den anderen Elementen und Wesen statt. Ebenso wie der See besitzt auch das Seelenwesen des Menschen eine bis in eine gewisse Tiefe durchschaubare Schicht. Der Mensch kann seine Aufmerksamkeit gefühls- und verstandesmässig immer nur auf einen eingeschränkten Bereich richten; er kann in seiner Seele nicht alles gleichzeitig erfassen.

Die nächsttiefere Schicht, die den grössten Bereich des Sees ausmacht, entspricht dem Geistigen des Menschen. Wir können mit den Sinnen und dem Verstand versuchen, diesen Bereich zu erfassen – wie ein Taucher, der mit einem kräftigen Scheinwerfer versucht, die Tiefen des Sees auszuleuchten. Er wird immer nur einen verschwindend kleinen Teil dieser Tiefen erfassen können. Zwischen den verschiedenen Schichten findet jedoch ein reger Austausch statt. Aus der Tiefe steigen Impulse an die Oberfläche, von der Oberfläche sinkt Erlebtes und Erfahrenes in das Dunkel der Tiefen ab.

Wenn der Bedarf eines Mineralstoffs trotz ständiger Einnahme nicht abnimmt, kann durch Bearbeitung des entsprechenden seelisch-geistigen Themenbereiches die Aufnahmefähigkeit für diesen Mineralstoff unterstützt werden. Möglicherweise wird der Bedarf bei intensiver Bearbeitung eines Bereiches zuerst noch verstärkt. Ähnlich wie bei einer Erstverschlimmerung auf der körperlichen Ebene kann durch eine solche Bearbeitung ein Bereich kräftig «geweckt» werden.

## Nr. 1 Calcium fluoratum

Ausgehend von der Hauptfunktion von Calcium fluoratum, nämlich, die Dehnbarkeit der Gewebe zu erhalten oder wieder herzustellen, können wir Folgendes ableiten. Die Dehnbarkeit ist überall dort nötig, wo im Gewebe oder in den Organen den verschiedensten Funktionen oder Belastungen entsprechend Bewegung entsteht.

Die Fähigkeit, sich zu bewegen, setzt Beweglichkeit voraus, Beweglichkeit auf allen Ebenen. Sich bewegen heisst, auf der gedanklichen, emotionalen oder körperlichen Ebene nicht stillzusitzen oder am Ort zu verweilen. Sich bewegen bedeutet für den Menschen, Schritte zu unternehmen, Schritte, die ihn weiterbringen. Für diese Schritte ist jeder selbst verantwortlich, dafür, dass er sie unternimmt, und auch dafür, in welche Richtung er den nächsten Schritt tut.

Durch viele esoterische Lehren und Kurse wird dem Menschen der heutigen Zeit vorgegaukelt, dass er in kurzer Zeit zu Erkenntnissen und Fähigkeiten gelangen kann, die ihn in seiner Entwicklung sprunghaft voranbringen. Quantitäts-, Leistungs- und Wettbewerbsdenken haben auch in diesem Bereich Einzug gehalten. Die innere Entwicklung lässt sich vergleichen mit einer Bergwanderung. Nur wer Schritt für Schritt vorwärtsgeht, das Schrittmass wohl erwogen und auf die eigenen Fähigkeiten abgestimmt, wird den Berggipfel erreichen. Wer zu schnell geht, wird die Kraft nicht aufbringen können, den steilen, schmalen Gipfelanstieg angehen zu können. Und wer sich auf dem Erreichten ausruht, wird den Gipfel auch nicht erreichen. Auf dieser Wanderung gibt es keinen Bergführer, den wir für das Erreichen des Zieles verantwortlich machen können. Nur das stetige Voranschreiten in Übereinstimmung mit seinem wahren Wesen, ohne Streben nach übersinnlichen Fähigkeiten oder ähnlichem, wird den Menschen zu dem werden lassen, was er wirklich ist, ein Wesen eins mit seinem Schöpfer, verantwortungsvoll und zum Wohle aller handelnd.

Lockere Bänder, die durch Calcium-fluoratum-Bedarf entstehen können, weisen darauf hin, dass die Schritte mit gösserer Festigkeit zu tun sind, die Trittsicherheit und die Zielsicherheit zu stärken sind. Bei Verhärtungen oder Erstarrungstendenzen hingegen gilt es, an der inneren Beweglichkeit zu arbeiten, seinen Standpunkt in Frage zu stellen und verschiedenste Möglichkeiten zu erwägen. Die Angst, anderes, Neues ausserhalb des Gewohnten mit einzubeziehen, führt zu Existenzangst, die sich wiederum in der Angst, zu wenig zu verdienen, Haus und Besitz zu verlieren, Beziehungen oder Zuwendungen aufgeben zu müssen, ausdrücken kann. Meistens werden wir erst auf diese Bereiche aufmerksam, wenn sich Einschränkungen in der Beweglichkeit zeigen. Gedanken, die mitten im Satz abbrechen, oder eine sich vermehrt bemerkbar machende Vergesslichkeit weisen darauf hin, dass die Kraft, etwas zu Ende zu führen, erarbeitet werden muss. Etwas zu Ende führen heisst aber auch, einen Schritt abzurunden, bevor der nächste in Angriff genommen wird, nicht die ferne Zukunft zu planen, wenn die Aufgaben in der Gegenwart auf eine Lösung warten.

Ein weiteres Beispiel ist die Alterskurz- oder -weitsichtigkeit, die oft durch einen Calcium-fluoratum-Mangel entsteht. Damit hätten wir auch schon das Rezept, um diese Einschränkung zu beheben, es muss nur Calcium fluoratum eingenommen werden. Warum funktioniert das nicht bei allen Menschen, auch wenn sie genügend von diesem Mineralstoff einnehmen? Die Aufnahmefähigkeit hängt mit den seelischen

Kräften zusammen. Durch die innere Übung, Lebenssituationen in der Gegenwart zu betrachten, die Auswirkung von zu fällenden Entscheidungen auch für die nähere und weitere Zukunft abzuwägen, genauso wie die Erfahrungen der Vergangenheit mit einzubeziehen, ergibt sich ein grösseres Spektrum des «Scharf-Sehens». Unsere Augen werden uns zeigen, ob wir nur denken, dass wir diese Fähigkeit ausgebildet haben oder ob wir sie uns wirklich angeeignet haben. Viele werden sich vielleicht entrüsten über diese Darstellung und mannigfaltige Gründe für eine entsprechende Einschränkung anführen. Wahrscheinlich mit Recht, denn so einfach ist es nicht, diese Bereiche zu verändern, und oft sind Jahre intensiver innerer Arbeit nötig, um sich die verlangten Fähigkeiten wieder oder neu zu eröffnen.

Zusammenfassend geht es bei der seelischen Bedeutung von Calcium fluoratum um das innere Fortschreiten in der eigenen Entwicklung. Es geht darum, die Verantwortung für diese Schritte zu übernehmen, das Schrittmass und die Richtung in Übereinstimmung mit seinem Inneren zu finden, Neues zu erwägen und in die Entwicklung mit einzubeziehen, die Mitte zu finden zwischen Starrheit und Wankelmütigkeit.

*Jahresbeginn*

*Aufgetan ist das Tor,*
*und dein Fuss tastet ins Ungewisse.*
*Niemand geht vor,*
*aber du fühlst, dich führt eine Spur durch Licht und Finsternisse.*
*Niemand geht mit,*
*aber vertraut ist deinem Ohr ein jeder Schritt.*
*Wanderer, du gehst immerzu –*
*weisst du wie weit?*
*«Zur Ewigkeit –*
*ohne Rast und Ruh,*
*auf Erdenwegen dem Ziele zu,*
*mir immer entgegen …»*

*Erika Beltle*

## Nr. 2 Calcium phosphoricum

Bei Calcium phosphoricum zeigen schon die Wirkungen des Mineralstoffes Polaritäten auf. Einerseits hat Calcium phosphoricum Teil am Bau unseres Knochensystems, dem härtesten, uns stützenden und schützenden Bereich, und an der Bildung des Blutes; andererseits ist es nötig, um im Körper Entspannung zu schaffen. Dieser scheinbare Widerspruch zwischen Knochenhärte und Entspannung lässt sich wie Himmel und Erde betrachten. Es braucht beide Pole, ja, es ist geradezu die Aufgabe des Menschen, diese beiden Bereiche miteinander zu verbinden.

Durch den Bau des Knochensystems wird die Haltung jedes Lebewesens auf dieser Erde bestimmt. Dem Menschen allein ist von der Natrur die aufrechte Haltung gegeben. Dieses Aufrechtsein ist mit verschiedenen Aufgaben verbunden. Wobei jeder Aufgabe eine Gabe, ein Geschenk oder Talent, zugrunde liegt, die im Leben umgesetzt werden möchte. Die Kraft des Aufrechtseins – oder der Aufrichtigkeit – gehört zu den grundlegenden Aufgaben des Menschen: aufrichtig gegenüber sich selbst, gegenüber dem, was der Mensch wahrhaft ist und mitbringt auf diese Erde. Die geistigen Kräfte, die in ihm als Talent vorhanden sind, in seinem Leben zu verwirklichen, nicht nur davon zu sprechen, was alles getan werden müsste, damit Frieden, Freiheit und Geborgenheit sich unter den Menschen einfindet, sondern durch das eigene Leben die Voraussetzungen dafür zu gestalten.

Jeder Mensch bringt Kräfte mit, die nur ihm eigen sind und durch deren Umsetzung im Leben die andern beschenkt werden können. Jeder Mensch ist unersetzbar im Kosmos. Genauso wie jede Zelle in unserem physischen Körper eine spezifische Aufgabe hat, hat jeder Mensch eine Aufgabe im Universum. Nur alle zusammen können, indem sie für das Ganze wirken, eine gesunde, wohlgestimmte Menschheit ergeben. So wie unsere Leberzellen die Arbeit der Gehirnzellen nicht erfüllen können, diese wiederum mit der Aufgabe der Blutreinigung, die durch die Nieren durchgeführt wird, überfordert wären, sollten wir die Aufgaben der anderen Menschen nicht als schöner, höher oder wertvoller ansehen, sondern mit der ganzen Aufmerksamkeit unsere eigenen Gaben zum Erblühen bringen.

Entspannung ist nötig, um wahrnehmen zu können, was sich von den geistigen Kräften durch unseren physischen Körper verwirklichen will, sich auf dieser Erde als Wirklichkeit zeigen will. Menschen mit Calcium-phosphoricum-Bedarf neigen dazu, ihre Aufgabe mit aller Gewalt umsetzen zu wollen; dies führt zu Verkrampfungen. Wir können nicht alles im Griff haben, es gilt, immer wieder loszulassen, sich zu entspannen und auf unsere innerste weise Führung zu horchen. Um das näher zu erläutern, möchte ich ein kleines Bild geben. Hält ein Bogenschütze seinen Bogen unnötig lange unter Spannung, wird er müde werden, zu zittern beginnen, sich verkrampfen; das Ziel wird unscharf und die Schussabgabe unkontrolliert. Das Resultat, vielleicht ein Treffer, jedoch mit grösserer Wahrscheinlichkeit ein Misserfolg; es tritt Frustration ein, weil trotz aller Anstrengung das Ziel verfehlt wurde. Entspannt der Schütze den Bogen und beginnt von neuem, wird er den nächsten Pfeil leichter ins Ziel setzen. Es gilt also loszulassen, um bestehen zu können, oder auch, um sich der inneren Führung anzuvertrauen und dadurch das Ziel und Erfüllung zu finden.

Calcium-phosphoricum-Bedarf kann heissen, sich sehr intensiv um diese Führung zu bemühen oder sie abzulehnen. Besteht ein Bedarf, bedeutet dies nicht zwangsläufig, dass der Mensch die innere Arbeit nicht aufnehmen kann oder will. Es ist auch möglich, dass er sich mit seinem ganzem Vermögen bemüht, die Aufgabe zu erfüllen.

Für den körpereigenen Eiweissaufbau wird ebenfalls Calcium phosphoricum benötigt. Eiweiss ist im menschlichen Körper Trägersubstanz vieler Informationen und Grundelement für das physische Leben. Der Aufbau des physischen Körpers kann gut gedeihen, wenn die geistigen Kräfte sich mit ihm verbinden und dadurch den Einbau von Aminosäuren in Form von Eiweiss, von Mineralstoffen, Vitaminen und Spurenelementen ermöglichen. Auch in diesem Bereich gilt es, die eigenen inneren Kräfte mit der Erde zu verbinden. Das Stück Erde, das jeder selbst bebauen kann, ist sein Körper, auf den er mit seinen inneren Kräften gestaltend einwirkt.

Das Blut wird auch der Träger des Ich genannt. Das Ich ist der wahre, reine Kern des Menschen, der Funke des Schöpfers in ihm. Calcium phosphoricum trägt zur Bildung des Blutes bei, durch dieses werden alle Organe nicht nur mit Sauerstoff und den nötigen Nährsubstanzen versorgt, sondern auch immer wieder mit den Lichtimpulsen des Schöpfers. Calcium phosphoricum hilft uns, die Struktur zu bilden, in der dieses Licht in Erscheinung treten kann. Auch zur Blutgerinnung wird Calcium phosphoricum benötigt. Mit der Kraft, die Aufrechte zu bilden, die Aufgabe anzunehmen und das Licht von innen her zu entfalten, ist es möglich, dass von diesem Lebenssaft und damit auch von der Lebenskraft nicht unnötig viel verloren geht.

Zusammenfassend geht es bei Calcium phosphoricum um das Annehmen der inneren Aufgabe, das Einbringen der eigenen geistigen Kräfte in die Erdenwirklichkeit, um Aufrichtigkeit und das Lauschen auf die innere Führung. «Dein Wille geschehe», diese kurze Aussage, die Teil des christlichen Gebets ist, umschreibt im wesentlichen die Aufgabe des Calcium phosphoricum.

*Menschwerdung*

*Wir sollten verstehen lernen, den Geist, der in uns ist, nicht zu ersticken. Wer Teil dieses Geistes sein will, muss sterben und wiedergeboren werden, für andere und für sich selbst. Um zu dieser höheren Ebene der Menschheit zu gelangen, muss er sein Wertsystem und sein Handeln vollständig transformieren.*

*Pierre Teilhard de Chardin*

*Es gibt etwas, was man an einem einzigen Ort in der Welt finden kann.*
*Es ist ein grosser Schatz, man kann ihn die Erfüllung des Daseins nennen.*
*Und der Ort, an dem dieser Schatz zu finden ist, ist der Ort, wo man steht. (…)*
*Grösser ist es, wenn einem die Strassen der Heimatstadt erhellt sind wie die Bahnen des Himmels.*
*Denn hier, wo wir stehen, gilt es, das verborgene göttliche Leben aufleuchten zu lassen.*

*Martin Buber*

## Nr. 3 Ferrum phosphoricum

Ferrum phosphoricum ist unter anderem das Mittel für die erste Entzündungsphase. Was bedeutet überhaupt Entzündung? Wie das Wort besagt, entzündet sich etwas in unserem Körper. Es entsteht also örtlich oder bei Fieber im gesamten Organismus eine Erwärmung (Entzündung), die der Abwehr von unverträglichen Stoffen oder belastenden Elementen dient, die entweder von aussen in uns eingedrungen oder in uns entstanden sind. Es kann aber nur dann etwas in uns eindringen, wenn wir es zulassen, wenn wir dem Eindringling Raum geben. Wir bemerken also zu spät, ob das, was wir in uns aufnehmen, uns belastet oder uns gut bekommt. Wir sollten daher lernen, unsere Abwehrkraft mit «geschärften Sinnen» einzusetzen, auf Vorgänge in und um uns besser zu achten. Es gilt, alles, was im Moment Gift für uns ist, nicht in uns Raum einnehmen zu lassen und selbst durch Gedanken und Gefühle keine Gifte in uns zu produzieren, die wir nachträglich wieder ausscheiden müssen. Das wäre doppelte Arbeit, bei der viel Energie im «Gefecht» mit sich selbst verbraucht wird.

Im Zusammenhang mit Eisen taucht bei mir immer wieder das Bild von der mittelalterlichen Ritterrüstung auf. Damals hat das Eisen den Ritter vor äusserer Verletzung bewahrt. Die Rüstung hatte nur eine Öffnung, nämlich das Visier. War der Ritter unaufmerksam, konnte durch dieses Visier eine Wespe, Mücke oder vielleicht auch eine Ameise in die Rüstung gelangen. Dieses kleine Tierchen, das im Inneren der Rüstung um sein Überleben kämpfte, konnte die ganze Aufmerksamkeit des Ritters binden, so dass er seine äussere Arbeit nicht verrichten konnte. Das, was in diesem Bild durch das Insekt symbolisiert wird, sind unsere eigenen Gedanken und Gefühle, die die Voraussetzungen schaffen können, dass sich Bakterien oder Viren in unserem Körper entwickeln.

Die Müdigkeit, die dadurch entsteht, dass die Kräfte gebunden sind, schafft zugleich die Möglichkeit, sich zu besinnen, über die Situation nachzudenken und zur Erkenntnis zu gelangen, was im Leben verändert werden kann, um widerstandsfähiger zu werden, gewappnet zu sein. Es sind meistens nicht grosse Veränderungen, die in Angriff zu nehmen sind, sondern kleine Dinge im Alltag. Allzu oft wird die Chance der Krankheit, das heisst, wenn wir bettlägrig sind, nicht genutzt, um zur Erkenntnis über das Krankheitsgeschehen zu gelangen. Es ist heute fast üblich, sich während der Phase der Bettruhe durch Radio, Fernsehen oder Video zu unterhalten oder ablenken zu lassen.

Auch die Schmerzen, die bei Ferrum-phosphoricum-Bedarf auftreten können, haben eine ähnliche Symbolik. Wenn wir einen Schmerz das allererste Mal spüren, wird unsere ganze Aufmerksamkeit dem schmerzenden Körperteil zugewandt. Jeder Körperbereich bezeichnet symbolisch, um welche Bereiche des Lernens es geht. Schmerzen rufen uns also auf, unsere Aufmerksamkeit auf bestimmte Bereiche im Leben zu lenken. Bei «Ferrumschmerzen» können wir die auslösende Situation innerhalb der vergangenen Woche suchen. Es ist meistens ein sehr aktuelles Geschehen; die Ursache muss nicht in der weit zurückliegenden Kindheit gesucht werden.

Ferrum phosphoricum ist innig mit dem Atemprozess verbunden. Beim Atmen nehmen wir etwas in uns auf, dieses Etwas wandert durch uns hindurch und wird nach gewisser Zeit verändert wieder entlassen. Materiell gesehen nehmen wir vor allem

Sauerstoff auf und geben Kohlendioxyd und Wasserdampf ab. Mit diesem Sauerstoff muss jedoch eine Kraft verbunden sein, die in unserem Körper viele Lebensprozesse ermöglicht. Mehr von dieser Kraft erfahren wir, wenn wir die Herkunft des Wortes Atem betrachten. Es ist vom indischen atman abgeleitet und bedeutet Seele, aber auch im Ägyptischen haben wir mit Atum und Aton als Bezeichnungen für Gottheiten verwandte Wörter. Beim Atmen nehmen wir also die Lebenskraft Gottes in uns auf. Je nachdem, wie wir atmen, kann sich diese Kraft in uns entfalten oder wird blockiert. Sind wir angsterfüllt, ist die Atmung flach und kurz; die göttliche Lebenskraft kann kaum zur Entfaltung gelangen. Können wir hingegen in den Atem eintauchen, werden wir mit Kraft erfüllt sein. Das hat nichts mit willensgeführtem tiefem Einziehen der Luft zu tun, sondern bedingt ein Loslassen, damit die natürliche Atmung geschehen kann. Ferrum-phosphoricum-Bedarf erinnert uns, uns wieder mit dem Atem der ganzen Schöpfung zu verbinden und uns selbst nicht davon auszuschliessen.

Zusammenfassend gilt es bei Ferrum phosphoricum, die Aufmerksamkeit auf die alltäglichen Situationen zu richten, in denen wir uns auf den verschiedenen Ebenen «infizieren» können; dabei spielen die vielen Eindrücke aus den Medien, die unsere Seele belasten, eine grosse Rolle. Es ist der Mut zu entwickeln, sich selbst offen zu betrachten und erkennen zu können, was zu verändern ist.

Sich über Dinge und Situationen, die selbst nicht verändert werden können zu «ent-rüsten», führt zur Schwächung des eigenen Immunsystems. Wer sich entrüstet, atmet verspannt und blockiert dadurch den lebensspendenden Atemfluss.

*Der Mensch stolpert nicht über Berge,*
*sondern über einen Ameisenhaufen.*

*Han Fe Dse*

*Es ist wohl gerade in unserer aufgeregten Epoche*
*mehr denn je nötig, den Blick aus den Tagesaffären*
*emporzuheben und ihn von derTageszeitung weg*
*auf jene ewige Zeitung zu richten, deren Buchstaben*
*die Sterne sind, deren Inhalt die Liebe und deren*
*Verfasser Gott ist.*

*Christian Morgenstern*

## Nr. 4 Kalium chloratum

Kalium chloratum können wir unter verschiedenen Gesichtspunkten betrachten. Nehmen wir zuerst den Einsatz dieses Mittels in der zweiten Entzündungsphase. Die häufigste Erscheinung in dieser Phase ist die Bildung von Schleim, der sich kaum löst und die Atemwege und Gehörgänge verschliessen kann. Redewendungen, die diesen Zusammenhang beschreiben, sind: «Ich habe die Nase voll», «Ich kann kaum mehr etwas hören», «Meine Augen sind so geschwollen, dass ich fast nichts sehen kann», «Ich habe den Hals voll Schleim, den ich weder rauf noch runter bringe.»

Fragen wir Menschen in dieser Situation, wovon sie die Nase voll haben, werden sofort verschiedene Argumente genannt: vom Vorgesetzten, von der Schule, von den Mitarbeitern, vom Ehepartner, von den Kindern, den Eltern usw. Wenn nicht eine Person im Beziehungsfeld als Auslöser für die volle Nase geortet werden kann, wird die Schuld auf den Durchzug, in dem man sich befand, das zu heisse oder zu nasse Wetter geschoben. Meistens wird die Ursache für die Erkältung oder Entzündung ausserhalb von sich selbst gesucht, und die Lösung wird deshalb auch von aussen erwartet. Eine solche Lösung ist nicht möglich, denn wir können nicht erwarten, dass sich unser Umfeld verändert, nur damit die Nase frei wird oder der Schleim sich löst.

Es liegt also bei jedem selbst, eine Lösung herbeizuführen, indem er schaut, was er an der entsprechenden Situation verändern kann. Es kann wichtig sein zu versuchen, den andern zu verstehen, das heisst, den Standpunkt des anderen einzunehmen und alles einmal aus seiner Sicht zu betrachten. Allerdings ist dieses Verstehen nicht so einfach, weil wir ja nicht so leicht in die Haut des Mitmenschen hineinschlüpfen können. Um nicht leichtfertig andere Menschen zu verurteilen, kann der folgende Satz eines Indianders hilfreich sein: «Bevor du über einen Menschen ein Urteil abgibst, gehe sieben Tage in seinen Mokassins.»

Die meisten Menschen betrachten ihre eigene Wahrnehmung, das, was sie selbst sehen, als die einzige Möglichkeit oder eben als die Wahrheit. Ein einfaches Bild kann helfen aufzuzeigen, wie eingeschränkt unsere eigene Wahrnehmung sein kann. Wenn sich zwei Menschen in einem Raum gegenüber sitzen und jeder beschreibt das, was er sieht, so werden sich zwei sehr unterschiedliche Beschreibungen des gleichen Raumes ergeben, und jeder kann von seiner eigenen Wahrnehmung behaupten, dass sie richtig ist. So ergeht es uns allen, wenn wir darauf pochen, etwas richtig zu sehen. Wir haben alle Bereiche in uns, in die wir keinen Einblick haben; die Menschen um uns herum helfen uns, uns dieser Bereiche bewusst zu werden. Ein Teil unseres Umfeldes ist also ein Spiegel unserer eigenen Verhaltensweisen, vor allem in den Bereichen, die uns an den Mitmenschen immer wieder stören, ärgern, aufregen oder auffallen.

Vielfach erscheint es einfacher, Veränderungen von den Mitmenschen zu erwarten, als diese bei sich selbst vorzunehmen. Es wird jedoch keinem Mann einfallen, morgens sein Spiegelbild zu rasieren und auch keiner Frau, das Make-up auf das Spiegelbild aufzutragen. Genau dies versuchen wir aber, wenn wir erwarten, dass durch eine Veränderung der Umgebung die eigenen inneren Schwierigkeiten gelöst werden.

Bei Schwellungen, die durch Kalium-chloratum-Bedarf entstanden sind, ist einerseits die Symbolik des entsprechenden Organbereiches zu berücksichtigen, andererseits ist zu beachten, dass das sicherlich vorhandene Problem «aufgeblasen» wird, ihm gewissermassen zuviel Gewicht beigemessen wird.

Menschen mit Kalium-chloratum-Bedarf haben oft eine gute Sensibiltät entwickelt in bezug auf Hinweise, die den Mitmenschen weiterhelfen. Sie können vielfach in sehr kurzer Zeit bei den Mitmenschen erkennen, wo die Ursachen für die gegenwärtigen Probleme liegen. Sie sind durch diese Eigenschaft oft gute und treffliche Berater, nur bei sich selbst fällt es ihnen sehr schwer, nicht auf das Umfeld zu projizieren.

Kalium-chloratum-Bedarf erkennen wir an einer milchig-bläulichen oder milchigrötlichen Färbung, die sich oft als helle «Brille» um die Augen zeigt oder sich auch über das ganze Gesicht ziehen kann. Diese Färbung lässt das Gesicht oft durchsichtig erscheinen. Die Ursache dieser Färbung können wir gewiss nicht im Verhalten der Mitmenschen suchen; sie liegt mit Sicherheit bei uns selbst. Und die verschiedenen Färbungen wollen uns auch etwas sagen. Wir können uns die Frage stellen, für was und wen bin ich durchscheinend geworden? Wird die Frage ernsthaft an sich selbst gestellt, wird sich die Antwort in Gedanken oder als Empfindung zeigen. Wichtig ist, nicht augenblicklich eine Antwort zu erwarten, sondern sich genügend Zeit für deren Wachsen einzuräumen.

Zusammenfassend ist bei Kalium chloratum an der Fähigkeit zu arbeiten, die vorhandene Sensibilität auch zur eigenen Veränderung oder Entwicklung einzusetzen. Die Bereiche, die an der Umgebung als störend wahrgenommen werden, sind daraufhin zu prüfen, welcher Anteil selbst ausgelöst, das heisst Spiegel ist und welcher Anteil von den Mitmenschen stammt.

*Die Veränderung muss beim einzelnen beginnen,*
*jeder von uns kann dieser einzelne sein.*
*Niemand kann es sich leisten, einfach umherzublicken*
*und auf jemand zu warten, der das tun soll,*
*was man selber nicht tun will.*

*C. G. Jung*

*Ich wage Neues, weil ich im Alten nicht mehr leben will.*
*Ich wage mich vor in das Fremde und Ungewohnte*
*mit seinem Schmerz und seinem Glück.*
*Ich will mich den Veränderungen mit ihrer Not*
*und Unsicherheit bewusst aussetzen.*
*Ich stelle mich den Herausforderungen, kämpfe mit meiner Angst*
*und aktiviere meine Phantasie.*
*Ich entfalte mich und wage zu entdecken,*
*was noch alles in mir schlummert.*

*Ulrich Schaffer*

## Nr. 5 Kalium phosphoricum

Die verschiedenen Wirkungsbereiche dieses Mineralstoffs zeigen ihre Kraft schon im Wort Antiseptikum, mit dem sich seine Hauptaufgabe zusammenfassen lässt. Betrachten wir dieses Wort näher: anti = gegen, septum = Gift, es bedeutet also «gegen Gifte wirkend». Es stellt sich die Frage, wo denn die Gifte entstehen, die durch Kalium phosphoricum gebunden und ausgeschieden werden. Die Antwort liegt wiederum in einem der Wirkungsfelder des Mineralstoffes. Mit Hilfe von Kalium phosphoricum werden Substanzen gebildet, die als Betriebsstoffe für unser Gehirn wirken. Sie ermöglichen, dass wir Gedanken fassen und weiterentwickeln können. Gedanken sind Energien oder Kräfte, die sich nach gewisser Zeit in mehr oder weniger starker Form im Physischen manifestieren. Gedanken beeinflussen unsere Empfindungen und Gefühle, diese wiederum drücken sich in unserer Mimik und Gestik für die Mitmenschen sichtbar aus. Der Ausdruck in Gesicht und Haltung ist für den Mitmenschen nicht nur wahrnehmbar, sondern wirkt auf ihn wie ein zündender Funke. Viele haben schon selbst erlebt, wie wohltuend es wirkt, wenn man in offene, fröhliche Kinderaugen schaut oder gutgelaunte, zufriedene Menschen um sich hat. Genauso erleben wir sicher schon Missmut, Hass und Unzufriedenheit bei den uns umgebenden Menschen. Mimik und Gestik zeigen mit viel grösserer Deutlichkeit die Haltung und die Empfindung des Menschen, als das seine Worte vermögen.

Gedanken wirken nicht nur auf unser Gefühl und unsere Umgebung, sondern beeinflussen auch die Gestaltung unseres Körpers. Nehmen wir an, dass es uns gelingt, einen Tag lang aufbauende, freudevolle, zufriedene Gedanken zu pflegen, so sind alle Zellen, die sich während dieses Tages gebildet haben, mit diesen Kräften und Impulsen ausgestattet. Das gleiche gilt auch, wenn wir belastende, destruktive, abbauende Gedanken haben. Wir geben unseren Zellen damit die Startbedingungen auf ihr etwa siebenjähriges Leben mit. Durch unsere Gedanken gelingt es uns also, unseren Körper mit lichtvollen, verjüngenden, lebensfreudigen Kräften zu durchwirken oder ihn zu verdunkeln und zu schwächen. Dies wirkt sich auch auf das gesundheitliche Befinden aus. Wir können sogar heilend auf kranke Organe einwirken, indem wir ihnen liebevolle Aufmerksamkeit zukommen lassen und ihnen ihre gesunde Funktion zudenken. Das heisst nicht, die Krankheit zu ignorieren, sondern eben diesen Bereichen, die uns einschränken und schmerzhaft sind, die die Not wendende Aufmerksamkeit und aufbauende Kraft zufliessen lassen.

Negative Gedanken wegzulassen ist leichter gesagt als getan. Sorgen und Probleme können ja nicht einfach auf den Müll geworfen werden, damit wir sie los sind. Nichts fällt schwerer, als Gedanken oder ein Thema, das uns sehr beschäftigt, aus unserer Aufmerksamkeit herauszulösen. Oft wird durch das «Nicht-mehr-daran-denken-Wollen» alle Kraft davon absorbiert. Hilfreich kann in diesem Fall sein, sich mit allen zur Verfügung stehenden Möglichkeiten Schönem und Gutem zuzuwenden und das Belastende durch Aufbauendes zu ersetzen.

So wie wir beim Radio den Sender einstellen können und damit eine Sendung mit einem bestimmten Inhalt auswählen, können wir uns auch innerlich entscheiden, unsere Aufmerksamkeit gewissen Bereichen zuzuwenden. Viele Menschen sind den Gedankenfeldern in ihrer Umgebung ausgeliefert; wahllos fliessen daraus Impulse in sie hinein. Sie verstehen sich selbst oft nicht in ihrer Wechselhaftigkeit oder Destruktivität. Hier gilt es, wacher zu werden gegenüber den Einflüssen auf der gedanklichen Ebene.

Oft ist nicht die Kraft des Gedankens destruktiv, sondern wie diese Kraft eingesetzt wird. Vielfach gilt es deshalb zu ergründen, wie die dem Gedanken zugrunde liegende Kraft in eine aufbauende Richtung geführt werden kann. Diese Umwandlung bedarf der Kraft der Liebe, die alles zu wandeln vermag und für alle Wesen förderlich wirkt, jener Kraft, die mit grosser Macht und unendlicher Geduld Leben fördert, aufbaut, schöpferisch ist und Frieden gestaltet. Hohes Fieber ist ein Ausdruck dieses verwandelnden Feuers.

Wenn wir einem Boxer Widerstand in Form eines Sandsackes entgegensetzen, wird er seine Kraft und in gewissem Masse auch seine Schnelligkeit trainieren können. Er wird durch den Widerstand kräftiger. Wenn der Widerstand erhöht wird, indem dem Boxer ein Trainingspartner gegenübergestellt wird, kann er seine Angriffsfertigkeit noch stärker ausbauen, er wird noch viel wendiger und geschickter Schläge austeilen oder Abwehrmassnahmen des Gegners umgehen können. So ähnlich ist es, wenn wir destruktive oder uns störende Gedanken zurückdrängen wollen. Wir setzen ihnen Widerstand entgegen, und sie werden dadurch noch mehr Raum und Aufmerksamkeit einnehmen. Wenn wir sie umwandeln und ihre Kraft in eine für uns sinnvolle Tätigkeit führen, werden diese Gedanken unser Wohlbefinden unterstützen. Im Bild des Boxers: Wenn wir ihm statt des Sandsacks oder Trainingspartners eine grosse Daunendecke gegenübersetzen, wird er nicht viele Schläge ausführen, weil er sich bei jedem Schlag fast die Schulter auskugelt, da die Daunendecke keinen Widerstand bietet, sondern den Schlag in eine weiche Bewegung umwandelt. Dadurch wird er die Wirkung eines jeden Schlages auch an sich selbst erfahren.

Zusammenfassend ist bei Kalium phosphoricum vor allem der gedanklichen Ebene Aufmerksamkeit zu widmen. Es ist eine Wachheit zu erarbeiten, damit wahrgenommen werden kann, welche Auswirkungen die eigenen Gedanken haben werden. Die Liebeskraft ist zu stärken, damit die eigenen und die uns zuströmenden negativen Gedanken angenommen und umgewandelt werden können.

*Jeder Gedanke ist Saat.*
*Einst, über kurz oder lang,*
*führt durch dies Feld dich dein Gang.*

*Jeder Gedanke ist Tat.*
*Einst, über lang oder kurz,*
*wird er dein Sieg oder Sturz.*

*Wie dir das Schicksal auch naht,*
*nenn es nicht fremde Gewalt:*
*Du bist's in eigner Gestalt!*

*H. Zahrada*

## Nr. 6 Kalium sulfuricum

Zwei Merkmale, die durch Kalium-sulfuricum-Bedarf entstehen, weisen besonders auf die mit diesem Mineralstoff verbundenen Prozesse hin: die abends zunehmenden Beschwerden und die Wirksamkeit des Mittels bei chronischen Entzündungen.

Chronische oder sich wiederholende Beschwerden weisen auf einen Auslöser hin, der schon längere Zeit zurückliegt. Die Ursache ist also in der weiteren Vergangenheit zu suchen. Es kann durchaus sein, dass nicht verarbeitete Erlebnisse aus der Kindheit eine wichtige Rolle spielen. Die Kalium-sulfuricum-Einnahme ermöglicht mitunter, sich an solche Gegebenheiten zu erinnern. Da diese Erinnerungen meistens einen schmerzhaften, unangenehmen Charakter haben, werden sie oft wieder verdrängt. Das führt dazu, dass die entsprechenden Beschwerden wiederholt auftreten. Es geht bei diesen schmerzhaften Erinnerungen nicht darum, Schuldige zu suchen, womöglich die Eltern für alle in der Kindheit entstandenen Belastungen verantwortlich zu machen. Eltern und Kinder durchlaufen miteinander einen Lernprozess, bei dem Schuldzuweisungen nicht zu Lösungen führen. Schuldzuweisungen blockieren meistens eine Klärung, weil dabei der befreiende Schritt durch die «Schuldigen» getan werden müsste. Es wird dadurch unmöglich, durch eigene Arbeit etwas zu verändern.

Um zu erkennen, wo man zu lernen hat, oder das Geschehen distanzierter zu betrachten, kann es hilfreich sein, das Geschehen, das zur Verletzung geführt hat, wie auf einer Bühne vor seinem Inneren nochmals durchzugehen und sich selbst auf der Bühne sowie auch als Zuschauer zu erleben. Auch die von einem entsprechenden Erlebnis zurückgebliebenen Gefühle nochmals in ihrer ganzen Intensität zuzulassen, kann ein Schritt zur Lösung sein, wenn dies nicht ständig wiederholt wird. Gelingt es, durch das nochmalige Erleben des Schmerzes dem «Verursacher» und sich selbst zu vergeben, arbeiten wir ganz in der Kraft des Kalium sulfuricum.

Gegen Abend zunehmende Beschwerden weisen uns auf den Tagesablauf hin. Wir können jeden Tag wie ein abgeschlossenes Leben betrachten. Wenn wir uns vor dem Schlafen fragen, was alles zu klären ist, um diesen Tag beziehungsweise dieses Leben gut abzuschliessen, werden verschiedenste Ereignisse auftauchen. Vielfach können die Vorkommnisse in einem selbst geklärt werden, wenn wir uns ihrer Bedeutung bewusst werden. Waren diese Dinge wirklich so wichtig, dass ich sie in ein anderes Leben, in den neuen Tag, hinübernehmen will? Können Spannungen mit dem entsprechenden Menschen noch in einem Gespräch gelöst werden? Gab es Erfreuliches an diesem Tag? Das sind Fragen, die wir uns vor dem Schlafen stellen können.

Für den Aufbau der Kräfte während des Schlafes ist es wichtig, dass wir möglichst keine Spannungen und Sorgen mit in den Schlaf nehmen. Auch wie die Zeit unmittelbar vor dem Einschlafen gestaltet wird, wirkt sich direkt auf die Regeneration aus. Verbinden wir uns mit Schönem, Edlem, unsere Seele Erfreuendem, werden wir morgens auch erfrischt und gutgelaunt erwachen. Grübeln wir über Probleme nach oder schauen wir noch den Nachtkrimi im Fernsehen an, müssen wir uns nicht wundern, wenn wir morgens verspannt und wie zerschlagen aufwachen.

Bei den Kinderkrankheiten durchlaufen die Kinder meistens die drei Entzündungsphasen und machen dabei eine Entwicklung durch. Vielfach erlebt man, dass

Kinder nach einer Krankheit einen grossen Entwicklungsschritt vollzogen haben. Dieser Entwicklungsschritt zeigt sich bis ins Physische, bei den Kindern schuppt sich die Haut ab. Man könnte fast sagen, sie häuten sich, der Körper passt sich nach dem Entwicklungsschritt dem inneren Wachstum an. Kinder setzen die innere Erkenntnis, die sich durch eine Krankheit ergibt, oft direkt und ohne Erklärungen im Leben um. Erwachsenen bereitet der Schritt, aus einer Krankheit gewonnene innere Einsichten umzusetzen, vielfach grosse Mühe; das kann sich beispielsweise durch schwere Arme und Beine ausdrücken. Jeder Schritt und jede Handlung wird zu einer Anstrengung. Versuchen wir die Leichtigkeit der Kinder wieder zu erlangen, indem wir die schwierigeren und schmerzhaften Ereignisse nicht in uns hineinfressen oder sie verdrängen. Nehmen wir die Gegenwart, und machen wir das Beste aus dem Augenblick. Lösen wir die Schwere der Vergangenheit von uns ab und behalten daraus das Erfreuende und Beflügelnde in Erinnerung.

Zusammengefasst ist möglichst jeden Abend zu klären: «Was ist mir über die Leber gekrochen?», «Was hat mich innerlich bewegt?», so dass es nicht verdrängt wird und sich nicht festsetzt. Es gilt, sich selbst und anderen das Geschehene zu verzeihen, sich für die Nacht mit aufbauenden Kräften für die Seele zu verbinden, um die Kräfteerneuerung zu unterstützen, Altes aufzuarbeiten und zu lösen, um das Neue nicht durch die Prägungen und Einschränkungen des vergangenen Schmerzhaften zu mindern.

*Jeden Abend sollst du deinen Tag*
*prüfen, ob er Gott gefallen mag,*
*Ob er freudig war in Tat und Treue,*
*Ob er mutlos lag in Angst und Reue;*
*Sollst die Namen deiner Lieben nennen,*
*Hass und Unrecht still vor dir bekennen,*
*Sollst dich alles Schlechten innig schämen,*
*Keinen Schatten mit ins Bette nehmen,*
*Alle Sorgen von der Seele tun,*
*Dass sie fern und kindlich möge ruhn.*
*Dann getrost in dem geklärten Innern*
*Sollst du deines Liebsten dich erinnern,*

*Deiner Mutter, deiner Kinderzeit;*
*Sieh, dann bist du rein und bist bereit,*
*Aus dem kühlen Schlafborn tief zu trinken,*
*Wo die goldenen Träume winken,*
*Und den neuen Tag mit klaren Sinnen*
*Als ein Held und Sieger zu beginnen.*

*Hermann Hesse*

## Nr. 7 Magnesium phosphoricum

Die Hauptmerkmale bei Magnesium-phosphoricum-Bedarf sind Schmerzen, die die Stelle häufig wechseln, Krämpfe, innere Unruhe und auch eine sich schnell und kräftig zeigende Verlegenheitsröte. Wenn wir die Situationen betrachten, in denen der Mensch errötet, so sind das meistens Augenblicke, die ihn seelisch stark bewegen. Sei es, dass er sich unwohl fühlt, bei Verlegenheit, Schamgefühl, Minderwertigkeitsempfinden, aber auch, wenn er sich ereifert, intensiv erfreut oder fast zerspringt vor Wut. Diese Bewegungen im Seelischen sind mit Energien verbunden, die im physischen Körper in eine organische Funktion umgesetzt werden müssen. Dazu wird Magnesium phosphoricum benötigt. Wenn nicht genügend Magnesium phosphoricum vorhanden ist, um diese Energien umzusetzen, entsteht die Verlegenheitsröte. Die Röte weist darauf hin, dass der betreffende Mensch die inneren Bewegungen nicht umsetzen kann. «Er schaltet auf Rot», um den Mitmenschen zu zeigen, dass er Zeit für die Verarbeitung braucht. Es ist wichtig, einem Menschen, der errötet, die Zeit zur Verarbeitung einzuräumen und ihn nicht noch stärker zu bedrängen.

Um der Bedeutung der Seelenbewegungen etwas näher zu kommen, können wir sie in zwei grosse Gruppen einteilen, die eine mit den Empfindungen wie Minderwertigkeitsgefühl, Verlegenheit, Schamgefühl und Lampenfieber, die andere mit den Gefühlen von ausserordentlicher Freude, intensivem Eifer und Wut. Beim Betrachten der ersten Gruppe kann als Grundelement das Gefühl, «nicht zu genügen» oder «gut ankommen zu wollen», herausgeschält werden. Oft macht sich der betreffende Mensch Gedanken darüber, wie er von seinen Mitmenschen gesehen wird. Er versucht sich dann so zu verhalten, wie er denkt, dass es von seiner Umgebung gewünscht wird. Die Angst, diese sich selbst auferlegten Rollen nicht erfüllen zu können, gipfelt vielfach in Aussagen wie: «Am liebsten hätte ich mich in Luft aufgelöst, ich wäre gerne verduftet, am liebsten hätte ich mich in ein Mauseloch verkrochen.» Ähnlich ist es mit der zweiten Gruppe. Auch da sind die Aussagen sehr markant: «Ich bin ausser mir vor Freude, ausser mir vor Wut.»

Bei der ersten Gruppe möchte der Mensch nicht da sein, wo er sich gerade befindet. Bei der zweiten scheint er nicht bei sich selbst, sondern eben ausserhalb von sich zu sein. Durch den Wunsch, sich in einen Bereich zu begeben, in dem man mit sich allein ist, wird zum Ausdruck gebracht, dass man sich mit seinem inneren Wesen inniger verbinden, den äusseren Erwartungen nicht mehr gerecht werden, die Rolle fallenlassen und sich selbst werden will. Das Sich-selbst-Finden wird auch durch die Blitzhaftigkeit der Schmerzen gezeigt. Das blitzhafte Zusammenfahren durch stechende, schneidende, plötzlich auftretende Schmerzen, aber auch die Schmerzen bei Koliken lassen überhaupt nicht mehr zu, sich um äussere Dinge zu kümmern, denn die Schmerzen sind so intensiv, dass kein anderer Gedanke und auch kein anderes Gefühl mehr wahrzunehmen ist. Alle Kräfte und die ganze Aufmerksamkeit sind auf den Schmerzprozess und damit auf sich selbst gerichtet. Es bleibt weder Raum noch Kraft, um sich um die Meinung anderer zu kümmern. Der Mensch ist dadurch gezwungen, ganz bei sich zu sein. Dieses Bei-sich-Sein wird durch die Schmerzen bestimmt, ähnlich also wie das Verhalten, wenn man es allen andern recht machen will.

Die Funktion des vegetativen Nervensystems wird in starkem Masse durch das Vorhandensein oder den Mangel von Magnesium phosphoricum beeinflusst. Bei Mangel wird die unwillkürliche Tätigkeit in unserem Organismus empfindlich gestört. Magnesium phosphoricum ermöglicht, dass die ausgleichenden und regulierenden Seelenkräfte über das Vegetativum in den Körper einwirken können. Ebenso werden mit Unterstützung dieses Salzes die verschiedenen Gemütszustände wie Fröhlichkeit, Apathie, Traurigkeit, Wut, Freude usw. in organische Funktionen umgesetzt.

Bei Magnesium-phosphoricum-Bedarf wäre also auch zu überprüfen, ob wir unseren Seelenimpulsen genügend Raum zur Entfaltung geben oder ob wir sie im Alltag ersticken. Geben wir dem gesunden Rhythmus von aktivem Tun und Entspannung, dem Wechsel zwischen der Pflege der seelischen Bereiche und der Erwerbs- und Alltagsarbeit wie auch dem Tag-und-Nacht-Rhythmus das richtige Gewicht?

Zusammenfassend sind bei Magnesium phosphoricum die Regungen im Inneren gründlicher zu betrachten, um die Beweggründe kennenzulernen, um zu erfahren, wo wir uns selbst in Rollen zwingen, wo wir allen anderen gerecht werden, nur uns selbst nicht. Dadurch wird sich herauskristallisieren, ob genügend Raum für die innere Entfaltung vorhanden ist und die Krafterhaltung durch naturgemässe Rhythmen unterstützt wird.

*Halt an, wo läufst du hin? Der Himmel ist in dir.*
*Suchst du ihn anderswo, du fehlst ihn für und für.*
*Angelus Silesius*

## Nr. 8 Natrium chloratum

*Der alte Brunnen spendet leise*
*sein Wasser täglich gleicherweise.*
*Ich möchte diesem Brunnen gleichen,*
*was in mir ist, stets weiterreichen.*
*Doch: Geben, geben alle Tage,*
*sag Brunnen, wird das nicht zur Plage?*
*Da sagt er mir als Jochgeselle,*
*ich bin ja Brunnen nur, nicht Quelle.*
*Mir fliesst es zu, ich geb es weiter,*
*das macht mein Dasein froh und heiter.*
*So leb ich nach des Brunnens Weise,*
*schöpf täglich Kraft zur Lebensreise*
*und will beglückt stets weitergeben,*
*was mir die Quelle schenkt im Leben.*
*Autor unbekannt*

Dieses Gedicht beschreibt in wunderbaren Worten jene Qualität, die mit Natrium chloratum verbunden ist. Natrium chloratum ermöglicht auf der physischen Ebene, Wasser aufzunehmen, zu binden oder zu halten, dadurch werden alle mit diesem Lebenselement verbundenen Prozesse unterstützt. Genauso wie ein Molekül dieses Salzes fähig ist, Wasser aufzunehmen, ja eigentlich dieses fliessende Lebenselixier einzuladen, ist bei Natrium-chloratum-Bedarf die Fähigkeit zu stärken, sich den lebenserneuernden Kräften aus der Quelle allen Lebens zu öffnen. Damit diese Kräfte sich in ihrer besten Weise entfalten können, braucht es ein Gefäss, das die Entfaltung ermöglicht. Das klarste und frischeste Quellwasser oder der köstlichste Wein werden nur schmecken, wenn sie aus sauberen, ihren Geschmack zur Geltung bringenden Gläsern und nicht aus verschmutzten Kunststoffbechern getrunken werden.

So wie das Wasser in einem faulenden Brunnentrog nicht zum Trinken einlädt, das stehende und stinkende Wasser in einem ungepflegten Bassin nicht zu einem erfrischenden Bade anregt, so werden wir, wenn unser Seelengefäss nicht gut gepflegt ist, anderen das lebenserneuernde Element der Quelle, die uns speist, nicht vermitteln können. Ein spiegelklarer Bergsee stärkt allein schon durch seinen Anblick. Auf schönem Porzellan serviertes Essen schmeckt um einiges besser, als wenn es auf einem Pappteller präsentiert wird, auch wenn es von der gleichen Köchin stammt. So kann jeder Mensch, wenn er sein Seelengefäss in schöner, klarer Weise gestaltet, für andere Stärkung und Hilfe sein.

In diesem Zusammenhang sind auch alle Energieübertragungen und Kräfte von «Heilern» etwas genauer zu betrachten. Mögen die Bemühungen noch so redlich sein, sich mit den reinsten Kräften zu verbinden, die Kräfte die übermittelt werden, sind nur so edel und rein wie der die Kräfte übertragende Mensch in seinem Seelenwesen ist. So ist wohl zu überlegen und zu prüfen, von wem Energien übernommen werden. Die Ausbildung des eigenen Wesens zu einem «guten Brunnen», der von der Quelle gespeist wird, kann zusätzliche Belastungen, die durch Energieübertragungen entstehen können, verhindern. Schmerz- oder Symptombefreiung ohne die innere Erkenntnis führt nicht zur Heilung. Wenn einem Wanderer der Rucksack, der ihm im Augenblick sehr schwer vorkommt, abgenommen wird, nimmt man ihm auch gleichzeitig den Proviant weg, den er auf seiner langen Reise dringend benötigt. Es gilt, gut abzuwägen, was dem Rucksack entnommen wird, damit das Erreichen des Reiseziels gewährleistet ist.

Bei Natrium-chloratum-Bedarf können zusammenfassend die folgenden Gedanken hilfreich sein:

In welcher Weise gehe ich mit den Kräften um, die mir aus der Quelle des Lebens zuströmen? Achte ich sorgfältig auf meinen Kräftehaushalt, oder verausgabe ich mich? Habe ich Angst, zu kurz zu kommen, und halte möglichst viel von meinen Kräften und meinen Fähigkeiten zurück? Bin ich bestrebt, meinen seelischen und physischen Bereich möglichst rein zu gestalten, um ein einladendes Gefäss für die Energien aus der Quelle zu bilden?

## Nr. 9 Natrium phosphoricum

Natrium phosphoricum hilft besonders, den Säurehaushalt in Ordnung zu halten. Das Säure-Basen-Gleichgewicht, das für das physische Wohlbefinden eine wichtige Rolle spielt, hat seinen Ausdruck auch im Seelenbereich. Oft ist ein Säureüberschuss Ursache mannigfaltiger Beschwerden. Bei vielen Ernährungsrichtlinien wird auf sparsamen Konsum von säurebildenden Nahrungsmitteln hingewiesen. Es scheint oft, dass nur die richtige Ernährungsweise gepflegt werden muss, um die Gesundheit zu erhalten oder wiederherzustellen. Warum neigen Menschen zu einer bestimmten Ernährungsweise? Besteht ein Zusammenhang zwischen der Ernährung und dem Verhalten? Untersuchungen haben belegt, dass solche Zusammenhänge bestehen. Wenn also Menschen eine Vorliebe für übersäuernde Nahrungsmittel haben, muss wohl auch eine entsprechende Stimmungslage vorhanden sein.

Nun könnte der Schluss gezogen werden, dass sich durch das Weglassen säurebildender Nahrungsmittel alles regeln liesse. Es ist aber vom Säure-Basen-Gleichgewicht die Rede, von polaren und sich ergänzenden Kräften. Ohne Säure können wir nicht verdauen; Säure ist auch nötig, um denken zu können. Konzentrierte Säure wirkt aber ätzend oder aggressiv.

Meist wird das Wort Aggression gleichgesetzt mit Zerstörung und Wut. Aggression stammt aus dem Lateinischen und heisst Angriff, aber auch etwas in Angriff nehmen, etwas verändern wollen. So verändert die Säure die aufgenommene Nahrung, damit sie verdaut werden kann. Wichtig ist jedoch das Mass der eingesetzten Kraft. Wird die dynamische Kraft der Veränderung, des Angriffs, zu stark oder zu konzentriert eingesetzt, wirkt sie zerstörend. Menschen, die übersäuert sind, neigen demnach dazu, ihre dynamischen Kräfte, die Veränderungen bewirken sollen, mit zu grosser Heftigkeit einzusetzen. Dadurch werden sie von der Umgebung als aggressiv, sauer reagierend oder auch als jähzornig empfunden. Es ist demnach wichtig, die «basischen Kräfte», das heisst die Eigenschaften der Ruhe, des Abwartens, der Geduld, zu stärken.

Genauso wie ein zu starker Ausdruck der dynamischen Kräfte die Veranlagung zur Übersäuerung ergibt, wird diese durch das entgegengesetzte Verhalten unterstützt. Menschen, die gut veranlagte dynamische Kräfte besitzen, diese aber nicht umsetzen, die alles erdulden, sich nie zur Wehr setzen, still vor sich hinleiden, den Mut nicht aufbringen, die Situation zu verändern, neigen ebenso zur Übersäuerung. Diese Menschen sollten ihre «Angriffskräfte» stärker ausbilden.

Die Muskelkräfte sind auch Ausdruck dieser dynamischen Veränderungskräfte. Im Einsatz der Muskeln wird uns die Auswirkung dieser dynamischen Kräfte offensichtlich. Liebkosen wir einen Menschen, dem wir sehr zugetan sind, tun wir das vorteilhafterweise möglichst zart und fein, auch wenn wir diesem Menschen die Zuneigung mit der grösstmöglichen Intensität zeigen wollen. Wir setzen unsere Muskelkraft in feinst dosierter Weise ein. Würden wir der starken innigen Zuneigung durch ebenso starke Muskeltätigkeit Ausdruck geben, würde das zarte Streicheln in heftige Schläge ausarten, was sicherlich nicht als ein Ausdruck von liebender Zuwendung empfunden würde. Die entgegengesetzte Verhaltensweise wäre, die Veränderungskraft aus falsch verstandener Friedfertigkeit nicht einzusetzen. Will jemand Holz spalten, wird es ihm nichts nützen, den Holzklotz nur zu streicheln, weil er keinem Wesen und keiner Sache Schaden zufügen will. In diesem Falle ist es erforderlich, die zur Verfügung stehenden Muskelkräfte voll und zielgerichtet zum Einsatz zu bringen und dadurch eben Kleinholz zu erhalten, das in den Ofen passt.

Die Aggressions-, Veränderungs- oder dynamischen Kräfte sind der Situation entsprechend mit dem richtigen Mass einzusetzen, so wenig wie möglich und doch so viel wie nötig ist an Kraft, Emotionen und Gedanken einzusetzen, um die erwünschte Veränderung herbeizuführen. Im Zusammenhang mit Natrium phosphoricum kann auch von Sanftmut gesprochen werden. Es geht darum, den Mut zu erwerben, in jedem Bereich mit dem Mindestmass an Aufwand, ohne zerstörenden Druck, zum gewünschten Ziel zu gelangen. Es ist das Salz, das mit natürlicher Autorität verbunden ist. Das bedeutet, dass nicht durch Druck und Macht geführt wird, sondern durch klare, selbst auch gelebte Dynamik, die vom Mitmenschen nur dasjenige fordert, was ihn auch fördert und nicht überfordert. Wichtig ist, Mut zur Veränderung aufzubringen, sonst wird die Kraft zur Wut. Kann die Energie nicht aufbauend fliessen, wird die Wut am stärksten den belasten, der sie in sich trägt. Schon das Wort zeigt, dass es sich um die gleiche Energie handelt mit ihrer Umkehrung gegen sich selbst.

*Die Sterne strahlen gegen Morgen viel heller und*
*freundlicher, und doch sehen sie ihrem*
*Untergang entgegen! Alles wird schöner, wenn es sich*
*verändert.*

*Achim von Arnim*

## Nr. 10 Natrium sulfuricum

Natrium sulfuricum ist das Hauptausscheidungsmittel der Mineralstoffe nach Dr. Schüssler. Es hilft, Überflüssiges und belastende Substanzen, die durch den Stoffwechsel oder die Verdauung entstehen, zur Ausscheidung zu bringen.

Ausscheidung heisst loslassen, loslassen von Elementen, die wir in uns aufgenommen haben. Betrachten wir den Vorgang der Verdauung in einer etwas bildhafteren Form, wird deutlicher, welche Elemente loszulassen sind. Wir nehmen Nahrung zu uns, indem wir diese kauen, im Magen wird sie mit den notwendigen Säuren und Säften durchsetzt, damit die feinen Elemente wie Vitamine, Aminosäuren, Fette, Fermente, Mineralstoffe, Spurenelemente usw. im Darm aufgenommen und in den Stoffwechselkreislauf gebracht werden können. Schon bei diesem aufspaltenden Vorgang werden Substanzen frei, die, wenn sie länger im Körper verbleiben, eine Belastung ergeben. Auch durch den Stoffwechselprozess, bei dem die auf- und abbauenden Substanzen umgesetzt werden, fallen laufend Stoffe an, die auszuscheiden sind. In unserer Betrachtung gehen wir von vollwertigen Lebensmitteln aus. Es ist nun nicht so, dass die vollwertigen Lebensmittel von Anfang an belastende oder vergiftende Substanzen in sich tragen. Durch die Aufnahme und den Stoffwechselprozess gehen jedoch die Energien, die mit den einzelnen Elementen verbunden sind, als Kraft in unseren Körper über. Zurück bleiben energetisch entladene Hüllen, die für den Organismus nicht mehr eingesetzt werden können und diesen vergiften, wenn sie länger im Körper verbleiben.

Jeder Mensch ernährt sich auch seelisch mehr oder weniger vollwertig. Die einen leben auch im seelischen Bereich mehr von Konserven, die vor allem über Fernsehen, Radio und Zeitschriften verbreitet werden, andere nehmen durch das Beobachten und Studieren der Natur und ihrer Gesetze, durch die Pflege von Meditation oder Kontemplation mehr «vollwertige Kost» zu sich. Die Vergiftung kann durch «denaturierte Kost» und genauso durch das Festhalten der leeren Hüllen der «Vollwertkost» entstehen. Die leeren Hüllen der seelischen Vollwertkost sind Prinzipien, Dogmen, Moral- und Religionsvorschriften, die jeweils vorgeschoben werden, wenn keine andere Begründung mehr zu finden ist, um sich zu rechtfertigen oder durchzusetzen. Vielfach wird das Wörtchen «man» in den Vordergrund gerückt. Man tut etwas nicht, weil es unschicklich ist; was denken denn die Nachbarn darüber; man ist noch zu jung für dieses oder jenes; oder man benimmt sich am Tisch, weil Knigge es so geschrieben hat. Es könnte noch eine Reihe von Beispielen angeführt werden; sind wir jedoch etwas aufmerksam im Alltag, werden wir uns selbst bei den lebendigen und aktuellen Beispielen ertappen.

Werden Erkenntnisse, die im Augenblick lebensbereichernd wirken und neue Räume eröffnen, festgehalten und zu einem Lebensprinzip gemacht, wird sich dieses Prinzip bald auf die weiteren Schritte hinderlich auswirken, weil es zu einer leeren Hülle geworden ist. Erkenntnisse sind immer wieder neu daraufhin zu überprüfen, ob sie in der gegenwärtigen Situation noch hilfreich und förderlich sind.

Zwei Menschengruppen weisen einen überdurchschnittlichen Natrium-sulfuricum-Bedarf auf. Menschen, die über ihr Mass Alkohol zu sich nehmen, und diejenigen, die sich vorwiegend von Rohkost ernähren. Bei beiden Gruppen liegt ein ähnliches Verhaltensmuster zu Grunde. Alkoholiker unterliegen immer wieder der Vorstellung oder Illusion, dass durch den Alkoholkonsum Probleme gelöst oder Situationen erleichtert würden. Diese Vorstellung verhindert, sich der Realität zu stellen und die Lösung der Probleme anzupacken. Menschen, die sich nur von Rohkost ernähren, sind oft eifrige Verfechter ihrer Ernährungsweise und vielfach bestrebt, andere davon zu überzeugen, dass es die einzig gesunde Ernährungsart sei. Dabei vergessen sie selbst oft eine der einfachsten Grundregeln einer gesunden Ernährung, nämlich das gute und intensive Kauen.

Zusammenfassend ist bei Natrium-sulfuricum-Bedarf Folgendes zu bedenken: Es ist zu überprüfen, wo mit Prinzipien, Dogmen und Vorschriften der lebendige Wachstumsprozess von anderen und von sich selbst eingeschränkt wird. Sind Neigungen vorhanden, alte Probleme immer wieder hervorzuholen und wiederzukauen, ohne an einer echten Lösung zu arbeiten? Wird Überflüssiges zurückgehalten, vor allem Ärger und das, was einem so täglich über die Leber kriecht? Die Eigenschaft, sich immer auf das Altbewährte abzustützen, ist langsam durch die Fähigkeit zu ersetzen, im Augenblick zu entscheiden, was gut und hilfreich ist, den Inspirationen und neuen Ideen Raum zu geben.

*Wie jede Blüte und jede Jugend*
*dem Alter weicht, blüht jede Lebensstufe,*
*blüht jede Weisheit, auch jede Tugend*
*zu ihrer Zeit und darf nicht ewig dauern.*
*Es muss das Herz bei jedem Lebensrufe*
*bereit zum Abschied sein und Neubeginne,*
*um sich in Tapferkeit und ohne Trauern*
*in andre, neue Bindungen zu geben.*
*Und jedem Anfang wohnt ein Zauber inne,*
*der uns beschützt und der uns hilft zu leben.*

*Wir sollten heiter Raum um Raum durchschreiten,*
*an keinem wie an einer Heimat hängen,*
*der Weltgeist will nicht fesseln uns und engen,*
*er will uns Stuf' um Stufe heben, weiten.*
*Kaum sind wir heimisch einem Lebenskreise*
*und traulich eingewohnt, so droht Erschlaffen.*
*Nur wer bereit zu Aufbruch ist und Reise,*
*mag lähmender Gewöhnung sich entraffen.*

*Es wird vielleicht auch noch die Todesstunde*
*uns neuen Räumen jung entgegensenden,*
*des Lebens Ruf an uns wird niemals enden …*
*Wohlan denn, Herz, nimm Abschied*
*und gesunde!*

*Hermann Hesse*

## Nr. 11 Silicea

Silicea wirkt vorwiegend im Bindegewebe stärkend, straffend, reinigend und schützend für die Nerven. Betrachten wir das Wort Bindegewebe, weist es uns auf etwas Verbindendes hin, das Gewebe, das die organspezifischen Gewebebereiche miteinander verbindet. Silicea gibt diesem Gewebe Tragfähigkeit, Spannkraft, vor allem aber die Fähigkeit, Impulse oder Informationen zu vermitteln. Ein erheblicher Teil des Bindegewebes liegt direkt unter der Haut und verleiht dem Körper seine Spannkraft oder Form.

Bei der Frage, welche seelischen Eigenschaften die Jugendlichkeit und Spannkraft erhalten, schälte sich vor allem die übermittelnde Wirkung von Silicea heraus. Diese Eigenschaft zeigt der Bergkristall, der ja aus Silicea besteht, in wunderbarer Weise: die klare Form oder auch Abgrenzung, allerdings ohne sich zu verschliessen, die nahezu jeder Bergkristallfinger zeigt, die zunehmende Klarheit von der Wurzel zur Spitze hin, die fast als materialisiertes Licht bezeichnet werden kann. Wird dieses Bild vom Bergkristall in Eigenschaften für den Menschen umgesetzt, kommen wir dem Wesen von Silicea näher. Wie der Bergkristall seine Abgrenzung in klarer Form zeigt, so sollte der Mensch sich abgrenzen lernen, dabei gleichzeitig offen bleiben für die Kommunikation oder den Austausch. Trotz der Abgrenzung lässt der Bergkristall durch seine Offenheit tief in sich hineinschauen, wenn sich der Mensch die Zeit dafür nimmt.

Austausch heisst nicht, alle seine Sorgen und Nöte möglichst vielen kundzutun. Im Zusammenhang mit Silicea gilt es, das Schöne, Lichthafte, Klare, für andere Menschen Stärkende und Aufbauende anzubieten, ähnlich wie es uns der Bergkristall in seiner Spitze zeigt. Das Schwere, Unverwandelte wird zuerst noch im Wurzelbereich bearbeitet, bis es zum Lichthaften erwächst. Die Redewendung, dass geteiltes Leid nur halbes Leid sei, stimmt nur sehr beschränkt, denn je mehr Menschen sich über das Leid eines andern Gedanken machen, um so grösser wird das Energiefeld um dieses Leiden. Lösung und Heilung entstehen nur, wenn die lösenden und heilenden Gedankenfelder gestärkt werden. Wollen wir heilend auf die Mitmenschen und die Erde wirken, ist es wichtig, das Schöne und Freudige zu vermitteln. Es geht nicht um Schöndenkerei oder darum, vorhandene Probleme unter den Tisch zu wischen und so zu tun, als ob sie nicht vorhanden wären, vielmehr gilt es, die Fähigkeit zu schulen, sich in das uns begegnende Wesen einzufühlen, um herauszufinden, wodurch es getröstet, aufgebaut, gestärkt, gefördert, erheitert, erfreut oder geheilt werden kann. Wenn jeder Mensch bei sich beginnt, diese Fähigkeit zu stärken, wird sich seine Umgebung sehr bald wie eine Bergkristallstadt darstellen, die im Licht und in der Freude erstrahlt.

Menschen mit Siliceabedarf fällt es oft schwer, sich abzugrenzen. Sie sind über lange Zeiträume sehr offen und müssen sich dann in ihr Schneckenhaus zurückziehen, das sie auch noch zumauern, weil sie es nicht mehr aushalten, in ständigem Austausch mit anderen zu sein. Sich abgrenzen heisst, zu seinen Fähigkeiten oder Stärken und zu seinen Einschränkungen oder Schwächen zu stehen. Dadurch, dass der Mensch sich seine Schwächen auch eingesteht, gibt er andern die Möglichkeit, ihn in diesen Bereichen zu beschenken und zu fördern. Das führt dazu, dass die Schwächen langsam zu Fähigkeiten ausgebildet werden, weil er auch etwas annehmen kann und dadurch bereichert wird. Die eigenen Stärken können da angeboten werden, wo sie andere hilfreich unterstützen. Dadurch kann ein gegenseitiges Fördern und Beschenken entstehen, bei dem alle bereichert werden und niemand überfordert wird.

Ein gutes Beispiel für diese Eigenschaft ist in der Pflanzenwelt der Schachtelhalm, der ausgesprochen viel Silicea enthält. Beim genaueren Betrachten dieser Pflanze fällt auf, dass ihre feinen Glieder eine gute Stabilität aufweisen; es ist verwunderlich, dass sie trotz der Feinheit und Länge nicht abbrechen. Zudem bestehen die Glieder aus vielen einzelnen Röhrchen die aneinandergereiht sind, wie die einzelnen Glieder einer Kette. Übertragen wir dieses Bild auf den Menschen: Wenn jeder Mensch seine Fähigkeiten und Kräfte in dem Bereich einsetzt, in dem er tätig ist und sein Bestes gibt, damit die anderen stärkt und motiviert, das Gleiche zu tun, kann ein Werk entstehen, das weit über die Möglichkeit des einzelnen hinausgeht.

Zusammenfassend können bei Silicea vor allem Gedanken über den zwischenmenschlichen Austausch und dessen Ausgestaltung hilfreich sein. Ist die eigene Verhaltensweise für den Mitmenschen stärkend, lasse ich mich auch beschenken oder neige ich zu der Annahme, dass ich selbst alles richtig sehe und tue? Gelingt es mir, meine Fähigkeiten für andere unterstützend einzusetzen, so dass ein gemeinsames Vorwärtskommen entsteht, an dem sich alle erfreuen können? Bin ich fähig, meine Grenzen zu erkennen und mir auch die nötige Ruhe zu gönnen, oder neige ich dazu, immer voll für mich und andere auf Trab zu sein?

*Du bist jeden Augenblick neu;*
*drum sei dem Alten nicht zu knechtisch treu.*
*Und war dein Herz bis heut wie Kohle schwarz –*
*Du hast die Macht: Und es wird weiss wie Quarz.*
*Christian Morgenstern*

## Nr. 12 Calcium sulfuricum

Calcium sulfuricum hat unter anderem die Aufgabe, Gewebe vor körpereigenen Flüssigkeiten zu schützen, oder zu verhindern, dass Flüssigkeit aus einem Organ austritt. Ausserdem besteht eine Verwandtschaft mit Silicea, weil beide Mittel bei Eiterungen einsetzbar sind.

Die Verwandtschaft mit Silicea ist auch im seelischen Bereich zu finden. Auch bei Calcium sulfuricum geht es um die Abgrenzung, jedoch nicht so sehr nur nach aussen, sondern ebenso nach innen. Der Mineralstoff entfaltet seine Wirkung hauptsächlich in den Häuten der verschiedenen Organe, also den abschliessenden Membranen, an denen der Austausch mit anderen Organen stattfindet. Es sind demnach die verschiedenen Fähigkeiten, die der Mensch in sich trägt und die auch den verschiedenen Organkräften entsprechen, am richtigen Ort aufbauend einzusetzen. Hier lässt sich über die Sprache eine Brücke bauen. Calcium sulfuricum ist Gips; «gipsy» in der englischen Sprache heisst Zigeuner. Die eigenen Kräfte sollten also nicht vagabundieren, nutzlos, ohne Grenzen zu kennen, herumstreichen, sondern in ihrer «Heimat», an ihrem Bestimmungsort, ihrer eigentlichen Aufgabe entsprechend wirken. Vagabundierende Kräfte wirken meistens schwächend oder zerstörend, so dass Unlust, Antriebslosigkeit und Unmut daraus entstehen können; dazu gesellen sich Angst vor der Nacht und Zukunftsangst, weil das Kraftpotential, aus dem Vertrauen wachsen könnte, immer wieder zerfliesst. Das Vertrauen, die Zukunft bewältigen zu können, gründet auf den schöpferischen Kräften des Menschen; diese stärken die Fähigkeit, Aufgaben und Widerstände anzugehen und Lösungen für Probleme zu finden.

Der Mensch hat zwei Bereiche, in denen die schöpferischen Kräfte verstärkt angesiedelt sind. Zum einen im Kehlkopf, in dem wir die Sprache bilden. Jedes gesprochene Wort ist eine Kraft, die auf uns selbst und die Umgebung wirkt. Es gilt, sich bewusstzumachen, welche Kraft mit den ausgesprochenen Worten in Bewegung gesetzt wird, ob sie aufbauend oder schwächend wirkt. Zum anderen ist es im Sexual- oder Sakralbereich die Zeugungskraft. Gerade in diesem Bereich erfüllt Calcium sulfuricum eine besondere Aufgabe. Die Zeugungskraft dient aber nicht allein der Zeugung von Nachkommen, sondern hat auch die Aufgabe, in allen Bereichen des Lebens die schöpferische Seite zu fördern.

Die Sakralkraft wäre angelegt, um zu einem erheblichen Teil der Wirbelsäule entlang aufzusteigen und dadurch das Zentrum der Lebensfreude und Lebenssicherheit im Nabelbereich, das Zentrum der Zuneigung und Liebe im Herzbereich und das Zentrum des Denkens im Stirnbereich sowie alle anderen Energiezentren oder Chakren zu stärken und die damit verbundenen Fähigkeiten zu verfeinern. Wird die angelegte Kraft vorwiegend in der Sexualität ausgelebt, bleibt für die Veredelung und Stärkung der oben genannten Zentren nicht mehr viel übrig. Ich möchte damit nicht die polaren Wertvorstellungen von Gut und Böse der Sexualität festigen. Es scheint mir wichtig, dass dem Sakralbereich wieder die nötige Achtung zukommt als dem Bereich mit den heiligsten und schöpferischsten Kräften im Menschen. Der Umgang mit diesen Kräften kann nicht durch Moralvorschriften und Gesetze geregelt werden, sondern hängt davon ab, ob der Mensch diesen Bereich als einen unermesslich grossen, gewaltigen und heiligen Bereich anerkennt und ihn dementsprechend verwaltet.

Zusammenfassend ist bei einem Bedarf an Calcium sulfuricum der Umgang mit den eigenen schöpferischen Kräften zu beachten. Diese Kräfte kommen vorwiegend im Gebrauch der Sprache und der Zeugungskraft zum Ausdruck. Um die Kräfte in aufbauende Bahnen zu lenken, ist ihre ziellose Verschwendung möglichst zu meiden. Jede kreative Tätigkeit wie Basteln, Malen, Töpfern, Gartenarbeit, Stricken, Schreiben usw. fördert die Führung und den guten Fluss dieser Kräfte.

*Zur Schönheit führt Dein Werk:*
*Denn Schönheit strömt*
*zuletzt durch alle Offenbarung ein,*
*die es uns gibt.*
*Aus Menschen-Schmerzlichkeit*
*hinauf zu immer höhern Harmonien*
*entbindest Du das schwindelnde Gefühl,*
*bis es vereint*
*mit dem Zusammenklang*
*unübersehbarer Verkünder Gottes*
*und Seiner nie gefassten Herrlichkeit*
*mitschwingt im Liebeslicht*
*der Seligkeit …*
*Aus Schönheit kommt,*
*zur Schönheit führt*
*Dein Werk.*

*Christian Morgenstern*

Zum Abschluss dieses Kapitels ist es mir wichtig zu erwähnen, dass mit diesen Ausführungen keine Schüsslersalz-Typologie aufgebaut werden soll. Jeder Mensch ist individuell so verschieden, dass er nicht in einen Raster eingeordnet werden kann. Wenn Sie wissen, dass Sie den einen oder anderen Mineralstoffbedarf haben, überprüfen Sie, ob die Ausführungen für Sie zutreffend sind; wenn Sie andere und neue Gesichtspunkte finden, sind diese auch richtig.

# Äussere Anwendungen der Mineralstoffe

Die verschiedenen äusseren Anwendungsmöglichkeiten der Mineralstoffe ergeben sich aus den vielfältigen Aufgabenbereichen, die die Haut für den Menschen erfüllt. Über die Haut kann eine tiefgreifende Wirkung auf den ganzen Organismus erreicht werden, denn sie ist ein wichtiges Organ im Bereich der Sinneswahrnehmung, des Kreislaufs, des Stoffwechsels und der Atmung. Sie bedeckt einerseits den ganzen Körper, begrenzt und schützt ihn und ermöglicht andererseits Austausch und Kontakt mit der Umgebung. Um diese Beziehung aufnehmen zu können, ist die Haut mit unzähligen Tastkörperchen ausgestattet, die mit dem zentralen Nervensystem in Verbindung stehen und alle Reize übermitteln. Die Haut zählt somit auch zu den Nerven-Sinnesorganen. Über sie nimmt der Mensch Berührung, Schmerz, Druck, Wärme, Kälte, Lichtstrahlen wahr und kann entsprechend darauf reagieren. Die enge Verbindung zwischen der Haut und dem zentralen Nervensystem ist in der embryonalen Entwicklung angelegt. Aus dem äusseren Keimblatt, dem Ektoderm, entfalten sich die Haut und das zentrale Nervensystem. Die Haut enthält auch eine grosse Anzahl an Schweissdrüsen (ca. 200 Millionen), von denen jede von blutdurchströmten Kapillargefässen umflochten ist. Die Schweissdrüsen unterstützen das zentrale Nervensystem in der Regulierung des Wasser- und Wärmehaushalts. Auch die Talgdrüsen sind mit dem Nervensystem verbunden. Sie halten durch ihre Talgabsonderung Haut und Haare geschmeidig.

Ist der Organismus übersäuert und durch Giftstoffe belastet, übernimmt die Haut auch eine Ausscheidungsfunktion und entlastet dadurch Nieren und Lungen. Wasseranwendungen, Luft- und Lichtbäder helfen mit, Einlagerungen in der Haut, die nicht durch den Schweiss ausgeschieden werden konnten, abzubauen.

Ein feiner Säuremantel schützt den ganzen Körper vor Infektionen. Dieser Schutzmantel ist in der heutigen Zeit sehr gefährdet, denn durch die tägliche Anwendung von Reinigungs- und Pflegemitteln wird er angegriffen oder sogar aufgelöst. Es ist deshalb sorgfältig darauf zu achten, natürliche, alkalifreie Produkte anzuwenden. Kosmetik- und Pflegeprodukte auf natürlicher Grundlage helfen der Haut, ihre vielfältigen Aufgaben zu erfüllen, und gehören deshalb in den Bereich der Gesundheitspflege. Die Beschaffenheit der Haut, Struktur, Glanz, Farbe, Spannung, Unreinheiten geben Aufschluss über die benötigten Mineralstoffe, Vitamine und Spurenelemente.

Die Vorgänge in der Haut stehen in enger Beziehung zum gesamten Körper. Das innere Geschehen spiegelt sich an der Oberfläche. Es besteht ein Zusammenhang zwischen den verschiedenen Hautzonen und den einzelnen Organen (z. B. die nach dem englischen Arzt Dr. H. Head benannten Headschen Zonen oder die bekannteren Reflexzonen an Händen und Füssen). Schmerzende Stellen an der Körperoberfläche sind daher oft ein Hinweis auf Organstörungen, die über die entsprechenden Hautzonen günstig beeinflusst werden können. Daraus ergeben sich vielfältige Einsatzmöglichkeiten der Schüssler-Mineralstoffe in der äusseren Anwendung.

Die Haut spiegelt auch die seelischen Empfindungen des Menschen; verschiedene Redewendungen verdeutlichen dies. Wenn mir etwas unter die Haut geht, ich mich in meiner Haut nicht wohl fühle, aus der Haut fahren könnte usw., kommt dadurch mein Befinden oder meine Beziehung zur Umgebung zum Ausdruck.

In den Händen und Füssen ist jeweils wieder der ganze Körper abgebildet. Indem wir die Hände und Füsse mit Salben oder Bädern behandeln, können wir auf den ganzen Menschen einwirken. Mit den Händen können wir etwas ergreifen, wir können handeln. So kann durch das Einreiben der Hände oder ein Handbad die Handlungsfähigkeit unterstützt werden. Mit der Arbeit an den Füssen, mit denen wir die Erde berühren, uns fortbewegen, können wir die Fähigkeit der Bewegung, die Wandlungsfähigkeit fördern. So kann der Mensch mehr und mehr die einzelnen Bereiche verbinden und mit Kopf, Herz und Hand sein Leben gestalten. Das Einbeziehen der Hände und Füsse sollte vor allem im Bereich der Gesundheitspflege, der Vorbeugung, einen festen Platz bekommen.

Es hat sich erwiesen, dass auch in Akutfällen zusätzlich zur Einnahme von Mineralstoffen eine äusserliche Behandlung sehr unterstützend wirkt. Bei Säuglingen und Kindern kann oft die äussere Anwendung die innerliche ersetzen. Im Falle von Beschwerden, bei denen die Einnahme der Salze nicht möglich ist, beispielsweise bei Brechreiz, Diabetes usw., kann besonders mit Hand- und Fussbädern gearbeitet werden.

Im Folgenden werden einige Bereiche beschrieben, in denen die Salben und gelösten Mineralstoffe eingesetzt werden können. Es empfiehlt sich, nach Erarbeitung der grundlegenden Kenntnisse über die Funktionen der einzelnen Mineralstoffe, in diesem Bereich selbst weiterzuforschen. Dazu kann es hilfreich sein, die Reflexzonen des Körpers oder die Energieströme und Meridianpunkte der asiatischen Medizin einzubeziehen, wie in einzelnen Fällen bereits angegeben.

## Umschläge und Wickel

Durch Umschläge und Wickel kann der Heilungsprozess auf der körperlichen, der seelischen und der geistigen Ebene sehr wirkungsvoll unterstützt werden; allerdings ist die richtige, sorgfältige Durchführung besonders wichtig. Dafür ist es nötig, sich die Grundlagen zur fachgerechten Anwendung von Wickeln und anderen äusseren Anwendungen anzueignen; ein praktischer Kurs kann sehr hilfreich sein. Buchempfehlungen zu diesem Thema finden Sie im Literaturverzeichnis auf Seite 263.

Wickel und Umschläge mit Mineralstoffen nach Dr. Schüssler haben neben ihrer Kälte- oder Wärmewirkung die den eingesetzten Mineralstoffen entsprechende Wirkung. So können Entzündungen an Ort und Stelle behandelt, belastende Stoffe über die Haut ausgeleitet, Schmerzen gelindert werden, um nur einige Möglichkeiten zu nennen. Die Beschreibungen der einzelnen Mineralsalze und Salben geben Anhaltspunkte zu den verschiedenen Einsatzbereichen. Die Wahl der Anwendung richtet sich nach der jeweiligen Situation, der Körpertemperatur, dem Alter, der Verfassung des Menschen. Hier können dazu nur allgemeine Richtlinien gegeben werden.

Wickel, Umschläge und Kompressen können sowohl mit den Salben als auch mit in Wasser aufgelösten Mineralsalzen durchgeführt werden. Für kühle und warme Anwendungen eignen sich die Salben und die in Wasser gelösten Mineralstoffe, für heisse Anwendungen kommen vor allem die im Wasser gelösten Mineralstoffe in Frage. Die Salbenanwendung ist vorzuziehen, wenn das fachgerechte Anlegen eines Wickels nicht möglich ist.

Die Wassertemperatur muss individuell gewählt werden, dabei ist das Temperaturempfinden des einzelnen Menschen zu berücksichtigen. Bei Fieber kann die Wassertemperatur 2°C unter der Körpertemperatur liegen und wirkt dadurch abkühlend. Warme Wickel sollen immer etwas wärmer als die Körpertemperatur sein, dürfen jedoch nicht zu heiss angelegt werden. Heisse Wickel sollen so heiss wie möglich angelegt werden (damit die Hitze besser vertragen wird, Wickeltuch sehr gut auswringen). Kühle Wickel und Kompressen sollen etwa die Temperatur des Leitungswassers (ungefähr 17°C) haben.

Warme Füsse sind eine wichtige Voraussetzung bei allen Wickelanwendungen, da sonst die Wärme des Wickels zum Erwärmen der Füsse verbraucht wird und nicht die gewünschte Wirkung erzielt. Wichtig ist auch, alles Benötigte gut vorzubereiten und während der Einwirkung des Wickels für Ruhe zu sorgen (kein Radio, Fernsehen, Telefon oder Besuch). Im Folgenden finden Sie einige Anwendungsbeispiele.

**Brustwickel** (bei Husten)
*Beispiel für einen warmen Wickel*

Zwei Teile Ferrum-phosphoricum-Salbe werden mit einem Teil Johanniskrautblütenöl gut vermischt auf ein Wickeltuch aufgetragen, in einer Plastikfolie zwischen zwei nicht zu heissen Wärmflaschen gut gewärmt. Der Brustkorb wird von der Achselhöhle bis zum Rippenbogen damit nicht zu straff umwickelt und durch ein weiteres gewärmtes Tuch warm gehalten. Dieser Wickel kann bei trockenem, bellendem Husten angewendet werden: ist der Husten chronisch geworden, kann Kalium-sulfuricum-Salbe dazugemischt werden. Vor dem Einschlafen angelegt, kann der Wickel auch über Nacht belassen werden. Wenn nötig, andere Mineralstoffsalben je nach Art des Hustens wählen.

**Wadenwickel**
(zur Unterstützung bei Fieber, der Körper muss durchgehend warm sein!)
*Beispiel für einen kalten Wickel*

Wadenwickel reichen vom Fussgelenk bis zur Kniekehle; sie werden immer beidseitig angelegt. Bei hohem Fieber (über 38,5°C) wird der Wadenwickel mit etwa 20 in wenig heissem Wasser aufgelösten Tabletten Kalium phosphoricum, abgekühlt mit kaltem Wasser, bereitet. Die Tücher können gewechselt werden, sobald sie warm geworden sind. Der Zusatz von Ringelblumenblütenöl wird in vielen Fällen als wohltuend empfunden.

Schlaffördernde Anwendung: 3 Paar Baumwollsocken, das erste in kaltes Magnesium-phosphoricum-Wasser getaucht, vor dem Schlafengehen anziehen, die trockenen Socken darüber. (Eine Stunde lang oder über die ganze Nacht anbehalten.)

Diese Variante kann mit den entsprechenden Mineralstoffen die Wadenwickel ersetzen.

**Handgelenkswickel** (bei Fieber und kalten Füssen)
*Beispiel für kühle oder lauwarme Wickel*

Dafür werden ungefähr 20 Tabletten des jeweiligen Mineralstoffs in kühlem oder lauwarmem Wasser aufgelöst. Handgelenkswickel werden immer an beiden Armen angelegt.

Dieser Wickel kommt besonders dann in Frage, wenn aufgrund kalter Füsse der Wadenwickel nicht angewendet werden kann. Er wird auch von manchen Menschen, besonders Kindern, als angenehmer empfunden.

## Kompressen

Kompressen sind sowohl mit in Wasser aufgelösten Mineralstoffen als auch mit Salben möglich. Auch hier gilt, wie bereits erwähnt, dass die Temperatur- und Mittelwahl dem Befinden des Menschen und den sich zeigenden Symptomen angepasst wird. Es können organspezifische Kompressen angewendet werden. Hilfreich können auch Kompressen auf Schmerzstellen oder an deren Reflexzonen sein.

### Augenkompresse

Dafür werden 10 bis 15 Tabletten des entsprechenden Mineralstoffs in ¼ Liter abgekochtem Wasser aufgelöst. In diese Lösung wird ein Tüchlein getaucht, gut ausgedrückt und so warm, wie es angenehm ist, auf die Augenlider aufgelegt.

### Leberkompresse

10 bis 20 Tabletten der jeweiligen Mineralstoffe, in etwa ½ Liter heissem Wasser aufgelöst, möglichst warm in der Lebergegend im unteren Bereich des Brustkorbs auf der rechten Körperhälfte auflegen. Den ganzen Bereich mit einem wollenen Tuch warm halten.

### Gesichtskompresse

Die Mineralstoffsalben können auch sehr gut im Sinne der Schönheitspflege eingesetzt werden. Bei trockener Haut kann z. B. Natrium-chloratum-Salbe aufgetragen werden. Die Aufnahme des Mineralstoffs durch die Haut wird durch eine heisse Gesichtskompresse unterstützt. Dies wirkt gleichzeitig entspannend, wenn man sich dabei etwas Ruhe gönnt. In gleicher Weise können bei verschiedenen Hautmerkmalen die entsprechenden Salben ausgewählt werden (siehe Salbenanwendung, Seite 110).

### Kompresse als Wundbehandlung

Schürfwunden heilen in kurzer Zeit, wenn möglichst unmittelbar nach der Verletzung ein mit Ferrum-phosphoricum-Tabletten (mit abgekochtem und wieder abgekühltem Wasser) hergestellter Brei aufgelegt, mit Gaze abgedeckt und mit einer Frischhaltefolie vor dem Austrocknen geschützt wird.

Bei Platzwunden hat sich die Anwendung von Ferrum-phosphoricum-Pulver bewährt: die Wunde mit einem sterilen Tupfer abtupfen, danach das Pulver aufstreuen. Diese Massnahme fördert die Wundheilung ausserordentlich.

## Serienwaschung

Die Serienwaschung wirkt sehr belebend auf die Herz- und Kreislauftätigkeit, sie regt die Entgiftung an und bringt dadurch oft spürbare Erleichterung; dies kann bei allen Erkältungs- und Infektionskrankheiten unterstützend wirken. Wichtig ist dabei, dass der Körper gut durchwärmt ist, ganz besonders ist auch hier auf warme Füsse zu achten.

Für eine Serienwaschung mit Mineralsalzen werden etwa 20 Tabletten oder 2 TL Pulver in etwa 3 Liter kaltem Wasser aufgelöst. Mit einem in diese Lösung eingetauchten, etwas ausgedrückten Waschlappen wird der Körper sehr rasch abgewaschen, am besten in folgender Reihenfolge: Hand, Arm, Achselhöhle auf beiden Seiten, Hals, Brust, Bauch, Seiten, Rücken; Fuss, Bein, Gesäss auf beiden Seiten. Anschliessend ohne Abtrocknen zum Nachdunsten ins warme Bett legen.

Die Waschung soll nicht länger als zwei Minuten dauern, sie kann im Abstand von einer halben oder ganzen Stunde so oft wiederholt werden, bis man zum Schwitzen kommt. Durch Trinken von heissem Kräutertee und Auflegen von Wärmflaschen kann dieser Vorgang unterstützt werden.

## Bäder

**Vollbad mit Hausbadesalz nach Dr. Hickethier**

Das Hausbadesalz auf der Basis von Kaolinerde mit Zugabe von Natrium- und Magnesiumsulfat und Kaliumchlorid eignet sich besonders zur Entschlackung und Entspannung.

Einem Vollbad mit einer Wassertemperatur von 35°C wird 1 Löffel Hausbadesalz zugesetzt. Der Badende soll sechs bis acht Minuten im Bad verweilen. Während dieser Zeit nimmt die Haut die Mineralstoffe auf, die Stoffwechselgifte werden über die Haut ausgeleitet und elektrische Fehlspannungen abgeleitet. Durch die unter der normalen Körpertemperatur liegende Wasserwärme wird der Mensch aufgerufen, seine inneren Kräfte zu mobilisieren und somit sein Immunsystem zu stärken. Es wurde festgestellt, dass bei Menschen mit einer Immunschwäche die körpereigene Temperatur bis auf 34°C absinkt. Mit Hilfe von Hausbadesalz- und Ölbädern unter der eigenen Körperwärme wird der Organismus angeregt, die Körpertemperatur zu harmonisieren.

Geeignet ist das Bad vor allem bei Hautleiden wie Akne, Ekzemen, Schuppenflechte, Neurodermitis, auch zur Beruhigung und Harmonisierung der Nerven und zur Entspannung und zur Stärkung des Immunsystems.

**Überwärmungsbad** (für Herz- und Kreislaufkranke ungeeignet)

Zur Ausscheidung und Entschlackung eignet sich sehr gut das Überwärmungsbad. Sinnvolle Erwärmung bedeutet, die Körpertemperatur um zwei bis drei Grad zu steigern. Bereiten Sie sich ein angenehm warmes Bad zu. Lösen Sie darin von den benötigten Mineralstoffen je 25 Tabletten auf und setzen Sie sich in die Wanne. Es wird immer wieder heisses Wasser zugegeben, um die Wassertemperatur auf 39°C zu halten; unbedingt mit dem Badethermometer kontrollieren. Es ist darauf zu achten, dass der ganze Körper im Wasser ist, damit keine örtliche Abkühlung entstehen kann. Nach zwanzigminütigem Bad im Bett gut zugedeckt nachschwitzen und ruhen.

Noch intensiver wirkt die Anwendung, wenn innerhalb von zehn bis zwölf Minuten die Badewassertemperatur auf 42°C erhöht wird. Bei diesem Bad wird vor allem eine Handvoll Soda oder Meersalz beigegeben. Während des zehnminütigen Bades muss mindestens ein Liter Flüssigkeit getrunken werden, in der Vitamine und Mineralstoffe enthalten sind. Dazu kann der Saft von vier reifen Orangen und einer Zitrone, möglichst aus biologischem Anbau (keine fertigen Fruchtsäfte), mit Wasser bis auf einen Liter verdünnt werden. Oder zwei Esslöffel Alen, ein Mineral- und Vitaminpräparat auf Getreidebasis, in einem Liter Wasser auflösen und während des Bades trinken. Wichtig ist auch hier, im Bett nachzuruhen und nachzuschwitzen (ein bis zwei Stunden).

Diese beiden Bäder eignen sich ausgezeichnet bei Grippe und Infekten, da die Überwärmung wie künstlich erzeugtes Fieber wirkt und dadurch die Abwehrmechanismen des Körpers aktiviert werden.

**Hand- und Fussbäder**

Da die Gliedmassen mit dem Stoffwechselsystem zusammenhängen, können die Stoffwechselvorgänge im Körper mit Hand- und Fussbädern sehr gut unterstützt werden.

Im allgemeinen werden für Hand- oder Fussbäder 20 bis 30 Mineralstofftabletten in warmem Wasser aufgelöst. Das Bad soll nicht länger als fünfzehn bis zwanzig Minuten dauern. Als Ergänzung zu den aufgelösten Mineralstoffen eignen sich ganz besonders die Kräuterblütenöle von Johanniskraut und Ringelblume: jeweils 1 Teelöffel von dem entsprechenden Öl mit Achterbewegungen in das Fuss- oder Handbad einrühren.

Wichtig ist bei diesen Anwendungen, dass der Raum warm ist und die Knie mit einer Decke gewärmt werden. Während des Bades öffnet sich der Mensch für die feinen Energien, daher soll es in einer angenehmen Atmosphäre ohne Berieselung durch Fernseher, Radio oder Lesestoff durchgeführt werden. Da dieses Bad nicht viel Zeit in Anspruch nimmt, kann man es gut regelmässig, täglich oder in einem eigenen Rhythmus, den jeweiligen Bedürfnissen entsprechend anwenden. Die Mineralstoffe können immer wieder neu abgestimmt werden.

# Mineralstoffsalbenanwendung

Zur Akutbehandlung können die Salben stündlich, in chronischen Fällen zwei- bis dreimal täglich leicht einmassiert werden. Bei starken Schmerzen werden sie nur zart aufgetragen. Die Salben können auch für Wickel und Kompressen angewendet werden.

Oft werden die Mineralstoffsalben wegen ihres Fettgehalts auf nässenden Hautausschlägen nicht gut vertragen. In diesem Falle ist die Anwendung von Tabletten- oder Pulverlösungen vorzuziehen.

## Nr. 1 Calcium-fluoratum-Salbe

Calcium fluoratum fördert die Bildung und Erhaltung der elastischen Fasern des Bindegewebes. Es verhindert das Austreten von Hornstoff an die Hautoberfläche und somit Verhornungen.

In der Hautpflege kann mit Calcium-fluoratum-Salbe die Hornhautbildung verhindert werden, bei regelmässiger Anwendung bleibt die Haut geschmeidig und weich. Schon vorhandene Hornhaut kann durch zweimal tägliches Auftragen von Calcium-fluoratum-Salbe wieder abgebaut werden. Die oft damit verbundenen tiefen und schmerzhaften Schrunden schliessen sich innerhalb kurzer Zeit. Rissige Haut, eiternde Fisteln, Nagelfalzeiterungen und Warzen heilen durch häufiges Eincremen schneller aus.

Bei Krampfadern darf die Salbe nur leicht aufgetragen, jedoch nie einmassiert werden. Dies gilt auch bei Hämorrhoiden. Bei Bänder- und Gewebeerschlaffung, Drüsenverhärtung und Narbengewebe ist die Anwendung über längere Zeit durchzuführen; es haben sich Umschläge mit der Salbe bewährt. Wird während der Schwangerschaft der Bauch regelmässig mit Calcium-fluoratum-Salbe gepflegt, bilden sich keine Schwangerschaftsstreifen. Zeigen sich Geschwüre mit harten, erhabenen Rändern oder Knoten in den Brustdrüsen, wird dringend zu einer fachkundlichen Abklärung geraten. Calcium-fluoratum-Salbe kann zur Unterstützung des Heilungsprozesses eingesetzt werden.

## Nr. 2 Calcium-phosphoricum-Salbe

Calcium phosphoricum unterstützt das Knochenwachstum. Es ist ein bedeutendes Mittel bei allen Aufbauvorgängen und Neubildungen im Körper und wirkt regulierend auf den Eiweissaufbau.

Als Massagemittel bei Kindern mit schwachen Knochen, bei Knochenschmerzen in Wachstumsschüben, knochenharten Überbeinen und Auswüchsen, zur Unterstützung der Knochenheilung sowie zur allgemeinen Entspannung und Kräftigung hat sich Calcium-phosphoricum-Salbe bewährt. Wetterfühligkeit nach Knochenbrüchen, chronische Ekzeme mit weiss-gelblicher Absonderung und Krustenbildung können ebenfalls günstig in der Heilung beeinflusst werden. Taubheitsgefühl, Kribbeln, Verspannungen und Muskelkrämpfe lassen sich mit Hilfe von Calcium-phosphoricum-Salbe lösen.

## Nr. 3 Ferrum-phosphoricum-Salbe

Ferrum phosphoricum ist das Erste-Hilfe-Mittel und reguliert die Muskelspannung.

Die Salbe hilft bei Verletzungen wie Prellungen, Quetschungen, Schürfungen, Verstauchungen, als Umschlag auch bei akuten Entzündungen, wenn Rötung, Schwellung, Brennen und Druckempfindlichkeit auftreten. Beispielsweise können bei Magenschleimhautentzündung Ferrum-phosphoricum- und Kalium-chloratum-Salbe wechselweise im Bereich des Solarplexus und des oberen Rückens aufgetragen werden. Bei trockenem, bellendem Husten können Brustbereich und Rücken (besonders zwischen den Schulterblättern) mit Ferrum-phosphoricum-Salbe eingerieben werden. Bei frischen Blutergüssen wendet man zur besseren Resorption des Ergusses nach Abklingen der Schmerzen Siliceasalbe an. Infolge von Überanstrengung brennende und gerötete Augenlider erfahren Linderung, wenn sie sanft mit der Salbe bestrichen werden. Ferrum-phosphoricum-Salbe ist auch als Massagemittel bei kalten Füssen beliebt. Kleinkinder mit wundem Popo haben nach wenigen Tagen wieder eine zarte Haut, wenn man sie mit Ferrum-phosphoricum-Salbe pflegt.

Wunden heilen mit Ferrum phosphoricum in kurzer Zeit, hier hat sich die Anwendung von Ferrum-phosphoricum-Pulver bewährt, das auf die betroffenen Stellen aufgestreut wird.

## Nr. 4 Kalium-chloratum-Salbe

Kalium chloratum ist das Mittel der zweiten Entzündungsstufe wie auch bei allen fibrinstoffhaltigen Absonderungen.

Kalium-chloratum-Salbe wird eingesetzt bei Schwellungen, die durch Entzündungen, Insektenstiche oder Verletzungen entstehen, z.B. bei Wangenschwellungen durch Zahnschmerzen. Schuppenflechte, Warzen und trockene, mehlartige Hautausschläge heilen durch die Anwendung der Salbe aus. Bei Husten mit zähem, milchig-weisslichem Auswurf kann Kalium-chloratum-Salbe auf Brust und Rücken aufgetragen werden. Bei Drüsenschwellung, Mumps und Sehnenscheidenentzündung haben sich Umschläge mit Kalium-chloratum-Salbe bewährt.

## Nr. 5 Kalium-phosphoricum-Salbe

Kalium phosphoricum ist das Mittel für die Nervenfunktion und die Erhaltung der Zellen.

Kalium-phosphoricum-Salbe wird eingesetzt bei Nervenschmerzen und Ischias, bei eitrigen und nesselausschlagartigen Hautinfektionen, schlecht heilenden Wunden und Geschwüren, Gewebequetschungen, allen Hautirritationen mit stinkender Absonderung, nervösem Hautjucken sowie als Herz- und Nervensalbe. Bei Nervosität und Gereiztheit kann die Salbe im Solarplexusbereich und an den Oberarmen aufgetragen werden. Die Salbe hat sich auch zur Massage der Extremitäten nach Überanstrengung, bei Schwäche (z.B. Schreibkrampf, Wadenkrampf), bei Muskelkrämpfen, die durch Krampfadern bedingt sind, bewährt. Gute Erfolge zeigten sich auch bei Lähmungen, z.B. durch Schlaganfall (die entsprechenden Körperbereiche stündlich einreiben). Durch Überanstrengung entstandene Einschränkungen (wie Tennisarm, Nervenentzündung) lassen sich mit gutem Erfolg mit Kalium-phosphoricum-Salbe behandeln. Die Salbe kann auch vorbeugend vor körperlichen Anstrengungen (z.B. vor sportlichen Leistungen, beruflicher Belastung, Gartenarbeit) auf Arme, Hände, Schultern und Beine aufgetragen werden.

## Nr. 6 Kalium-sulfuricum-Salbe

Kalium sulfuricum ist das Mittel der dritten Entzündungsstufe und das Funktionsmittel der Oberhaut.

Kalium-sulfuricum-Salbe wird eingesetzt bei Hautjucken, vor allem wenn es gegen Abend auftritt oder sich beim Wechsel in warme Räume verstärkt. Bei rheumatischen Rücken-, Glieder- und Nackenschmerzen, Hautveränderungen mit Eiterbläschen, harter Haut mit Brennempfindung sind Salbenumschläge zu empfehlen. Bei chronischer Nasenentzündung mit gelb-schleimiger Absonderung wenig Salbe in die Nasenöffnungen geben und verteilen. Bei hartnäckigem Husten mit ockergelbem Auswurf kann die Salbe im Brust- und oberen Rückenbereich aufgetragen werden. Chronische Lidrandentzündungen werden durch stündliches zartes Eincremen der Lider behandelt. Auch bei allen Hautproblemen wie Schuppen, Ekzemen, Neurodermitis, Schuppenflechte sowie allen Oberhautveränderungen kann Kalium-sulfuricum-Salbe hilfreich sein.

## Nr. 7 Magnesium-phosphoricum-Salbe

Magnesium phosphoricum reduziert die Muskelspannung und reguliert die Impulsübertragung in den Muskelnerven.

Magnesium-phosphoricum-Salbe kann bei nervösem Hautjucken, Nervenschmerzen, durch Nervosität oder durch nervliche Überlastung bedingten Hautaffektionen sowie als Ergänzung zur Therapie bei Schuppenflechte eingesetzt werden.

Bei Krampfzuständen der quergestreiften (willentlich beeinflussbaren) Muskulatur kräftig und reichlich Magnesium-phosphoricum-Salbe einmassieren. Bei Krämpfen und kolikartigen Schmerzen im Magen- und Bauchbereich sanft kreisförmig über dem Magenbereich und zwischen den Schulterblättern, bei Nierenkoliken auch den Nierenbereich einreiben. Bei Migräne oder stechenden, krampfartigen Kopfschmerzen die Stirn und den Nacken stündlich leicht einreiben (es kann auch Calcium-phosphoricum- oder Ferrum-phosphoricum-Salbe wichtig sein). Bei Neuralgieschmerzen lohnt sich der Versuch mit Magnesium-phosphoricum-Salbe, dazu kann ergänzend im Wechsel Kalium-phosphoricum-Salbe eingesetzt werden.

Magnesium-phosphoricum-Salbe kann bei Nervosität und Einschlafstörungen im Solarplexusbereich und an den Oberarmen aufgetragen werden, bei Juckreiz im Brustbeinbereich ist Magnesium-phosphoricum-Salbe hilfreich.

## Nr. 8 Natrium-chloratum-Salbe

Natrium chloratum reguliert den Flüssigkeitshaushalt.

Natrium-chloratum-Salbe ist angezeigt bei Gürtelrose in der Phase der Bläschenbildung, Insektenstichen, wässrigen Hautabsonderungen, Lippenbläschen (auch mit Magnesium phosphoricum), trockenen Ausschlägen mit weisslichen Schuppen, Afterfissuren, Hautpilzerkrankungen und bei trockener Haut als feuchtigkeitsbildende Creme.

Bei Fliessschnupfen wenig Natrium-chloratum-Salbe auf die Nasenschleimhaut geben und verteilen; dies kann auch vorbeugend geschehen.

Oft wird die Salbe wegen ihres Fettgehalts auf nässenden Hautausschlägen nicht gut vertragen. In diesem Fall ist die Anwendung von in Wasser aufgelöstem Natrium chloratum D6 in Tabletten- oder Pulverform vorzuziehen. Dies gilt besonders auch bei Verbrennungen; die Salbe darf nie als Erste-Hilfe-Mittel bei Verbrennungen angewendet werden, da sie die Hautporen noch zusätzlich verkleben würde.

## Nr. 9 Natrium-phosphoricum-Salbe

Natrium phosphoricum reguliert den Fettstoffwechsel der Gewebe und unterstützt die Ausscheidung von sauren Stoffwechselprodukten.

Natrium-phosphoricum-Salbe eignet sich bei Mitessern, Pickeln, fettiger Haut, Akne (im Wechsel mit Siliceasalbe), Lymphdrüsenschwellung und -eiterung, Schwellung der Talgdrüsen, Milchschorf, Brustdrüsenentzündung, Furunkeln, Bläschenausschlag mit honiggelbem Inhalt, saurem Schweiss, als Unterstützung bei rheumatischen Schwellungen der Gelenke. Bei Sehnenscheidenentzündung haben sich Anwendungen in Kombination mit Kalium-chloratum- und Siliceasalbe bewährt.

## Nr. 10 Natrium-sulfuricum-Salbe

Natrium sulfuricum fördert die Ausscheidung der mit Stoffwechselendprodukten beladenen Körperflüssigkeiten.

Natrium-sulfuricum-Salbe hat sich bei Hautauschlägen mit grünlich-gelblichen oder grünlich-eitrigen Absonderungen, Frostbeulen, Hautpilzerkrankungen, Wolf, Hühneraugen, Nervenschmerzen und periodisch im Frühjahr auftretenden Hautleiden bewährt. Zur Entgiftung bei Leberstörungen kann Natrium-sulfuricum-Salbe im Leberbereich und im unteren Rippenbereich am Rücken einmassiert werden.

Bei stockendem Schnupfen oder Stirnhöhlenkatarrh mit Druckgefühl wenig Salbe in die Nasenöffnungen einbringen und verteilen.

## Nr. 11 Siliceasalbe

Silicea stärkt und reinigt das Bindegewebe und kann bei allen eitrigen Prozessen eingesetzt werden.

Siliceasalbe wird als Nährcreme für die Haut und das Bindegewebe eingesetzt. Sie hat sich bei trockener oder frühzeitig alternder Haut bewährt, ist allerdings nach Entwöhnung von herkömmlichen kosmetischen Mitteln über längere Zeit anzuwenden. Siliceasalbe wird mit Recht als Schönheitscreme angepriesen, da sie die frühzeitige Faltenbildung verhindert und das Bindegewebe strafft.

Fussschweiss mit Zwischenzehenpilz, Nagelpsoriasis, Verhärtungen, Narbengewebe, aber auch Nackenkopfschmerzen mit Knirschen der Halswirbelsäule und schmerzhafter Bewegungseinschränkung und Schläfenschmerzen sprechen gut auf Siliceasalbe an. Abszesse, Geschwüre, Furunkel, Eiterpusteln, Nagelgeschwüre, überhaupt alle eitrigen Hautaffektionen können sowohl von innen (durch Einnahme in der entsprechenden Potenz) wie von aussen mit der Salbe angegangen werden. Bei Zahnvereiterung kann Siliceasalbe auf die entsprechende Wange, im Nacken und hinter den Ohren aufgetragen werden.

## Nr. 12 Calcium-sulfuricum-Salbe

Calcium sulfuricum ist ein Mittel des Bindegewebes, der Schleimhäute und regt den Stoffwechsel an.

Calcium-sulfuricum-Salbe kann bei Entzündungen der Stirn- und Nebenhöhlen im Bereich der Nasenwurzel, der Stirn und auf den Nasenflügeln aufgetragen werden. Bei brennenden Fusssohlen, Afterfisteln, Blasen- und Nierenentzündungen unterstützt sie die Besserung. Bei Abszessen, Furunkeln, Karbunkeln ist es wichtig, vor dem Einsatz von Calcium-sulfuricum-Salbe Silicea anzuwenden.

## Salbenmischungen

Bei manchen Symptomen sind mehrere Mineralstoffe nötig, möglicherweise auch in Salbenform. Es können verschiedene Einzelsalben zusammen angewendet werden, bei Anwendung über längere Zeit kann es jedoch einfacher sein, eine Salbenmischung herzustellen. Dafür werden die Salben jeweils zu gleichen Teilen gemischt. Nach unserer Erfahrung sollen nicht mehr als vier verschiedene Salben zu einer Mischung vermengt werden. Hat jemand das Empfinden, dass in einer besonderen Situation mehr als vier Einzelsalben nötig wären, können im Einzelfall weitere dazu kommen.

In der Praxis hat es sich gezeigt, dass die Kombination mit einer Blütenessenzsalbe – vor allem mit Self-Heal-Creme der Kalifornischen Blütenessenzen – in vielen Fällen eine zusätzliche Unterstützung ermöglicht. Diese Creme ist auf Ölbasis hergestellt und eignet sich daher besonders gut zur Mischung mit den fetthaltigen Mineralstoffsalben. Das Mischungsverhältnis kann natürlich individuell variiert werden. Als ergänzende Beigabe sowohl bei den Wasser- wie auch bei den Salbenanwendungen eignen sich auch die Kalifornischen Kräuterblütenöle der FES (Flower Essence Society) ganz hervorragend, die vier Öle können nach Bedarf eingesetzt werden. Bei einzelnen Anwendungsbeispielen sind die Öle angeführt; auf Wunsch senden wir Ihnen gerne Unterlagen.

| Anwendungsbereich | Mineralstoffe in verschiedenen äusseren Anwendungsformen |
|---|---|
| Absonderungen der Haut, wässrig und scharf | Natrium-chloratum-Salbe oder Waschungen mit Natrium chloratum Nr. 8 |
| Abszess | Mischung aus Natrium-phosphoricum-, Silicea- und Calcium-sulfuricum-Salbe |
| Aftereinrisse | Mischung aus Calcium-fluoratum-, Natrium-chloratum- und Siliceasalbe |
| Afterfisteln | Mischung aus Natrium-phosphoricum-, Silicea- und Calcium-sulfuricum-Salbe |
| Afterjucken durch Hämorrhoiden | Mischung aus Calcium-fluoratum-, Ferrum-phosphoricum- und Siliceasalbe; auch Sitzbäder mit diesen Mineralstoffen |
| Akne | Mischung aus Natrium-phosphoricum- und Siliceasalbe; Gesichtskompressen mit den entsprechenden Mineralstoffen; Zusatz von Self-Heal-Creme mit Manzanita- und Crab-Apple-Blütenessenz |
| Anstrengung, körperliche | Kalium-phosphoricum-Salbe vorbeugend auftragen |
| Augenlider, brennend, gerötet, durch Überanstrengung | Ferrum-phosphoricum-Salbe zart auf die Augenlider auftragen; Augenkompressen mit Ferrum phosphoricum Nr. 3 |

| Anwendungsbereich | Mineralstoffe in verschiedenen äusseren Anwendungsformen |
|---|---|
| Augenlidentzündung | Augenkompressen oder Salbenanwendung mit Ferrum-phosphoricum-, Kalium-chloratum-, Natrium-phosphoricum- und Calcium-sulfuricum-Salbe oder den aufgelösten Mineralstoffen |
| Ausschläge, trocken mit weisslichen Schuppen | Natrium-chloratum-Salbe |
| Bändererschlaffung | Calcium-fluoratum-Salbe |
| Bänderschwäche | Calcium-fluoratum-Salbe |
| Bänderzerrung | Calcium-fluoratum- und Siliceasalbe |
| Bandscheibenschwäche | Mischung aus Calcium-fluoratum- und Siliceasalbe, Zusatz von Johanniskrautblütenöl empfehlenswert |
| Beingeschwüre mit hartem Rand | Calcium-fluoratum- und Siliceasalbe |
| Bindegewebestärkung und -straffung | Mischung aus Calcium-fluoratum- und Siliceasalbe |
| Bindehautentzündung | Waschungen oder Augenkompressen mit Ferrum phosphoricum, Kalium chloratum, Natrium phosphoricum und Calcium sulfuricum |
| Bläschenausschlag mit honiggelbem Inhalt | Natrium-phosphoricum-Salbe |
| Blasen- und Nierenentzündungen | Umschläge mit Natrium-sulfuricum- und Calcium-sulfuricum-Salbe |
| Bluterguss | Ferrum-phosphoricum-Salbe, nach Abklingen der Schmerzen Siliceasalbe |
| Brustdrüsenentzündung | Umschläge mit Natrium-phosphoricum-Salbe und Wickel mit Natrium phosphoricum, in Wasser aufgelöst |
| Brustknoten, beweglich (fachkundliche Abklärung nötig!) | Calcium-fluoratum-Salbe |
| Drüsenschwellung | Umschläge mit Kalium-chloratum-, Natrium-phosphoricum- und Siliceasalbe |
| Drüsenverhärtung | Calcium-fluoratum-Salbe |
| Einschlafstörungen | Magnesium-phosphoricum-Salbe auf Solarplexus und Oberarme auftragen, Magnesium-phosphoricum-Socken |
| Eiterpusteln | Siliceasalbe |
| Ekzem, nässend | Natrium-sulfuricum-Salbe |

| Anwendungsbereich | Mineralstoffe in verschiedenen äusseren Anwendungsformen |
|---|---|
| Ekzeme | Umschläge mit Kalium-sulfuricum-Salbe |
| Ekzeme mit weiss-gelblicher Absonderung und Krustenbildung | Calcium-phosphoricum-Salbe |
| Entspannung | Calcium-phosphoricum-Salbe auf Solarplexus und Nacken auftragen |
| Entzündungen, akut | Ferrum-phosphoricum-Salbe |
| Feuchtigkeitsbildung bei trockener Haut | Natrium-chloratum-Salbe |
| Fieber bis 38,5°C | Einläufe, Wadenwickel oder Handgelenkswickel mit Ferrum phosphoricum Nr. 3, Zusatz von Ringelblumenblütenöl hilfreich |
| Fieber über 38,5°C | Einläufe, Wadenwickel oder Handgelenkswickel mit Kalium phosphoricum Nr. 5, Zusatz von Ringelblumenblütenöl hilfreich |
| Fisteln, eiternd | Mischung aus Calcium-fluoratum- und Calcium-sulfuricum-Salbe |
| Fliessschnupfen | Natrium-chloratum-Salbe auf die Nasenschleimhaut auftragen, auch vorbeugend |
| Frostbeulen | Natrium-sulfuricum-Salbe |
| Furunkel | Mischung aus Natrium-phosphoricum-, Silicea- und Calcium-sulfuricum-Salbe |
| Füsse, kalt | Fussbad mit Ferrum phosphoricum Nr. 3 und Natrium chloratum Nr. 8, Massage mit Ferrum-phosphoricum-Salbe |
| Fussschweiss mit Zwischenzehenpilz | Siliceasalbe |
| Fusssohlen, brennend | Calcium-sulfuricum-Salbe |
| Geburtsvorbereitung | Bauch- und Scheidenbereich mit Mischung von Calcium-fluoratum- und Magnesium-phosphoricum-Salbe einreiben, Beifussblütenöl auftragen |
| Gelenkschwellungen, rheumatisch | Umschläge mit Natrium-phosphoricum-Salbe |
| Gelenkstärkung | Mischung aus Calcium-phosphoricum-, Kalium-chloratum- und Natrium-chloratum-Salbe |
| Gereiztheit | Kalium-phosphoricum-Salbe auf Oberarme und Solarplexus auftragen |
| Geschwüre | Siliceasalbe |

| Anwendungsbereich | Mineralstoffe in verschiedenen äusseren Anwendungsformen |
|---|---|
| Gesichtszuckungen | Magnesium-phosphoricum-Salbe |
| Gewebeerschlaffung | Calcium-fluoratum-Salbe |
| Gewebeverhärtungen | Calcium-fluoratum-Salbe |
| Gewebsquetschung | Kalium-phosphoricum-Salbe |
| Gicht | Natrium-phosphoricum-Salbe |
| Gliederschmerzen, rheumatisch | Umschläge mit Kalium-sulfuricum-Salbe |
| Gürtelrose | Natrium-chloratum-Salbe |
| Haarpflege | Spülungen oder Packungen mit den entsprechenden Mineralstoffen |
| Hämorrhoiden | Calcium-fluoratum-Salbe, Sitzbäder mit Calcium fluoratum Nr. 1 |
| Haut, fettig | Waschungen und Gesichtskompressen mit Natrium phosphoricum Nr. 9 |
| Haut, hart, mit Brennempfindung | Kalium-sulfuricum-Salbe |
| Haut, trocken oder frühzeitig alternd | Mischung aus Natrium-chloratum- und Siliceasalbe |
| Hautaffektionen, durch Nervosität oder durch nervliche Überlastung | Magnesium-phosphoricum-Salbe, besonders auf Solarplexus und Oberarme auftragen |
| Hautaffektionen, eitrige | Siliceasalbe |
| Hautauschläge mit grünlich-gelblichen oder grünlich-eitrigen Absonderungen | Natrium-sulfuricum-Salbe |
| Hautausschläge, trocken, mehlartig | Kalium-chloratum-Salbe |
| Hautinfektionen, eitrig und nesselausschlagartig | Kalium-phosphoricum-Salbe, auch Waschungen mit Kalium phosphoricum Nr. 5 |
| Hautirritationen mit stinkender Absonderung | Kalium-phosphoricum-Salbe |
| Hautjucken | Kalium-sulfuricum-Salbe |
| Hautjucken, nervös | Kalium-phosphoricum-Salbe, auch Waschungen mit Kalium phosphoricum Nr. 5, Magnesium-phosphoricum-Salbe |
| Hautleiden, periodisch im Frühjahr auftretend | Natrium-sulfuricum-Salbe |
| Hautpflege bei Kleinkindern | Ferrum-phosphoricum-Salbe, auch gemischt mit Self-Heal-Creme und Ringelblumenblütenöl |

| Anwendungsbereich | Mineralstoffe in verschiedenen äusseren Anwendungsformen |
|---|---|
| Hautpflege | Mischung aus Kalium-sulfuricum-, Natrium-chloratum- und Siliceasalbe, auch als Kompresse |
| Hautpilz | Natrium-chloratum-Salbe, Natrium-sulfuricum-Salbe |
| Hautrisse | Calcium-fluoratum-Salbe |
| Hautveränderungen mit Eiterbläschen | Umschläge mit Kalium-sulfuricum-Salbe |
| Herzbeschwerden durch Überlastung | Kalium-phosphoricum-Salbe auf Oberkörper, Nacken und Schultern auftragen |
| Hornhautbildung | Calcium-fluoratum-Salbe, Fuss- oder Handbäder mit Calcium fluoratum |
| Hühneraugen | Mischung aus Natrium-phosphoricum- und Natrium-sulfuricum-Salbe |
| Husten mit ockergelbem Auswurf (chronisch) | Kalium-sulfuricum-Salbe im oberen Brust- und Rückenbereich auftragen |
| Husten mit zähem, milchig-weisslichem Auswurf | warme Umschläge mit Kalium-chloratum-Salbe |
| Husten, trocken, bellend | Ferrum-phosphoricum-Salbe auf Brustbereich und Rücken (besonders zwischen den Schulterblättern) einreiben, warmer Wickel, auch mit Zusatz von Johanniskrautblütenöl |
| Insektenstiche | Natrium-chloratum-Salbe |
| Ischias | Mischung aus Kalium-phosphoricum- und Magnesium-phosphoricum-Salbe |
| Juckreiz im Brustbeinbereich | Magnesium-phosphoricum-Salbe |
| Karbunkel | Calcium-sulfuricum-Salbe |
| Knick- und Senkfuss | Calcium-fluoratum-Salbe |
| Knochenheilung, zur Unterstützung | Umschläge mit Calcium-phosphoricum-Salbe |
| Knochenschmerzen während Wachstumsschüben | Calcium-phosphoricum-Salbe |
| Knochenschwäche bei Kindern | Calcium-phosphoricum-Salbe |
| Kopfschmerzen, stechend, krampfartig | Magnesium-phosphoricum-Salbe im Nacken und hinter den Ohren auftragen |
| Kopfschmerzen, vom Nacken ausgehend, mit Knirschen der Halswirbelsäule und schmerzhafter Bewegungseinschränkung | Siliceasalbe |

| Anwendungsbereich | Mineralstoffe in verschiedenen äusseren Anwendungsformen |
|---|---|
| Kräftigung | Calcium-phosphoricum-Salbe, Fussbäder mit Calcium phosphoricum |
| Krampfadern | Calcium-fluoratum-Salbe sanft auftragen, nie massieren! Beifussblütenöl als Zusatz hilfreich |
| Krämpfe | Magnesium-phosphoricum-Salbe, eventuell auch Calcium-phosphoricum-Salbe |
| Kribbeln | Calcium-phosphoricum-Salbe |
| Kropf, verhärtet | Calcium-fluoratum-Salbe |
| Lähmungen | Umschläge mit Kalium-phosphoricum-Salbe, Wickel und Waschungen mit Kalium phosphoricum Nr.5 |
| Leberentgiftung, zur Unterstützung | Kalium-sulfuricum-Salbe, Umschlag über Nacht, Leberkompresse mit Kalium sulfuricum Nr. 6 und Natrium sulfuricum Nr. 10 |
| Leberstörungen, zur Entgiftung | Natrium-sulfuricum-Salbe im Leberbereich und im unteren Rippenbereich am Rücken einmassieren |
| Leistenbruch | Calcium-fluoratum-Salbe mit Silicea |
| Lidrandentzündungen | Kalium-sulfuricum-Salbe zart auftragen |
| Lippenbläschen | Natrium-chloratum-Salbe, eventuell mit Magnesium-phosphoricum-Salbe |
| Lippenbläschen mit weissem Rand | Kalium-chloratum-Salbe |
| Lymphdrüsenschwellung und -eiterung | Umschläge mit Natrium-phosphoricum-Salbe |
| Lymphknotenverhärtungen | Calcium-fluoratum-Salbe |
| Magenkatarrh | Ferrum-phosphoricum- und Kalium-chloratum-Salbe wechselweise im Bereich von Solarplexus und oberem Rücken auftragen |
| Migräne | Magnesium-phosphoricum-Salbe auf Nacken und hinter den Ohren auftragen |
| Milchschorf | Natrium-phosphoricum-Salbe |
| Mitesser, Pickel | Natrium-phosphoricum-Salbe |
| Mumps | Umschläge mit Kalium-chloratum-Salbe |
| Muskelkrämpfe | Calcium-phosphoricum-Salbe |
| Muskelkrämpfe, durch Krampfadern oder Überanstrengung | Kalium-phosphoricum-Salbe |

| Anwendungsbereich | Mineralstoffe in verschiedenen äusseren Anwendungsformen |
|---|---|
| Nackenschmerzen, rheumatisch | warmer Umschlag mit Kalium-sulfuricum-Salbe |
| Nagelbetteiterung | Calcium-fluoratum-Salbe |
| Nagelgeschwüre | Mischung aus Calcium-fluoratum- und Siliceasalbe |
| Nagelpsoriasis | Siliceasalbe |
| Nährcreme für die Haut | Siliceasalbe |
| Narbenpflege | Mischung aus Calcium-fluoratum- und Siliceasalbe |
| Nasenentzündung mit gelb-schleimiger Absonderung | wenig Kalium-sulfuricum-Salbe in die Nasenöffnungen geben und verteilen |
| Nebenhöhlenentzündungen | Calcium-sulfuricum-Salbe an der Nasenwurzel, der Stirn, den Nasenflügeln auftragen |
| Nervenentzündung | Kalium-phosphoricum-Salbe |
| Nervenschmerzen bei Nervosität | Magnesium-phosphoricum-Salbe |
| Nervenschmerzen durch Überanstrengung | Kalium-phosphoricum-Salbe |
| Nervenschmerzen durch Verschlackung | Natrium-sulfuricum-Salbe |
| Nervosität | Kalium-phosphoricum- und Magnesium-phosphoricum-Salbe auf Oberarme und Solarplexus auftragen |
| Neuralgie | Kalium-phosphoricum- und Magnesium-phosphoricum-Salbe |
| Neurodermitis | Kalium sulfuricum-Salbe |
| Nierenkolik | Magnesium-phosphoricum-Salbe im Bereich des unteren Rückens und der Waden |
| Nierenstärkung | Nierenkompresse mit einer Mischung aus Kalium chloratum Kalium sulfuricum und Natrium chloratum |
| Oberhautveränderungen (Abklärung nötig!) | Kalium-sulfuricum-Salbe |
| Ohrensausen bei Arterienverkalkung | Calcium-fluoratum-Salbe mehrmals täglich hinter den Ohr muscheln und vor dem Ohransatz einmassieren |
| Orangenhaut | Natrium-sulfuricum-Salbe |
| Organsenkung | Calcium-fluoratum-Salbe |
| Prellungen | Umschläge mit Ferrum-phosphoricum-Salbe |

| Anwendungsbereich | Mineralstoffe in verschiedenen äusseren Anwendungsformen |
|---|---|
| Quetschungen | Umschläge mit Ferrum-phosphoricum-Salbe |
| Rheumaschmerzen | Kalium-sulfuricum-Salbe |
| Rippenfellentzündung | Mischung aus Calcium-fluoratum-, Ferrum-phosphoricum-, Kalium-chloratum- und Siliceasalbe |
| Rückenbeschwerden, rheumatisch | Mischung aus Kalium-sulfuricum-, Natrium-phosphoricum- und Siliceasalbe |
| Schläfenarterien, schmerzhaft pulsierend (besonders bei älteren Menschen) | Calcium-fluoratum-Salbe |
| Schläfenschmerzen | Siliceasalbe |
| Schleimbeutelentzündung | Umschläge mit einer Salbenmischung aus Kalium chloratum, Ferrum phosphoricum, Natrium phosphoricum und Silicea |
| Schliessmuskelkrampf | Magnesium-phosphoricum-Salbe |
| Schlottergelenke | Calcium-fluoratum-Salbe |
| Schmerzen, kolikartig, schiessend, reissend, stechend | Magnesium-phosphoricum-Salbe |
| Schönheitspflege | Siliceasalbe |
| Schreibkrampf, durch Überanstrengung | Kalium-phosphoricum-Salbe |
| Schrunden | Calcium-fluoratum-Salbe |
| Schulkopfschmerz | Calcium-phosphoricum-Salbe im Nacken- und Schläfenbereich einmassieren |
| Schuppen | Kalium-sulfuricum-Salbe, Waschungen mit Kalium sulfuricum |
| Schuppenflechte, als Ergänzung zur Therapie | Mischung aus Kalium-chloratum-, Kalium-sulfuricum- und Magnesium-phosphoricum-Salbe |
| Schürfungen | Umschläge mit Ferrum-phosphoricum-Salbe, zusätzlich sehr bewährt hat sich Johanniskrautblütenöl und Self-Heal-Creme |
| Schwäche | Kalium-phosphoricum-Salbe |
| Schwangerschaftsstreifen | Calcium-fluoratum-Salbe, besonders vorbeugend 2- bis 3mal täglich Bauch einreiben |

| Anwendungsbereich | Mineralstoffe in verschiedenen äusseren Anwendungsformen |
|---|---|
| Schweiss, saurer | Natrium-phosphoricum-Salbe |
| Schweissbildung, ätzend | Natrium-chloratum-Salbe |
| Schwellung der Talgdrüsen | Umschläge mit Natrium-phosphoricum-Salbe |
| Schwellung durch Entzündung | Mischung von Ferrum-phosphoricum- und Kalium-chloratum-Salbe |
| Schwellung durch Insektenstiche | Mischung von Kalium-chloratum- und Natrium-chloratum-Salbe |
| Schwellungen durch Verletzungen | Mischung von Ferrum-phosphoricum- und Kalium-chloratum-Salbe |
| Schwielen | Calcium-fluoratum-Salbe täglich mehrmals auftragen |
| Sehnenscheidenentzündung | Mischung aus Ferrum-phosphoricum-, Kalium-chloratum- und Natrium-phosphoricum-Salbe |
| Sonnenbrand | vorbeugend Natrium-chloratum-Salbe, Waschungen mit Natrium chloratum Nr. 8 und Ferrum phosphoricum Nr. 3 (auch Zusatz von Johanniskrautblütenöl und Self-Heal-Creme empfehlenswert) |
| Stirnhöhlenentzündung | Calcium-sulfuricum-Salbe an Nasenwurzel, auf Stirn und Nasenflügeln auftragen |
| Stirnhöhlenkatarrh mit Druckgefühl | wenig Natrium-sulfuricum-Salbe in die Nasenöffnungen einbringen und verteilen |
| Stockschnupfen | wenig Natrium-sulfuricum-Salbe in die Nasenöffnungen einbringen und verteilen |
| Taubheitsgefühl | Calcium-phosphoricum-Salbe |
| Tennisarm | Kalium-phosphoricum-Salbe |
| Überanstrengung | Kalium-phosphoricum-Salbe |
| Überbeine und knochenharte Auswüchse | Calcium-phosphoricum-Salbe |
| Venenentzündung | Kalium-chloratum-Salbe zart auftragen |
| Verbrennungen (1. und 2. Grades) | Mischung aus Self-Heal-Creme mit Natrium-chloratum-Salbe, Johanniskrautblütenöl; das Öl zuerst auf die Wunde auftragen, darüber die Salben |
| Verletzungen | Verbände mit Ferrum-phosphoricum-Salbe |
| Verspannungen | Calcium-phosphoricum-Salbe, auch mit Löwenzahnblütenöl |

| Anwendungsbereich | Mineralstoffe in verschiedenen äusseren Anwendungsformen |
|---|---|
| Verstauchung | Verband mit Ferrum-phosphoricum-Salbe |
| Wangenschwellungen durch Zahnschmerzen | Kalium-chloratum-Salbe |
| Warzen | Kalium-chloratum-Salbe |
| Wetterfühligkeit | Calcium-phosphoricum- und Magnesium-phosphoricum-Salbe auf Solarplexus auftragen |
| Wetterwechselschmerzen alter Knochenbrüche | Calcium-phosphoricum-Salbe |
| Windeldermatitis | Ferrum-phosphoricum-Salbe |
| Wolf | Natrium-sulfuricum-Salbe |
| Wunden | Ferrum-phosphoricum-Salbe oder Waschungen mit Ferrum phosphoricum Nr. 3 |
| Wunden und schlecht heilende Geschwüre | Umschläge mit Kalium-phosphoricum-Salbe |
| Wundliegen | Mischung aus Ferrum-phosphoricum- und Natrium-chloratum-Salbe |
| Zahneiterung | Siliceasalbe auf die Wange, im Nacken und hinter den Ohren auftragen |
| Zerrungen | Ferrum-phosphoricum-Salbe |
| Zuckungen und Zittern der Gliedmassen | Magnesium-phosphoricum-Salbe |

# Ergänzungsmittel
## Biochemische Funktionsmittel ohne antlitzdiagnostische Merkmale

Bei den Ergänzungsmitteln handelt es sich um Kombinationen, die Dr. Schüssler noch nicht erforschen konnte und somit auch nicht kannte. Erst durch die verfeinerten Analysemöglichkeiten des 20. Jahrhunderts wurde es möglich, diese Substanzen im Körper zu finden. Allerdings sind die Ergänzungsmittel nur in sehr geringem Masse im Organismus vorhanden.

In der Praxis erweist sich der Einsatz der zwölf Mineralstoffe nach Dr. Schüssler meistens als ausreichend. Sollte durch ihre Anwendung aber keine entsprechende Veränderung erreicht werden, können die Ergänzungsmittel wertvolle Unterstützung bieten. Da für die Ergänzungssalze keine antlitzdiagnostischen Merkmale bekannt sind, ist vor ihrer Einnahme ein genaues Studium der Wirkungsbereiche dringend erforderlich. Um ein Ergänzungsmittel einzusetzen, sollten mehrere der für das entsprechende Salz aufgezählten Symptome zutreffen. Die Dosierung ist eher niedrig zu halten. Von einigen der Ergänzungsmittel sind bisher nur wenige Erfahrungswerte und Forschungsergebnisse bekannt.

### Nr. 13 Kalium arsenicosum, Kaliumarsenit ($K_3AsO_3$)

Kommt hauptsächlich in den keratinhaltigen Geweben, der Haut, dem Gehirn, den Nerven, der Leber, der quergestreiften Muskulatur und den Zeugungsorganen vor.

Kaliumarsenit beeinflusst die biochemischen Vorgänge der Aufnahme oder Abgabe von Sauerstoff (Oxydation und Reduktion).

Beschwerden
- brennende Schmerzen

Erleichterung oder Besserung der Beschwerden
- durch trockene Wärme

Verschlimmerung der Beschwerden
- in den Abendstunden und nach Mitternacht, mit innerer Unruhe und Angst verbunden
- Verschlimmerung der Gelenkschmerzen bei Wetterwechsel
- Der Juckreiz wird durch Wärme, beim Gehen, beim Ausziehen der Kleider verschlimmert.

Symptome, bei denen ergänzend Kalium arsenicosum eingesetzt werden kann:
- Abmagerung
- Auszehrung
- Asthma
- Bleichsucht

- wässriger Durchfall
- Epilepsie
- Hautausschläge und chronische Hautleiden mit starkem Juckreiz
- Knochenschmerzen
- Krämpfe
- Lähmungen
- Lymphdrüsenerkrankungen
- Mandelentzündung
- Neuralgien
- Rheumatismus
- Schwächezustände

## Nr. 14 Kalium bromatum, Kaliumbromid (Kbr)

Kommt hauptsächlich in den Nebennieren, der Schilddrüse, der Leber, dem Knochenmark, den Hoden vor. Wenn bei Kehlkopfkatarrh, Gehirn-, Rückenmarks- und Nervenstörungen, Epilepsie, Krupp, Mumps und asthmatischen Beschwerden mit den ursprünglichen Schüsslersalzen keine merkliche Besserung erreicht wurde, kann oft mit Kalium bromatum eine gute Veränderung in Richtung Genesung erfolgen.

Symptome, bei denen ergänzend Kalium bromatum eingesetzt werden kann:

- Akne, Pusteln auf Brust, Schultern und Gesicht
- Basedow (im Wechsel mit Kalium jodatum)
- Beruhigungsmittel bei Erregungszuständen
- bei Einschlafstörungen und Schlaflosigkeit, vor allem auch bei Kindern (2–3 Tabletten vor dem Schlafengehen)
- Drüsenstörungen
- geistige Müdigkeit
- Kropfleiden
- nervöse Sehstörungen
- nervöse Zuckungen der Muskeln, der Finger
- Schleimhautreizung
- Schuppenflechte
- Taubheitsgefühl im Kopf und Rachen
- trockener, ermüdender nächtlicher Husten
- Überfunktion der Schilddrüse
- übertriebene Libido bei Frauen
- zystische Tumore der Eierstöcke

## Nr. 15 Kalium jodatum, Kaliumjodid (KJ)

Ist in den meisten Körperzellen enthalten, besonders in Schilddrüse, Leber, Nieren, Magen, Haut, Haaren, Nägeln, Prostata, Nebennieren, Milz, Lymphdrüsen, Bauchspeicheldrüse, Gebärmutter, in den Sehnen, im Dünndarm und im Fettgewebe.

Wird die Schilddrüse operativ entfernt, verkümmern alle diese Organe; dies zeigt, dass die Schilddrüse für den Jodgehalt von ausschlaggebender Bedeutung ist.

Kalium jodatum wirkt hypotonisch, setzt die Konzentration des Blutserums, die Viskosität herab, steigert den Appetit, reguliert die Verdauung und unterstützt die Tätigkeit des Gehirns.

Erleichterung oder Besserung der Beschwerden

- Erleichterung der Beschwerden durch warme Getränke, bei gleichzeitiger Lust auf kalte Getränke und Speisen
- Besserung der Symptome bei Bewegung in frischer Luft, jedoch sofortige Verschlechterung bei der Rückkehr ins Haus

Symptome, bei denen ergänzend Kalium jodatum eingesetzt werden kann:

- Schilddrüsenüberfunktion (Basedow, beschleunigter Herzschlag, Unruhe, erhöhter Blutdruck)
- Schilddrüsenunterfunktion (niedriger Blutdruck, Herzschwäche, Schwachsinn, Kretinismus)
- Verkalkung
- rheumatische Gelenkschwellungen
- Kopfschmerzen
- dicke, (gelb)grüne, oft übelriechende Absonderungen aus Nase, Bronchien, Augen, Ohren, Gebärmutter, Geschwüren
- Schnupfen, der sich im Freien verstärkt
- ständiges Niesen
- wässrige Nasenabsonderung, die wundmachend und brennend ist
- Stirnhöhlenkatarrh mit Stirnkopfschmerz
- Augenschmerzen
- Wangenknochen, schmerzend
- Tonsillen, vergrössert
- Halsentzündung
- Knötchen im Rachen
- Trockenheitsgefühl und nächtlicher Schmerz an der Zungenwurzel
- Reizbarkeit
- Härte
- Strenge
- Traurigkeit
- Weinerlichkeit
- Ruhelosigkeit
- Nervosität, die zu ständiger Bewegung veranlasst

## Nr. 16 Lithium chloratum, Lithiumchlorid (LiCl)

Wird benötigt zur Steigerung der Quellkraft und der Vermehrung der organischen Eiweisskolloide des Zellgewebes, zur Zellneubildung.

Symptome, bei denen ergänzend Lithium chloratum eingesetzt werden kann:

- Abmagerung
- Auszehrung

- chronische Gelenkversteifung
- rheumatische und gichtartige Beschwerden
- Gewebezerfall
- Gewebeschrumpfung
- Katarrhe und Entzündungen der Nieren, der Blase und der ableitenden Harnwege
- manisch-depressive Zustände

## Nr. 17 Manganum sulfuricum, Mangansulfat ($MnSo_4$)

Mangan (chemisches Zeichen Mn) ist ein der Eisengruppe ähnliches Element, das in der Natur sehr häufig vorkommt, jedoch nicht gediegen, sondern in eigenen Erzen oder in Erzen anderer Metalle, besonders dem Eisenerz. Mangan findet sich in den Knochen und im Blut als ständiger Begleiter des Eisens.

Als Manganum sulfuricum unterstützt es die Bindung des Sauerstoffs und die Bildung des roten Blutfarbstoffes durch das phosphorsaure Eisen. Es findet sich auch in Leber, Galle, Haut und den Atemwegen.

Symptome, bei denen meistens in Verbindung mit Ferrum phosphoricum ergänzend Manganum sulfuricum eingesetzt werden kann:
- Blutarmut
- Ermüdungszustände
- Kreislaufstörungen
- Nervenschwäche
- rheumatische Beschwerden
- Zahnschmerzen

## Nr. 18 Calcium sulfuratum, Calciumsulfid, Schwefelleber ($CaS$)

Dieses Mineralsalz ist noch wenig erforscht, es wird bei Erschöpfungszuständen mit Gewichtsverlust trotz Heisshunger eingesetzt.

## Nr. 19 Cuprum arsenicosum, Kupferarsenit ($Cu_3(AsO_3)_2$)

Bei Neuralgien, Ischias, Magen-Darm-Beschwerden und Muskelkrämpfen ist Cuprum hilfreich. Bei mangelnder Nierentätigkeit, auch während der Schwangerschaft; manchmal feuchtem, kaltem Schweiss und bei Karbunkeln wirkt es unterstützend.

Einen Hinweis für den Bedarf an Cuprum arsenicosum gibt uns die Zunge, wenn sie dick, schmutzig-braun oder weiss belegt ist, verbunden mit trockenem Mund und metallischem Geschmack. Der Harn hat oft einen knoblauchartigen Geruch.

Erleichterung oder Besserung der Beschwerden
- Besserung durch Aufstehen und Stehen

Verschlimmerung der Beschwerden
- Verschlimmerung der Symptome nach Mitternacht

## Nr. 20 Kalium aluminium sulfuricum, Kalium-Aluminium-Sulfat, Alaun ($AlK(SO_4)_2 \times 12\ H_2O$)

Bei Schwindelgefühl, Erschöpfungs- und Blähkoliken sowie bei Überreizung des Nervensystems kann dieses Mittel hilfreich sein.

## Nr. 21 Zincum chloratum, Zinkchlorid ($ZnCl_2$)

Zincum chloratum ist ein wichtiger Bestandteil der Zellen und kommt in vielen Enzymen und Gewebesäften vor. Es ist wichtig für das Zellwachstum und für den Zellstoffwechsel. Es wirkt besonders auf das Gehirn und das Rückenmark.

Bei nervlich bedingter Schlaflosigkeit, Reizzuständen des Nervensystems, Nervenschwäche; auch bei Hirnreizung und Krämpfen wird es mit Erfolg eingesetzt.

## Nr. 22 Calcium carbonicum, Calciumkarbonat ($CaCO_3$)

Calcium carbonicum ist vor allem in der Homöopathie als wichtiges Mittel bekannt. Es wirkt besonders auf das vegetative Nervensystem; bei geistigem oder körperlichem Erschöpfungszustand, Überarbeitung, bei Abszessen in den tiefer liegenden Muskeln. Bei chronischen Schleimhautkatarrhen der Luftwege, Augen und Ohren, bei Lymphknotenschwellungen und Drüsenverhärtungen kann es eingesetzt werden. Es ist ein wichtiges Mittel für Kinder. Menschen, die Calcium carbonicum brauchen, geraten leicht ausser Atem, dadurch ist der Blutkreislauf des Gehirns gestört, was häufig zu Schwindelanfällen führt.

Calcium carbonicum kann eingesetzt werden bei Wurmbefall; es heilt die Darmverstimmung, so dass sich keine Würmer mehr halten können; im gesunden Verdauungskanal können die Parasiten nicht gedeihen.

Beschwerden
- Kopfschmerz: stechend, pulsierend, als wollte der Kopf zerspringen

Verschlimmerung der Beschwerden
- durch Anstrengung jeder Art
- durch Tageslicht, Geräusche, Sprechen und Bewegen
- Der Kopfschmerz nimmt tagsüber immer mehr zu, bis es abends oft zu Übelkeit und Erbrechen kommt, zuweilen alle 14 oder alle 8 Tage auftretend; Migräne
- Erkältung bei jedem Wetterwechsel

Erleichterung der Beschwerden
- Linderung der Kopfschmerzen durch heisse Anwendungen
- durch Liegen im Dunkeln

Symptome, bei denen ergänzend Calcium carbonicum eingesetzt werden kann:
- Angst, häufig
- Appetitmangel

- Appetitverlust bei Überarbeitung
- Ausschlag im Gesicht und an den Lippen
- Ausschläge, übelriechend
- drohende Fehlgeburt
- Einschlafstörungen
- Empfindlichkeit gegen kalte Luft, Wind und Wetterwechsel
- Fontanellen schliessen sich sehr spät
- Füsse, kaum zu erwärmen
- Gebärmutterpolypen
- grosse, schwärzliche, blutige Krusten in der Nase
- Halsleiden, die häufig wiederkehren
- hartnäckiger Katarrh mit dickem, gelbem Ausfluss
- häufiges saures Aufstossen
- Kitzelhusten
- Kopf heiss, trotz Kälteempfinden
- lautes Aufstossen
- Lippen, rissig, blutig
- Magenkrämpfe
- Mittelohreiterung mit Kopfschmerz und Drüsenschwellung
- Mund, wund
- Mundgeruch, stinkend
- Mundgeschmack, anhaltend sauer
- Nacken, steif und unbeweglich
- Nasenpolypen
- Reizbarkeit
- Schleimrasseln in Luftröhre und Bronchien
- schmerzhafte Schwellung der Ohrspeichel- und Unterkieferdrüsen
- Schorf auf dem Kopf, mit gelbem Eiter
- Schwäche in den Beinen
- Schwäche, Erschöpfung und Schweissausbrüche nach Entbindung, beim Stillen
- Schwäche, geistig und körperlich rasch ermüdet
- Schwangerschaftsbeschwerden: grosse Erschlaffung und Schwäche
- Schweissausbrüche
- Schwellung der Mandeln
- Schwerhörigkeit
- Schwitzen am Kopf und im Gesicht
- spätes Laufenlernen, Plumpheit, Unbeholfenheit
- starker Schluckschmerz und trockenes, würgendes Gefühl
- Unruhe
- Verlangen nach Eiern, Salz und Süssigkeiten
- Verlust der Lebenslust
- verstärkte Krümmung der Brustwirbelsäule
- Verstopfung, Stuhl hart, hell, weiss, gelblich
- Weissfluss, reichlich, dick, scharf, mit Jucken, Schmerzen und Brennen
- Zähneknirschen nachts
- Zahnen, schwer, oft verbunden mit schrecklichen Träumen

## Nr. 23 Natrium bicarbonicum, Natriumbikarbonat, Natron ($NaHCO_3$)

Natron aktiviert den Stoffwechsel, besonders die Ausscheidung von harnpflichtigen Stoffen. Es ist daher angezeigt bei Harnsäureüberladung des Blutes und der Gewebe, allgemein bei trägem Stoffwechsel mit ungenügender Entschlackung.

## Nr. 24 Arsenum jodatum, Arsentrijodid ($AsJ_3$)

Es wirkt vorwiegend auf die serösen Häute der Lunge, der Lymphdrüsen und der Haut.

Bei Arsenum jodatum ist besonders darauf zu achten, dass tiefe Potenzen unter D6 nur unter fachkundiger Begleitung genommen werden dürfen.

Verschlimmerung der Beschwerden
- während der Regel
- bei kaltem Wind und kaltem Wetter
- durch geistige Anstrengung
- durch Wärme, durch Umhergehen, durch Föhn
- nach leichter körperlicher Anstrengung

Symptome, bei denen ergänzend Arsenum jodatum eingesetzt werden kann:
- Abmagerung bei Kindern
- Afterbrennen nach dem Stuhlgang
- Afterjucken
- Akne
- Ameisenlaufen
- Aphten
- Asthma
- Augäpfel, Wundheitsgefühl
- Augäpfel, hervortretend
- Augen, gerötet
- Augenlider, geschwollen
- Auszehrung
- Bindehautentzündung
- Bronchialasthma
- Darmkatarrh
- Drüsenschwellung und -verhärtung
- Ekzeme, nässend
- Frauen: Neigung zu Schwäche und Ohnmacht
- Gastritis, chronisch
- Hämorrhoiden, äussere
- Heuschnupfen
- Hitzewallungen
- Krampfgefühl in Körperöffnungen

- Lärmempfindlichkeit
- Lupus
- Mittelohrentzündung
- Muskelzittern und Sehnenhüpfen
- Ohrschmerzen, stechend, reissend
- Schleimabsonderung, vermehrt: dick, gelb oder gelbgrün und honigartig
- Schluckauf, sehr häufig
- Schmerzen in den Augen beim Lesen
- Schmerzen, lähmend, kneifend, pressend, stechend und reissend
- Schwellung, entzündlich
- Sehschärfe, geschwächt
- Sodbrennen
- Stimmungen, sehr wechselhaft
- Symptome, überwiegend in rechter Körperhälfte
- Taubheitsgefühl in Händen und Füssen
- Drüsenverhärtung
- Wunsch, sich zu bewegen, jedoch danach immer Verschlechterung
- Zahnfleischbluten
- Zerschlagenheitsgefühl im ganzen Körper
- Zusammenschnürungsgefühl, innerlich und äusserlich

# Wie finde ich den richtigen Mineralstoff?

Der Bedarf an Mineralstoffen kann im Gesicht abgelesen werden. Schon Dr. Schüssler gab den Rat, das Gesicht des Menschen genau anzusehen, um die entsprechenden Mineralstoffe zu ermitteln. Diesen Hinweis befolgend, entwickelte Dr. Kurt Hickethier die Antlitzdiagnose, die ermöglicht, aufgrund der verschiedenen Merkmale die Mineralstoffe nach Dr. Schüssler gezielt zur Vorbeugung oder auch zur Krankheitsbehandlung einzusetzen. Mit der Antlitzdiagnose wird keine organspezifische oder medizinische Diagnose gestellt; durch die sich an der Gesichtoberfläche zeigenden Merkmale ist es bei gründlicher Kenntnis der Methode möglich, den Bedarf des ganzen Organismus an den verschiedenen Mineralstoffen und die nötige Dosierung zu ermitteln. Die Merkmale können sich in akuten Situationen sehr schnell verändern und zeigen somit auch immer den aktuellen Bedarf. Die wichtigsten antlitzdiagnostischen Merkmale sind im Kapitel der Wirkungsweisen der Mineralstoffe aufgeführt.

Wer keine Kenntnisse in der Antlitzdiagnose hat und auch keinen Antlitzdiagnostiker zu Rate ziehen kann, kann durch das genaue Studium der Wirkungsweisen den jeweiligen Bedarf an Mineralstoffen erarbeiten. In akuten Krankheitssituationen wird sicher auch der Nachschlageteil des Buches (Seite 143ff.) helfen, die entsprechenden Salze zu ermitteln. Auch die Zungenbeläge geben wertvolle Hinweise auf den aktuellen Bedarf, vor allem im Verdauungsbereich.

Die benötigten Mineralstoffe können auch mit Pendel, Rute, Kinesiologie oder unter Zuhilfenahme der Astrologie, der Fussreflexzonen und der Pulsdiagnose ermittelt werden. Oft greifen Menschen, besonders Kinder, intuitiv zu den richtigen Mineralstoffen, vielfach bevor sich irgendwelche Krankheitszeichen zeigen.

## Hinweise zur Einnahme

Wie erwähnt können mit Hilfe der antlitzdiagnostischen Merkmale die nötigen Mineralstoffe und die entsprechende Dosierung erarbeitet werden.

Zur Vorbeugung oder zur Behandlung von chronischen Symptomen werden von einem Mineralstoff täglich 4 bis 6 Pastillen gelutscht. Kinder bis zu sechs Jahren lutschen täglich 1 bis 2 Pastillen, im Alter von sechs bis zwölf 3 bis 4 Pastillen täglich von den benötigten Mineralstoffen. Die intensivste Aufnahme erfolgt, wenn die Pastillen einzeln durch den Speichel aufgelöst, das heisst langsam gelutscht werden; dabei spielt die Reihenfolge der verschiedenen Mineralstoffe keine Rolle. Es können bis zu vier verschiedene Mineralstoffe über den Tag verteilt eingenommen werden. Damit widersprechen wir vielen Empfehlungen, die in der Literatur über die Mineralstoffe nach Dr. Schüssler zu finden sind. Wir haben in der Praxis jedoch keine Einschränkungen der Wirkung feststellen können, wenn verschiedene Mineralstoffe am gleichen Tag eingenommen wurden. Die besten Erfolge in chronischen wie in akuten Situationen ergaben sich mit jenen Kombinationen, die aufgrund der Antlitzdiagnostik zusammengestellt wurden. Dabei haben sich die sogenannten Gegenspieler oft als sehr gute gegenseitige Ergänzung erwiesen.

Mögen bestimmte Mineralstoffe, von ihrer Wirkungsweise her betrachtet, gegensätzlich sein, so benötigen wir gerade diese oft gleichzeitig. Aufbau und Abbau, Anregung und Beruhigung finden im Organismus im gleichen Augenblick statt. Betrachten wir die rhythmischen Funktionen wie Herzschlag oder Atmung, so erfolgen Anspannung und Entspannung in ständigem Wechsel. Bei der willkürlichen Muskelbewegung müssen sich gleichzeitig die einen Muskeln anspannen und diejenigen, die die Gegenbewegung ausführen, entspannen. Es würde daher nicht dem organischen Ablauf entsprechen, am einen Tag nur die Anregung und am anderen Tag nur die Entspannung zu unterstützen.

Wer die Wirkungen der einzelnen Mineralstoffe bei sich selbst genauer erforschen oder erfahren will, dem gibt die nachfolgende Tabelle Hinweise für die günstigsten Einnahmezeiten:

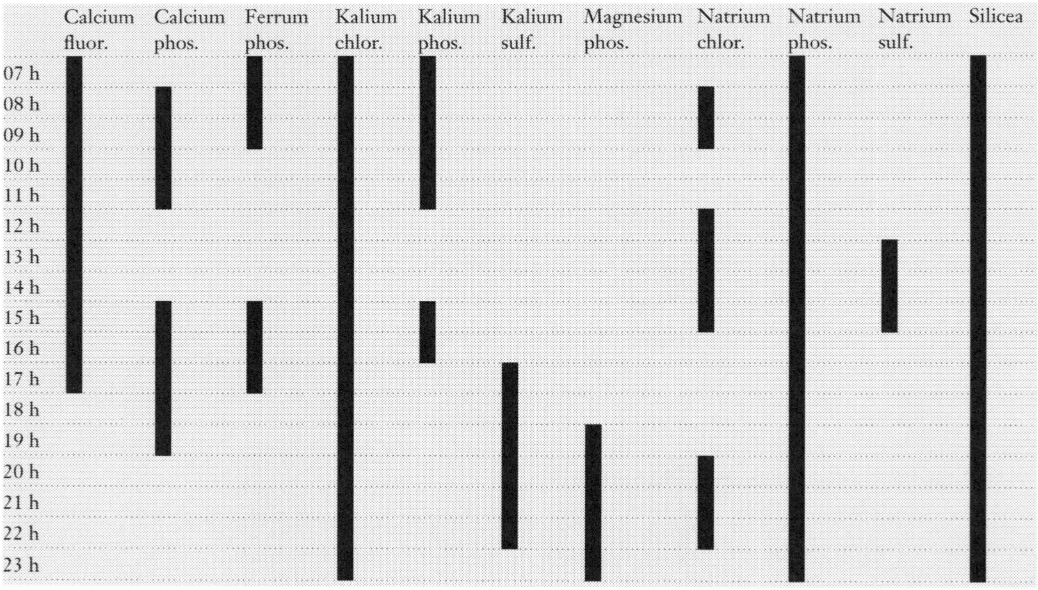


In akuten Situationen können die zwei bis drei benötigten Mineralstoffe, in ¼ Tasse gut trinkwarmem Wasser aufgelöst, eingenommen werden. Die verschiedenen Mineralstoffe können entweder in der gleichen Tasse als Mischung aufgelöst werden, oder sie werden in kurzer Folge abwechselnd eingenommen. Wenn Magnesium phosphoricum dabei ist, wirkt dieses besser, wenn das Wasser kurz gekocht wurde. Je nach Intensität des Krankheitsverlaufes kann der Trunk in viertel- bis halbstündlichen Abständen eingenommen werden. Zeichnet sich das Abklingen der Symptome ab, werden die Intervalle zwischen den Einnahmen verlängert.

Erwachsene können pro Trunk 10 bis 12 Pastillen von jedem Salz auflösen. Für Kinder bis sechs Jahre wird ein Viertel dieser Dosierung eingesetzt, für Kinder von sechs bis zwölf die Hälfte. Bei der Behandlung von Säuglingen pulverisieren wir eine

Pastille und streuen das Pulver dem Kind auf die Zunge oder lösen das Pulver in wenig abgekochtem Wasser auf und geben es mit einem Kunststofflöffelchen ein. Nur ausnahmsweise werden die Tabletten in die Flasche gegeben. Für Säuglinge und Kleinkinder sind äussere Anwendungen oft leichter durchzuführen und ebenso wirkungsvoll.

Die erwähnten Dosierungen können über Monate, bei chronischen Krankheitszuständen eventuell sogar über Jahre eingenommen werden, ohne dass eine Gewöhnung eintritt. Die Akutdosierung wird nur angewandt, solange der akute Zustand anhält. Bei der Einnahme von Mineralstoffen nach Dr. Schüssler ist bei der Langzeiteinnahme wie auch in Akutsituationen darauf zu achten, dass genügend Flüssigkeit zugeführt wird. Durch die Mineralstoffe werden die reinigenden und ausscheidenden Funktionen angeregt. Die gelösten Belastungsstoffe brauchen als Transportmittel genügend Flüssigkeit (siehe auch Kapitel Ernährung, Seite 17).

## Verträglichkeit und Reaktionen

Meistens entstehen bei der Einnahme von Mineralstoffen nach Dr. Schüssler keine Nebenerscheinungen.

Durch die Einnahme der Mineralstoffe wird das Reaktionsvermögen gestärkt, dadurch können sich schon vorhandene Schmerzen verstärken, Hautausschläge können intensiver werden, und die Müdigkeit kann zunehmen. Diese Reaktionen werden als Erstverschlimmerung bezeichnet. Es ist ein Anzeichen dafür, dass der Organismus mit Hilfe der Mineralstoffe seine Arbeit in den betroffenen Bereichen verstärkt. Durch die lösende Eigenschaft der Mineralstoffe werden viele Schlacken in den Kreislauf gebracht; dies führt vor allem bei stark verschlackten Menschen zu stärkeren Erstreaktionen. Werden Nieren, Leber und Darm in ihren Funktionen gekräftigt, wird genügend Flüssigkeit aufgenommen und mit Natrium sulfuricum die Ausscheidung gefördert, lassen die Symptome der Erstverschlimmerung meist schon nach kurzer Zeit nach. Bewegung an der frischen Luft und Bäder mit Hausbadesalz (Seite 108) oder ein ansteigendes Salzbad (nicht geeignet für Herzkranke) können die Ausscheidung stark unterstützen. Lassen die Erstreaktionen trotz der unterstützenden Massnahmen nicht nach, empfehlen wir eine fachkundige Beratung.

Bei Milchzuckerunverträglichkeit, die selten vorkommt, können durch die Einnahme der Mineralstoffe nach Dr. Schüssler Verdauungsbeschwerden oder Kreislaufstörungen entstehen. Wird die Einnahme abgesetzt, verschwinden die Beschwerden innerhalb weniger Tage. Dies bedeutet jedoch nicht, dass auf die Mineralstoffe verzichtet werden muss. Die Pastillen werden, ohne umzurühren, in trinkwarmes Wasser gegeben; nach ungefähr vier Minuten kann das Wasser vorsichtig oben weggetrunken werden. Im Glas bleibt ein Milchzuckerbrei zurück. Dadurch kann die Menge des aufgenommenen Milchzuckers erheblich reduziert werden, und die feinen Mineralstoffionen entfalten ihre Wirkung trotzdem.

Die Mineralstoffe nach Dr. Schüssler unterstützen den Organismus insgesamt und wirken harmonisierend auf alle Funktionen, deshalb können sie auch parallel zu allopathischen Medikamenten eingenommen werden. Durch ihre ausgleichende Wirkung dienen sie auch als Hilfe bei den verschiedenen Therapien der Naturheilkunde.

## Haltbarkeit und Aufbewahrung

In den meisten Ländern ist gemäss der Arzneimittelverordnung die Haltbarkeit der Mineralstoffe nach Dr. Schüssler auf fünf Jahre festgelegt. Die Mineralstoffe werden nach dieser Zeit nicht schlecht und behalten auch über diese Zeit hinaus ihre Wirksamkeit.

Am besten bewahrt man sie, vor allem wenn es sich um grössere Mengen (mehr als 50 g) handelt, in braunen Medizinalgläsern auf. In dieser Weise sind sie vor der Aufnahme von fremden Geruchsstoffen und vor Lichteinfluss genügend geschützt. Die meisten Hersteller liefern die Mineralstoffe in Kunststoffbehältern. Für Menschen mit einer empfindlichen Geschmackswahrnehmung nehmen die Tabletten nach einer gewissen Zeit den Geschmack vom Kunststoff an. Dies lässt sich ebenfalls vermeiden, indem man die Mineralstoffe sofort nach dem Kauf in Medizinalgläser umfüllt. Es ist darauf zu achten, dass die Pastillen nicht feucht werden oder intensiven Geruchsbelastungen ausgesetzt sind.

## Die Grenzen der Mineralstofftherapie

Der Hausapotheke mit den Mineralstoffen nach Dr. Schüssler gebührt im Bereich der Gesundheitspflege ein fester Platz. Durch den Einsatz dieser Mittel wird das Ausprobieren von allerlei Medikamenten und damit die Möglichkeit einer Belastung durch unsachgemässe Anwendung überflüssig.

Bei Unwohlsein, bei dem der Betreffende sich weder krank noch gesund fühlt und üblicherweise kein Arztbesuch nötig ist, sind die Mineralsalze wertvolle Helfer, um das Wohlbefinden wieder zu erlangen. Bei chronischen Erkrankungen, die oft mit zunehmendem Alter entstehen, die richtigen Mittel gezielt einzusetzen, setzt gute Kenntnisse der Mineralstofftherapie voraus. Speziell in diesem Bereich kann die Einnahme von Mineralstoffen die Belastungen durch allopathische Medikamente verhindern helfen und damit die Lebensqualität verbessern.

Wenn der Verdacht einer Krankheit besteht, ist eine fachliche Abklärung durch einen Arzt oder Heilpraktiker und allenfalls eine geeignete Therapie nötig. Sobald die Abklärung stattgefunden hat, kann mit Hilfe der Mineralstoffe nach Dr. Schüssler der Gesundungsprozess unterstützt werden. Der Einsatz der biochemischen Mittel ist immer unschädlich und ihre Anwendung liegt vielfach bei jedem einzelnen. Die Eigenverantwortung erfordert vor allem vom kranken Menschen, dass er selbst seine Gesundung fördert; dazu eignen sich die Schüsslersalze sehr gut.

## Mineralstoffe und Lebensmittel

Die im Folgenden aufgeführten Lebensmittel haben entweder einen hohen Gehalt an den entsprechenden Mineralstoffen oder fördern in besonderer Weise deren Aufnahme.

### Calcium fluoratum

Kleie, Knoblauch, Kohl, Kresse, Pflaumen, Rhabarber, Spinat, Vollreis, am Baum gereifte Zitronen, Zwiebeln

**Calcium phosphoricum**

Erbsen, Gerste, Hafer, Himbeeren, Kleie, Kohl, Kopfsalat, Linsen, Nüsse, Rhabarber, Roggen, Sesamsamen, Spinat, Schwarze Johannisbeeren, Weizen, Zwiebeln, am Baum gereifte Orangen und Zitronen

**Ferrum phosphoricum**

Bohnen, Brombeeren, Buchweizen, Datteln, Erbsen, Erdbeeren, Feigen, Gerste, Kleie, Kohl, Kopfsalat, Linsen, Nüsse, Pflaumen, Radieschen, Roggen, Rosinen, Spargel, Spinat, Weizen, Wurzelgemüse

**Kalium chloratum**

Äpfel, Blumenkohl, Brombeeren, Feigen, Gerste, Kohl, Kokosnuss, Kopfsalat, Kresse, Linsen, Löwenzahn, Nüsse, Oliven, Pastinaken, Randen (Rote Beten), Sellerie, Spinat, Sprossenkohl, Tomaten, am Baum gereifte Grapefruits und Zitronen

**Kalium phosphoricum**

Äpfel, Brombeeren, Feigen, Gerste, Kohl, Kokosnuss, Kresse, Linsen, Löwenzahn, Nüsse, Oliven, Pastinaken, Randen (Rote Beten), Sellerie, Spinat, Tomaten, am Baum gereifte Grapefruits und Zitronen

**Kalium sulfuricum**

Äpfel, Blumenkohl, Brunnenkresse, Datteln, Erdbeeren, Feigen, Karotten, Kartoffeln mit Schale, Kohl, Kopfsalat, Löwenzahn, Meerrettich, Nüsse, Pastinaken, Petersilie, Randen (Rote Beten), Rettich, Sellerie, Spargel, Spinat, Tomaten, am Baum gereifte Grapefruits, Orangen und Zitronen, Zwiebeln

**Magnesium phosphoricum**

Bohnen, Datteln, Erbsen, Feigen, Gerste, Kohl, Kastanien, Kokosnuss, Linsen, Nüsse, Pflaumen, Roggen, Rosinen, Spinat, Weizenkleie, am Baum gereifte Zitrusfrüchte, Ziegenmilch

**Natrium chloratum**

Erdbeeren, Feigen, Hafer, Karotten, Kohl, Kokosnuss, Kopfsalat, Linsen, Nüsse, Sellerie, Spinat

**Natrium phosphoricum**

Erbsen, Erdbeeren, Gerste, Hafer, Karotten, Kohl, Linsen, Löwenzahn, Nüsse, Roggen, Sellerie, Spinat, Weizen

**Natrium sulfuricum**

Äpfel, Blumenkohl, Erdbeeren, Feigen, Hafer, Karotten, Kartoffeln, Kohl, Kopfsalat, Linsen, Nüsse, am Baum gereifte Orangen, Rettich, Sellerie, Spinat, Zwiebeln

**Silicea**

Erdbeeren, Feigen, Gerste, Gurken, Hafer, Hirse, Kohl, Kopfsalat, Löwenzahn, Pastinaken, Spargel, Spinat

**Calcium sulfuricum**

Erbsen, Gerste, Hafer, Kleie, Kohl, Kopfsalat, Linsen, Nüsse, Rhabarber, Roggen, Spinat, Weizen, am Baum gereifte Orangen und Zitronen, Zwiebeln

## Mineralstoffe und Energiebehandlungen

Wir haben in den Jahren der praktischen Anwendung der Mineralstoffe nach Dr. Schüssler festgestellt, dass eine zusätzliche Unterstützung auf der Energieebene sehr hilfreich ist. Wir arbeiten vorzugsweise mit Jin Shin Jyutsu; weitere Möglichkeiten sind Akupunktur, Akupressurmassage, Reflexzonenbehandlung, Shiatsu und andere.

Jin Shin Jyutsu® arbeitet mit 26 sogenannten «Sicherheits-Energieschlössern» innerhalb der Energiebahnen, die Leben in unseren Körper bringen. Bestimmte Energieschlösser gleichzeitig mit den Händen zu berühren, kann uns seelisch, körperlich und geistig wieder ins Gleichgewicht bringen. Jin Shin Jyutsu kann als Selbsthilfe angewendet oder durch einen ausgebildeten Praktiker ausgeführt werden. Eine Behandlung mit Jin Shin Jyutsu dauert im allgemeinen ungefähr eine Stunde. Jin Shin Jyutsu beinhaltet keine Massage, Manipulation von Muskeln oder Einsatz von Medikamenten oder anderen Substanzen. Bei dieser sanften Methode werden die Fingerspitzen (über der Kleidung) auf bestimmte «Sicherheits-Energieschlösser» gelegt, um so den Energiefluss zu harmonisieren und wiederherzustellen. Dies unterstützt den Abbau von Spannungen oder Gesundheitsstörungen und dient der Erhaltung von Gesundheit, Harmonie und Wohlbefinden. Jin Shin Jyutsu ist eine einfache und kraftvolle Kunst, die durch den Einsatz der eigenen Hände jedem zur Verfügung steht.

## Mineralstoffe und Blütenessenzen

Blütenessenzen nach Dr. Bach haben einen grossen Anklang gefunden. Immer wieder stellen Menschen die Frage, ob sich die Mineralstoffe nach Dr. Schüssler und die Blütenessenzen vertragen. Wir arbeiten mit den Healing Herbs, die den Bachblüten entsprechen, den Kalifornischen Essenzen und den Mineralstoffen nach Dr. Schüssler oft parallel und haben noch nie eine gegenseitig störende Beeinflussung feststellen können. Die parallele Anwendung von Mineralstoffen und Blütenessenzen entspricht dem Anliegen einer ganzheitlichen Behandlung. Mit den Mineralstoffen wird die körperliche und die seelische Ebene angesprochen, die Blütenessenzen helfen insbesondere auf die seelischen Bereiche einzuwirken. Beim Menschen lassen sich die körperliche und seelische Ebene nicht voneinander trennen. Bei einer den ganzen Menschen erfassenden Beratung und Behandlung ist es von besonderer Wichtigkeit, die verschiedenen Wesensebenen zu berücksichtigen. Mineralstoffe und Blütenessenzen ergänzen sich daher nicht nur sehr gut, sondern es ist oft sogar nötig, mit beidem zu arbeiten.

## Oft gestellte Fragen

*Reichen die Mineralstoffe nach Dr. Schüssler allein aus?*

Die Mineralstoffe harmonisieren die Funktionen des Organismus und verbessern die Aufnahmefähigkeit der entsprechenden Substanzen aus der Nahrung. Um den Bedarf eines Mineralstoff vollständig zu decken, ist es nötig, über die entsprechenden Lebensmittel dem Organismus genügend davon anzubieten. Günstig sind eine vollwertige Ernährungweise und eine Lebensgestaltung mit genügend Erholungszeit als Basis für die optimale Entfaltung der Wirkung der Mineralstoffe nach Dr. Schüssler.

*Entsteht eine Abhängigkeit von den Schüsslersalzen?*

Diese Frage kann klar mit Nein beantwortet werden. Es kann ein Verlangen entstehen, die kräftigende Wirkung der Mineralstoffe noch weiter in Anspruch zu nehmen, vor allem so lange, bis sich das Wohlbefinden stabilisiert hat. Auch wenn die Mineralstoffe über Jahre regelmässig eingenommen werden, kann die Einnahme ohne Entzugserscheinung von einem auf den anderen Tag abgesetzt werden.

*Warum sind die Pastillen verschieden hart und zergehen unterschiedlich schnell?*

Die Härte der Pastillen hängt von der Feinheit des Milchzuckers, dem Bindemittel und dem Pressdruck bei der Tablettierung zusammen. Je feiner der Milchzucker gemahlen ist und je grösser der Pressdruck, um so härter werden die Pastillen. Die Härte ist also kein Qualitätsmerkmal; je härter die Tabletten gepresst sind, um so länger dauert es, bis sie sich durch den Speichel oder das Wasser auflösen.

*Vertragen sich die Mineralstoffe mit anderen Medikamenten?*

Ja, die Schüsslermineralstoffe sind Funktionsmittel, die täglich für die Tätigkeit der verschiedenen Organe benötigt werden. Es ergibt sich weder eine Beeinträchtigung noch eine Verstärkung der Wirkung von Medikamenten. Die Mineralstoffe können im Gegenteil sogar helfen, Nebenwirkungen von Medikamenten zu reduzieren.

*Wie rasch spüre ich eine Wirkung?*

In akuten Situationen kann die Wirkung oft innerhalb weniger Minuten erfahrbar sein. Bei chronischen Krankheitsymptomen ist es sehr unterschiedlich. Eine chronische Krankheit, die sich schon seit zwanzig Jahren manifestiert, kann nicht in drei Tagen gelöst werden. Je länger das Krankheitsbild schon besteht, um so länger wird der Zeitraum für die Entschlackung und den Wiederaufbau sein.

*Wieso werden nicht alle Mineralstoffe zusammen in eine Tablette gegeben?*

Dr. Schüssler nahm die Forschungsergebnisse von Moleschott und Liebig, die sich mit dem Mineralstoffhaushalt des Bodens und der Tiere beschäftigt hatten, als Grundlage für seine eigenen Untersuchungen. Wir wollen deshalb diese Frage mit einem Vergleich aus dem Bereich des Bodens beantworten. Fehlt im Gartenboden Kalium, das die Pflanzen zum guten Gedeihen benötigen, wird nie eine Besserung erzielt, wenn ein Kombinationdünger eingesetzt wird, der neben Kalium auch Calcium,

Phosphor, Magnesium und andere Stoffe enthält, da im Verhältnis immer zu wenig Kalium vorhanden sein wird und sich trotz der Düngung deshalb keine Besserung erzielen lassen wird. Beim Menschen ist es ähnlich. Braucht er einen bestimmten Mineralstoff, weil ein Mangel vorhanden ist, ist es wichtig, genau diesen einzunehmen; bei zusätzlicher Einnahme von Mineralstoffen, an denen kein Bedarf herrscht, bleibt das Verhältnis der Mineralstoffe im Körper dasselbe.

Zur Klärung, welcher Mineralstoff eingesetzt werden soll, siehe «Wie finde ich den richtigen Mineralstoff?» auf Seite 133.

*Können die Mineralstoffe auch bei Zuckerkrankheit eingenommen werden?*

Bei Diabetes ist darauf zu achten, dass der Milchzucker, aus dem die Pastillen zum Grossteil bestehen, sich auf den Blutzuckerspiegel auswirken kann. Wird die Einnahmemenge jedoch gering gehalten, drei bis sechs Pastillen täglich von den nötigen Mineralstoffen, zeigen sich normalerweise keine Veränderungen des Blutzuckerspiegels. Es ist jedoch ratsam, mit zwei bis drei Pastillen täglich zu beginnen und sich langsam durch eine Steigerung der Pastillenanzahl an die Einnahmegrenze heranzutasten.

*Schadet der Milchzucker den Zähnen?*

Während den vielen Jahren der praktischen Anwendung der Mineralstoffe nach Dr. Schüssler haben wir keine belastende Auswirkung des Milchzuckers auf die Zähne feststellen können. Der mit den Mineralstoffen eingenommene Milchzucker wird vom Darm gut verarbeitet. Wir haben beobachtet, dass Kinder, die mit den biochemischen Mineralstoffen aufwachsen, im allgemeinen viel widerstandsfähiger sind, auch im Zahnbereich. Ein hoher Anteil der Kinder, die Karies haben, sind im ersten Lebensjahr mindestens einmal mit Antibiotika behandelt worden. Der Zustand der Zähne ist sehr stark vom Zustand des Darmes abhängig und nicht vom Fluorgehalt der Zahnpasta. (Nähere Informationen zu diesem Thema im Buch «Vorsicht Fluor» von Dr. Bruker.)

*Woraus werden die Schüsslersalze gewonnen?*

Die meisten Mineralstoffpastillen oder Tabletten nach Dr. Schüssler werden aus natürlichen Salzen aus Mineralquellen hergestellt und deswegen auch als Mineralquellsalzpastillen bezeichnet. Wichtig ist jedoch die Verreibung der Mineralstoffe mit dem Milchzucker, damit die Bezeichnung «nach Dr. Schüssler» berechtigt ist.

*Sind in unserer Nahrung so wenig Mineralstoffe enthalten, dass wir Schüsslersalze brauchen?*

Der Bedarf an Mineralstoffen nach Dr. Schüssler hängt nicht allein vom Gehalt der Mineralstoffe in den Nahrungsmitteln ab. In der heute angebotenen Industrienahrung fehlen jedoch nicht nur die Mineralstoffe, sondern auch Vitamine, essentielle Fettsäuren, Aminosäuren und Spurenelemente. Diese werden als besondere Aufbaupräparate angeboten.

Vollwertige Nahrungsmittel, möglichst aus biologischem Anbau, enthalten die benötigten Vitalstoffe in genügender Menge (siehe Ernährung, Seite 17). Die Lebensweise und die Belastungen durch die Umwelt wirken sich auch auf den Mineralstoffbedarf aus. Mit den Mineralstoffen nach Dr. Schüssler verbessern wir auch die Aufnahmefähigkeit des Organismus für die entsprechenden Substanzen aus den Lebensmitteln.

*Können die Mineralstoffe auch Tieren und Pflanzen gegeben werden?*

Tiere reagieren auf die Behandlung mit Schüsslermineralstoffen sehr gut. Wir haben Erfahrungen mit Vögeln, Katzen, Hunden und Pferden gemacht. Bei den Tieren helfen zur Auswahl der Mittel die Symptome oder die Diagnose des Tierarztes. Die Dosierung richtet sich nach der Grösse des Tieres.

Die Mineralstoffe in der Pflanze werden nicht alle durch die Wurzeln aus dem Boden aufgenommen, sondern zum Teil in der Pflanze selbst gebildet. Im Giesswasser aufgelöste Schüsslermineralstoffe fördern die Bildung der Mineralstoffe in der Pflanze und die Aufnahme derselben aus dem Boden.

*Helfen die Mineralstoffe, auch wenn ich nicht daran glaube?*

Gerade obige Erfahrung mit den Tieren und Pflanzen zeigt, dass die Wirkung nicht vom Glauben daran abhängt. Eine gute Einstellung und die Bereitschaft, die Arbeit an sich selbst aufzunehmen, unterstützen natürlich die Wirkung.

*Blockiert Kaffee die Wirkung der Mineralstoffe?*

Kaffee wirkt säurebildend und verbraucht deshalb vor allem die basischen Mineralstoffe. Allen voran wird bei Kaffeegenuss sehr viel Magnesium phosphoricum verbraucht, weil der Kaffee sich stark auf das vegetative Nervensystem auswirkt. Vor allem wenn ein Magnesiumbedarf vorhanden ist, ist es sinnvoll, den Kaffeegenuss einzuschränken oder damit ganz aufzuhören. Es kann kaum so viel Magnesium phosphoricum eingenommen werden, wie durch den Kaffeegenuss verbraucht wird.

*Können die Mineralstoffe auch in Tee aufgelöst werden?*

Es ist günstiger, die Mineralstoffe (vor allem Magnesium phosphoricum) in kurz gekochtem oder gut trinkwarmem Wasser aufzulösen. Tee enthält selbst viele Substanzen, die zu einem erheblichen Teil auch über die Mundschleimhäute aufgenommen werden. Die Mundschleimhäute sind deshalb nicht immer in der Lage, alle angebotenen Stoffe zu resorbieren. Pfefferminztee blockiert die Mundschleimhäute mit seinen ätherischen Ölen. Es ist im allgemeinen abzuraten, die Mineralstoffe nach Dr. Schüssler in Tees mit starken ätherischen Ölen aufgelöst einzunehmen, weil sie dann nur zu einem sehr geringen Teil aufgenommen werden können.

*Können die Mineralstoffe auch durch ein gutes Mineralwasser ersetzt werden?*

Ein gutes Mineralwasser enthält möglichst wenig Mineralstoffe. Das Wasser soll nicht als Mineralstofflieferant dienen, sondern darf als Aufbauflüssigkeit nur wenig grobstoffliche Substanzen enthalten, und als Reinigungsflüssigkeit muss es sehr aufnahmefähig für die Schlacken des Organismus sein. Deshalb ist das Wasser besser, wenn es nur sehr wenig Mineralstoff enthält. In den Lebensmittelverordnungen der meisten Staaten sind Mindestwerte für den Mineraliengehalt der Mineralwässer festgelegt; dies widerspricht der Anforderung an ein «gesundes Wasser».

*Warum habe ich trotz intensiver und längerer Einnahme der Mineralstoffe nach Dr. Schüssler keinen Erfolg?*

Als erstes ist abzuklären, ob die richtigen Salze eingenommen wurden. Weiter können verschiedene Faktoren mitspielen, die auch im ersten Teil des Buches aufgeführt sind.

- Strahlenbelastungen am Arbeits- und Schlafplatz
- Störfelder im Bereich der Zähne
- Ernährungsweise
- Medikamente und deren Nebenwirkungen
- Energieblockaden lösen (z. B. mit Akupunktur, Jin Shin Jyutsu, Akupressurmassage)
- Stressabbau
- soziales Umfeld und Beziehungen
- Lebenseinstellungen

Wahrscheinlich wurde dem einen oder anderen dieser Bereiche zu wenig Beachtung geschenkt.

# Nachschlageteil

## Einführung

Der Nachschlageteil soll nicht dazu verleiten, bei Krankheit selbst zu experimentieren. Wir empfehlen Ihnen, bei einem Arzt oder Heilpraktiker die Ursachen abklären zu lassen. Mit den Mineralstoffen nach Dr. Schüssler kann jederzeit der Gesundungsprozess begleitend unterstützt werden. Das intensive Studium und die praktische Anwendung werden Ihnen Erfahrungen bringen, so dass Sie die Möglichkeiten und Grenzen der Mineralstoffe mit der Zeit auch selbst erkennen können.

Der folgende Katalog dient zum Auffinden der Mineralstoffe bei einem bestimmten Krankheitsbild. Es sind bei den einzelnen Symptomen die funktionell wichtigsten Mineralstoffe aufgeführt, wobei nicht immer alle aufgeführten Mineralstoffe benötigt werden (siehe auch Wirkungsweise), möglicherweise sind auch noch individuell Ergänzungen erforderlich. Die folgenden Hinweise machen auf ergänzende Anwendungen oder Therapien aufmerksam.

**auch äussere Anwendungen**

Zusätzlich zur Einnahme sind äussere Anwendungen mit den erwähnten Mineralstoffen in Form von Mineralstoffbrei, Salben, Bädern, Wickeln usw. sehr hilfreich.

**siehe auch äussere Anwendung**

Im Kapitel äussere Anwendung sind spezifische Indikationen erwähnt.

**Energieblockaden lösen**

Hilfreich wären zusätzliche Behandlungen mit Jin Shin Jyutsu®, Akupunktur, Shiatsu, Reflexzonenbehandlung usw.

**Blütenessenzen**

Bei diesen Symptomen hat sich die Unterstützung durch Blütenessenzen bewährt. Die Blütenessenzen sind jedoch bei allen gesundheitlichen Einschränkungen eine wertvolle Hilfe.

| Symptom | Mineralstoff | Hinweise |
|---|---|---|
| **Ablagerungen** | | |
| durch Eiweissüberschuss | Calcium phosphoricum Nr. 2<br>Natrium phosphoricum Nr. 9 | |
| durch Säureüberschuss | Calcium phosphoricum Nr. 2<br>Natrium chloratum Nr. 8<br>Natrium phosphoricum Nr. 9<br>Silicea Nr. 11 | |
| **Abmagerung** | | |
| grundsätzlich | Calcium phosphoricum Nr. 2<br>Natrium chloratum Nr. 8 | Ernährungsweise beachten, Blütenessenzen |
| mit Durchfall | Kalium phosphoricum Nr. 5 | |
| durch Übersäuerung | Natrium phosphoricum Nr. 9<br>Silicea Nr. 11 | |
| **Absonderungen** | | auch äussere Anwendungen |
| ätzend | Calcium fluoratum Nr. 1<br>Natrium chloratum Nr. 8 | |
| brennend | Natrium chloratum Nr. 8<br>Natrium phosphoricum Nr. 9 | |
| dick, zäh, weisslich | Kalium chloratum Nr. 4 | |
| dünn, scharf | Natrium chloratum Nr. 8 | |
| eitrig | Natrium phosphoricum Nr. 9<br>Silicea Nr. 11<br>Calcium sulfuricum Nr. 12 | |
| eiweisshaltig | Calcium phosphoricum Nr. 2 | |
| fliessend, wässrig | Natrium chloratum Nr. 8 | |
| flockig | Calcium phosphoricum Nr. 2<br>Kalium chloratum Nr. 4<br>Natrium phosphoricum Nr. 9 | |
| gelatineartig | Natrium chloratum Nr. 8 | |
| gelb, eitrig | Natrium phosphoricum Nr. 9<br>Silicea Nr. 11 | |
| gelb, schleimig | Kalium sulfuricum Nr. 6 | |

| Symptom | Mineralstoff | Hinweise |
|---|---|---|
| gelbgrünlich, blutig, dick | Calcium sulfuricum Nr. 12 | |
| gelblichgrün | Natrium sulfuricum Nr. 10 | |
| glasig | Natrium chloratum Nr. 8 | |
| goldgelb, rahmartig | Natrium phosphoricum Nr. 9 | |
| grünlich | Natrium sulfuricum Nr. 10 | |
| hell, wässrig, schleimig | Natrium chloratum Nr. 8 | |
| honiggelb, rahmartig | Natrium phosphoricum Nr. 9 | |
| käsig riechend | Kalium sulfuricum Nr. 6 | |
| körnig | Calcium fluoratum Nr. 1 | |
| lockerer Schleim | Calcium sulfuricum Nr. 12 | |
| ockerfarbig | Kalium sulfuricum Nr. 6 | |
| reichlich und scharf | Silicea Nr. 11 | |
| scharf, stinkend | Silicea Nr. 11 | |
| stinkend, schmierig | Kalium phosphoricum Nr. 5<br>Natrium chloratum Nr. 8 | |
| wässrig | Natrium chloratum Nr. 8 | |
| weiss | Calcium phosphoricum Nr. 2<br>Kalium chloratum Nr. 4<br>Natrium phosphoricum Nr. 9 | |
| weiss, Faden ziehend | Kalium chloratum Nr. 4 | |
| **Abszess** | | |
| grundsätzlich | Natrium phosphoricum Nr. 9<br>Silicea Nr. 11<br>Calcium sulfuricum Nr. 12 | siehe auch äussere Anwendung |
| brennend | Calcium sulfuricum Nr. 12 | |
| Eiter, grünlich | Natrium sulfuricum Nr. 10 | |
| Eiter, wässrig | Natrium sulfuricum Nr. 10 | |
| Eiter, blutig, jauchig, stinkend | Kalium phosphoricum Nr. 5 | |
| pochend, schmerzend | Ferrum phosphoricum Nr. 3 | |
| verhärtet | Calcium fluoratum Nr. 1<br>Silicea Nr. 11 | |

| Symptom | Mineralstoff | Hinweise |
| --- | --- | --- |
| **Achselschweiss** | | |
| | Silicea Nr. 11 | |
| **After** | | |
| Einrisse | Calcium fluoratum Nr. 1<br>Silicea Nr. 11 | siehe auch äussere Anwendung |
| Einrisse durch harten Stuhl | Natrium chloratum Nr. 8 | Ernährung, auch äussere Anwendungen |
| Schliessmuskelkrampf | Magnesium phosphoricum Nr. 7 | |
| wund | Natrium phosphoricum Nr. 9 | auch äussere Anwendungen |
| **Afterjucken** | | |
| mit Bläschen | Natrium chloratum Nr. 8 | |
| durch Hämorrhoiden | Calcium fluoratum Nr. 1<br>Ferrum phosphoricum Nr. 3<br>Silicea Nr. 11 | siehe auch äussere Anwendung, Sitzbäder |
| nervositätsbedingt | Calcium phosphoricum Nr. 2<br>Magnesium phosphoricum Nr. 7 | |
| durch Würmer | Kalium chloratum Nr. 4<br>Natrium chloratum Nr. 8<br>Natrium phosphoricum Nr. 9 | siehe auch Würmer |
| **Akne** | | |
| grundsätzlich | Ferrum phosphoricum Nr. 3<br>Kalium chloratum Nr. 4<br>Natrium chloratum Nr. 8<br>Natrium phosphoricum Nr. 9 | auch äussere Anwendungen, Ernährung |
| mit Entzündungen | Ferrum phosphoricum Nr. 3 | |
| Pubertätsakne | Silicea Nr. 11<br>Calcium sulfuricum Nr. 12 | |
| mit Verhärtungen | Calcium fluoratum Nr. 1 | |
| **Alkoholbelastung** | | |
| | Kalium chloratum Nr. 4<br>Natrium sulfuricum Nr. 10 | |

| Symptom | Mineralstoff | Hinweise |
|---|---|---|
| **Alkoholentwöhnung** | | |
| | Magnesium phosphoricum Nr. 7<br>Natrium chloratum Nr. 8<br>Natrium sulfuricum Nr. 10 | Blütenessenzen, Gesprächsbegleitung |
| **Allergien** | | |
| | Calcium phosphoricum Nr. 2<br>Ferrum phosphoricum Nr. 3<br>Kalium chloratum Nr. 4<br>Kalium phosphoricum Nr. 5<br>Natrium chloratum Nr. 8<br>Natrium sulfuricum Nr. 10 | tierisch-eiweiss-arme Ernährung, Blütenessenzen |
| **Alpträume** | | |
| | Kalium phosphoricum Nr. 5<br>Magnesium phosphoricum Nr. 7 | Schlafplatz auf Störstrahlen überprüfen, Blütenessenzen |
| **Altern** | | |
| frühzeitig | Calcium fluoratum Nr. 1<br>Silicea Nr. 11 | auch äussere Anwendungen |
| **Amalgambelastung** | | |
| | Natrium chloratum Nr. 8<br>Natrium sulfuricum Nr. 10 | Ausleitung unter fachkundiger Betreuung |
| **Angina** | | |
| grundsätzlich | Ferrum phosphoricum Nr. 3<br>Kalium chloratum Nr. 4<br>Natrium phosphoricum Nr. 9<br>Silicea Nr. 11 | auch Umschläge, Einläufe, Fussbäder |
| **Angina pectoris** | | |
| | Calcium phosphoricum Nr. 2<br>Kalium phosphoricum Nr. 5<br>Magnesium phosphoricum Nr. 7 | fachkundige Betreuung |
| **Angst** | | |
| vor Enge | Calcium phosphoricum Nr. 2 | |

| Symptom | Mineralstoff | Hinweise |
|---|---|---|
| **Angst Fortsetzung** | | |
| wegen Luftmangel | Kalium sulfuricum Nr. 6 | |
| fehlender Mut | Kalium phosphoricum Nr. 5 | Blütenessenzen |
| **Apathie** | | |
| | Kalium phosphoricum Nr. 5<br>Natrium chloratum Nr. 8<br>Natrium sulfuricum Nr. 10<br>Calcium carbonicum Nr. 22 | Blütenessenzen |
| **Aphten** | | |
| grundsätzlich | Ferrum phosphoricum Nr. 3<br>Kalium chloratum Nr. 4<br>Magnesium phosphoricum Nr. 7<br>Natrium chloratum Nr. 8 | siehe auch Mund |
| mit Bläschen | Natrium chloratum Nr. 8 | |
| mit hellrotem Rand | Kalium phosphoricum Nr. 5 | |
| weisser, weissgrauer Belag | Kalium chloratum Nr. 4 | |
| **Appetit** | | |
| Appetit, übermässig | Calcium phosphoricum Nr. 2 | |
| Appetitlosigkeit | Calcium phosphoricum Nr. 2<br>Kalium chloratum Nr. 4<br>Kalium sulfuricum Nr. 6 | Blütenessenzen, Vitaminhaushalt, Darmaufbau |
| Appetitmangel | Calcium phosphoricum Nr. 2<br>Kalium phosphoricum Nr. 5<br>Natrium chloratum Nr. 8 | |
| Appetitverlust | Kalium phosphoricum Nr. 5<br>Natrium chloratum Nr. 8 | |
| **Arbeitsfähigkeit** | | |
| morgens gering | Kalium phosphoricum Nr. 5<br>Natrium phosphoricum Nr. 9<br>Silicea Nr. 11 | |
| nur mit Kaffee, Zigarette | Magnesium phosphoricum Nr. 7 | |

| Symptom | Mineralstoff | Hinweise |
|---|---|---|
| zur Stärkung | Ferrum phosphoricum Nr. 3<br>Kalium phosphoricum Nr. 5<br>Natrium chloratum Nr. 8 | |
| **Ärger** | | |
| grundsätzlich | Magnesium phosphoricum Nr. 7<br>Natrium phosphoricum Nr. 9<br>Natrium sulfuricum Nr. 10 | Blütenessenzen, Ernährung, Energiestau lösen |
| Abbau | Kalium sulfuricum Nr. 6<br>Natrium sulfuricum Nr. 10 | |
| **Arterienverkalkung** | | |
| grundsätzlich | Calcium fluoratum Nr. 1<br>Natrium phosphoricum Nr. 9<br>Silicea Nr. 11 | Ernährung |
| Vorbeugung | Natrium phosphoricum Nr. 9 | |
| **Arthritis** | siehe Gelenksentzündung | |
| **Arthrose** | | |
| | Calcium fluoratum Nr. 1<br>Calcium phosphoricum Nr. 2<br>Natrium chloratum Nr. 8<br>Natrium phosphoricum Nr. 9<br>Silicea Nr. 11 | säurearme Ernährung |
| **Asthma** | | |
| grundsätzlich | Ferrum phosphoricum Nr. 3<br>Kalium chloratum Nr. 4<br>Kalium phosphoricum Nr. 5<br>Kalium sulfuricum Nr. 6<br>Natrium sulfuricum Nr. 10 | fachkundige Betreuung,<br>Blütenessenzen,<br>Bäder mit Hausbadesalz<br>(siehe Seite 108) |
| Bronchialasthma | Calcium phosphoricum Nr. 2<br>Kalium chloratum Nr. 4<br>Magnesium phosphoricum Nr. 7 | |
| mit Fieber | Ferrum phosphoricum Nr. 3<br>Kalium sulfuricum Nr. 6<br>Natrium sulfuricum Nr. 10 | Einläufe,<br>Serienwaschung |

| Symptom | Mineralstoff | Hinweise |
|---|---|---|
| **Asthma Fortsetzung** | | |
| mit Herzschlag, unruhig | Calcium phosphoricum Nr. 2<br>Magnesium phosphoricum Nr. 7<br>Natrium sulfuricum Nr. 10 | |
| mit Krämpfen | Calcium phosphoricum Nr. 2<br>Magnesium phosphoricum Nr. 7<br>Natrium sulfuricum Nr. 10 | |
| nervös | Calcium phosphoricum Nr. 2<br>Kalium phosphoricum Nr. 5<br>Magnesium phosphoricum Nr. 7<br>Natrium chloratum Nr. 8<br>Kalium bromatum Nr. 14 | Fussbäder |
| **Atmung** | | |
| Beschwerden | Ferrum phosphoricum Nr. 3<br>Kalium sulfuricum Nr. 6<br>Magnesium phosphoricum Nr. 7 | Energiestauungen lösen |
| **Aufregung** | | |
| grundsätzlich | Calcium phosphoricum Nr. 2<br>Magnesium phosphoricum Nr. 7 | Blütenessenzen |
| gereizte Nerven | Natrium phosphoricum Nr. 9<br>Silicea Nr. 11 | |
| **Aufstossen** | | |
| bitter | Natrium sulfuricum Nr. 10 | Ernährung beachten |
| mit Blähungen | Kalium sulfuricum Nr. 6<br>Magnesium phosphoricum Nr. 7 | |
| Brennen in der Speiseröhre | Calcium phosphoricum Nr. 2 | |
| lautes | Silicea Nr. 11 | |
| von Luft | Magnesium phosphoricum Nr. 7 | |
| sauer | Natrium phosphoricum Nr. 9 | |
| unverdauter Speisen | Ferrum phosphoricum Nr. 3 | |

| Symptom | Mineralstoff | Hinweise |
|---|---|---|
| **Augen** | | |
| grundsätzlich | | fachkundliche Abklärung, siehe auch Absonderungen, Energiestauungen lösen |
| Augäpfel gelblichgrün | Magnesium phosphoricum Nr. 7<br>Natrium sulfuricum Nr. 10 | |
| Augenbrennen | Calcium fluoratum Nr. 1<br>Natrium chloratum Nr. 8<br>Calcium sulfuricum Nr. 12 | |
| Augenjucken | Magnesium phosphoricum Nr. 7 | |
| Augen tränen im Freien | Magnesium phosphoricum Nr. 7<br>Natrium chloratum Nr. 8<br>Silicea Nr. 11 | |
| Augen tränen ständig | Natrium chloratum Nr. 8 | |
| Augen trocken wie Sand | Natrium chloratum Nr. 8 | |
| Augenüberdruck | Natrium sulfuricum Nr. 10 | |
| Augen verklebt, honiggelb | Natrium phosphoricum Nr. 9 | |
| Bindehautentzündung | Ferrum phosphoricum Nr. 3<br>Kalium chloratum Nr. 4<br>Natrium phosphoricum Nr. 9<br>Calcium sulfuricum Nr. 12 | Umschläge, Waschungen, siehe auch äussere Anwendung |
| Doppeltsehen | Calcium fluoratum Nr. 1<br>Magnesium phosphoricum Nr. 7<br>Natrium phosphoricum Nr. 9 | |
| Funkensehen | Magnesium phosphoricum Nr. 7<br>Natrium phosphoricum Nr. 9<br>Natrium sulfuricum Nr. 10<br>Silicea Nr. 11 | |
| Grauer Star | Calcium fluoratum Nr. 1<br>Kalium chloratum Nr. 4<br>Natrium chloratum Nr. 8<br>Natrium phosphoricum Nr. 9<br>Silicea Nr. 11 | fachkundliche Abklärung |

| Symptom | Mineralstoff | Hinweise |
|---|---|---|
| **Augen Fortsetzung** | | |
| Grüner Star | Kalium chloratum Nr. 4<br>Kalium phosphoricum Nr. 5<br>Magnesium phosphoricum Nr. 7<br>Natrium chloratum Nr. 8<br>Natrium phosphoricum Nr. 9<br>Silicea Nr. 11 | fachkundliche Abklärung |
| Lichtempfindlichkeit | Natrium phosphoricum Nr. 9<br>Silicea Nr. 11 | |
| Mückensehen | Natrium phosphoricum Nr. 9<br>Silicea Nr. 11 | |
| Netzhautentzündung | Kalium chloratum Nr. 4<br>Calcium sulfuricum Nr. 12 | |
| Regenbogenhautentzündung | Ferrum phosphoricum Nr. 3<br>Kalium chloratum Nr. 4<br>Natrium chloratum Nr. 8<br>Calcium sulfuricum Nr. 12 | fachkundige Betreuung, siehe auch Absonderungen |
| Schielen | Calcium fluoratum Nr. 1<br>Kalium phosphoricum Nr. 5<br>Magnesium phosphoricum Nr. 7<br>Natrium phosphoricum Nr. 9<br>Silicea Nr. 11 | fachkundige Betreuung |
| Schwäche, Erschöpfung | Kalium phosphoricum Nr. 5<br>Natrium chloratum Nr. 8 | |
| Sehen strengt an | Silicea Nr. 11 | |
| Sehkraft vermindert | Calcium fluoratum Nr. 1<br>Natrium phosphoricum Nr. 9<br>Silicea Nr. 11 | |
| Tränen, ätzend | Calcium fluoratum Nr. 1<br>Natrium chloratum Nr. 8 | |
| **Augenlid** | | |
| Entzündung | Ferrum phosphoricum Nr. 3<br>Kalium chloratum Nr. 4<br>Natrium phosphoricum Nr. 9<br>Calcium sulfuricum Nr. 12 | auch äussere Anwendungen |
| Krampf | Magnesium phosphoricum Nr. 7 | |

| Symptom | Mineralstoff | Hinweise |
| --- | --- | --- |
| Lähmung | Kalium phosphoricum Nr. 5<br>Magnesium phosphoricum Nr. 7 | fachkundliche Abklärung |
| Rötung | Ferrum phosphoricum Nr. 3<br>Kalium chloratum Nr. 4<br>Natrium chloratum Nr. 8 | siehe auch äussere Anwendung |
| Verhärtung | Calcium fluoratum Nr. 1<br>Silicea Nr. 11 | auch Salbenanwendung |
| Zuckungen | Silicea Nr. 11 | |
| **Augenschmerzen** | | |
| grundsätzlich | Silicea Nr. 11 | auch Kompressen, Waschungen |
| bei Bewegung | Ferrum phosphoricum Nr. 3 | |
| bei Fieber | Ferrum phosphoricum Nr. 3 | |
| nach Grippe | Natrium sulfuricum Nr. 10 | |
| neuralgisch tränend | Natrium chloratum Nr. 8 | |
| rheumatisch | Natrium chloratum Nr. 8<br>Natrium phosphoricum Nr. 9 | |
| stechend | Magnesium phosphoricum Nr. 7 | |
| beim Vorbeugen des Kopfes | Natrium phosphoricum Nr. 9<br>Natrium sulfuricum Nr. 10 | |
| **Ausleitung** | | |
| grundsätzlich | Kalium sulfuricum Nr. 6<br>Natrium chloratum Nr. 8<br>Natrium sulfuricum Nr. 10 | genügend Flüssigkeit einnehmen, Einläufe, Bäder |
| von Fremdkörpern | Natrium sulfuricum Nr. 10<br>Silicea Nr. 11 | |
| Giftstoffe, Medikamente | Kalium chloratum Nr. 4<br>Natrium chloratum Nr. 8<br>Natrium sulfuricum Nr. 10 | |
| **Ausscheidungen** | | |
| fadenziehend | Calcium phosphoricum Nr. 2<br>Kalium chloratum Nr. 4 | |
| gallig | Natrium sulfuricum Nr. 10 | |

| Symptom | Mineralstoff | Hinweise |
|---|---|---|
| **Ausscheidungen Fortsetzung** | | |
| gelblichgrün | Natrium sulfuricum Nr. 10 | |
| klar, wässrig | Natrium chloratum Nr. 8 | |
| ockerfarbig | Kalium sulfuricum Nr. 6 | |
| sauer riechend | Natrium phosphoricum Nr. 9 | |
| schleimige Kotklumpen | Natrium chloratum Nr. 8 | |
| stark stinkend | Kalium phosphoricum Nr. 5 | |
| **Austrocknung** | | |
| grundsätzlich | Natrium chloratum Nr. 8 | genügend Flüssigkeit trinken |
| **Auswüchse** | | |
| knochenhart | Calcium fluoratum Nr. 1<br>Calcium phosphoricum Nr. 2 | auch Salbenanwendung |
| **Auswurf** | | |
| blutig-eitrig, stinkend | Silicea Nr. 11 | |
| durchsichtig | Natrium chloratum Nr. 8 | |
| Eiter, gelb | Natrium phosphoricum Nr. 9 | |
| Eiter, grünlich | Natrium sulfuricum Nr. 10 | |
| faulig, stinkend | Kalium phosphoricum Nr. 5 | |
| von Gallenflüssigkeit | Natrium sulfuricum Nr. 10 | |
| gelblichgrün | Natrium sulfuricum Nr. 10 | |
| honiggelb | Natrium phosphoricum Nr. 9 | |
| kleine Kügelchen | Calcium fluoratum Nr. 1 | Kastaniengeschmack |
| ockerfarbig | Kalium sulfuricum Nr. 6 | |
| schaumig, glasig | Natrium chloratum Nr. 8 | |
| wässrig | Natrium chloratum Nr. 8 | |
| weiss bis weissgrau, zäh | Kalium chloratum Nr. 4 | |
| weisser, zäher Schleim | Kalium chloratum Nr. 4<br>Natrium chloratum Nr. 8 | |
| mit Würgegefühl | Magnesium phosphoricum Nr. 7 | |

| Symptom | Mineralstoff | Hinweise |
|---|---|---|
| **Auswürgen** | | |
| von zähem Schleim | Kalium chloratum Nr. 4<br>Magnesium phosphoricum Nr. 7 | |
| **Backengeschwulst** | | |
| grundsätzlich | Kalium chloratum Nr. 4<br>Natrium phosphoricum Nr. 9<br>Silicea Nr. 11 | auch Salbenanwendung und Mundspülung |
| mit Fieber | Ferrum phosphoricum Nr. 3 | |
| bei Verhärtung | Calcium fluoratum Nr. 1 | |
| **Bänder** | | |
| Erschlaffung | Calcium fluoratum Nr. 1<br>Silicea Nr. 11 | siehe auch äussere Anwendung, Energiestau lösen |
| schmerzend | Calcium fluoratum Nr. 1<br>Natrium phosphoricum Nr. 9<br>Silicea Nr. 11 | |
| **Bandscheiben** | | |
| Beschwerden | Calcium fluoratum Nr. 1<br>Calcium phosphoricum Nr. 2<br>Magnesium phosphoricum Nr. 7<br>Natrium chloratum Nr. 8<br>Silicea Nr. 11 | fachkundliche Abklärung, Energiestauungen lösen |
| Regeneration | Calcium fluoratum Nr. 1<br>Calcium phosphoricum Nr. 2<br>Kalium phosphoricum Nr. 5<br>Natrium chloratum Nr. 8<br>Silicea Nr. 11 | auch äussere Anwendungen |
| **Basedowsche Krankheit** | | |
| grundsätzlich | Calcium fluoratum Nr. 1<br>Calcium phosphoricum Nr. 2<br>Kalium phosphoricum Nr. 5<br>Magnesium phosphoricum Nr. 7<br>Kalium jodatum Nr. 15 | Ernährung beachten |
| mit Blutandrang zum Kopf | Ferrum phosphoricum Nr. 3 | |

**Basedowsche Krankheit Fortsetzung**

| | | |
|---|---|---|
| mit Blutarmut | Calcium phosphoricum Nr. 2<br>Natrium chloratum Nr. 8 | |
| mit Herzbeschwerden | Kalium sulfuricum Nr. 6<br>Magnesium phosphoricum Nr. 7 | |
| Schilddrüsenüberfunktion | Kalium jodatum Nr. 15 | |
| Schilddrüsenvergrösserung | Kalium bromatum Nr. 14<br>Kalium jodatum Nr. 15 | |
| Schilddrüsenverhärtung | Calcium fluoratum Nr. 1 | |

**Bauch**

| | | |
|---|---|---|
| hängend | Calcium fluoratum Nr. 1<br>Natrium phosphoricum Nr. 9<br>Silicea Nr. 11 | auch Salbenanwendung |
| Muskelerschlaffung | Calcium fluoratum Nr. 1<br>Ferrum phosphoricum Nr. 3 | |
| Völlegefühl | Kalium sulfuricum Nr. 6 | |

**Bauchfellentzündung**

| | | |
|---|---|---|
| grundsätzlich | Ferrum phosphoricum Nr. 3<br>Kalium chloratum Nr. 4 | fachkundige Betreuung |
| mit hohem Fieber | Kalium phosphoricum Nr. 5 | |
| mit Krämpfen | Magnesium phosphoricum Nr. 7 | |
| mit Verstopfung, Windestau | Natrium sulfuricum Nr. 10<br>Silicea Nr. 11<br>Calcium sulfuricum Nr. 12 | |

**Bauchschmerzen** — siehe Schmerzen

**Bauchspeicheldrüsenentzündung**

| | | |
|---|---|---|
| grundsätzlich | Ferrum phosphoricum Nr. 3<br>Kalium phosphoricum Nr. 5<br>Silicea Nr. 11 | fachkundliche Abklärung<br>Ernährung |
| chronisch | Kalium chloratum Nr. 4<br>Natrium sulfuricum Nr. 10<br>Silicea Nr. 11 | |

| Symptom | Mineralstoff | Hinweise |
|---|---|---|
| **Beine** | | |
| offen | Kalium chloratum Nr. 4<br>Natrium phosphoricum Nr. 9<br>Natrium sulfuricum Nr. 10<br>Silicea Nr. 11<br>Calcium sulfuricum Nr. 12 | Fussbäder mit Hausbadesalz (siehe Seite 108) |
| schwach, wackelig | Ferrum phosphoricum Nr. 3<br>Kalium phosphoricum Nr. 5<br>Natrium chloratum Nr. 8 | |
| schwer | Kalium sulfuricum Nr. 6 | |
| Zucken im Schlaf | Silicea Nr. 11 | |
| **Benommenheit** | | |
| | Kalium phosphoricum Nr. 5<br>Natrium chloratum Nr. 8 | |
| **Beschwerden** | | |
| abends zunehmend | Kalium sulfuricum Nr. 6<br>Silicea Nr. 11 | |
| durch Bewegung verstärkt | Ferrum phosphoricum Nr. 3<br>Silicea Nr. 11 | |
| durch feuchtkühles Wetter | Natrium chloratum Nr. 8 | |
| durch geistige Anstrengung | Kalium phosphoricum Nr. 5<br>Natrium chloratum Nr. 8 | |
| durch Kälte gelindert | Ferrum phosphoricum Nr. 3 | |
| durch Kälte, Nässe verstärkt | Natrium chloratum Nr. 8<br>Silicea Nr. 11 | |
| nur auf linker Körperseite | Natrium sulfuricum Nr. 10 | |
| morgens verstärkt | Kalium phosphoricum Nr. 5<br>Natrium chloratum Nr. 8 | |
| bei Neu- und Vollmond | Magnesium phosphoricum Nr. 7<br>Silicea Nr. 11 | |
| periodisch wiederkehrend | Natrium sulfuricum Nr. 10 | |
| nach Schwitzen verringert | Natrium chloratum Nr. 8 | |

| Symptom | Mineralstoff | Hinweise |
|---|---|---|
| **Beschwerden Fortsetzung** | | |
| in der Sonne | Natrium chloratum Nr. 8 | |
| durch Überanstrengung | Natrium phosphoricum Nr. 9 | |
| bei Witterungswechsel | Magnesium phosphoricum Nr. 7<br>Natrium chloratum Nr. 8 | |
| **Besenreiser** | Calcium fluoratum Nr. 1<br>Kalium chloratum Nr. 4<br>Natrium phosphoricum Nr. 9<br>Silicea Nr. 11 | auch äussere Anwendungen |
| **Bettnässen** | | |
| grundsätzlich | Natrium sulfuricum Nr. 10 | Blütenessenzen, Schlafplatz auf Störfelder überprüfen |
| im Alter | Calcium fluoratum Nr. 1<br>Calcium phosphoricum Nr. 2 | |
| nach Erkältung | Ferrum phosphoricum Nr. 3<br>Natrium sulfuricum Nr. 10 | |
| beim Husten | Ferrum phosphoricum Nr. 3 | |
| kleiner Kinder | Calcium phosphoricum Nr. 2<br>Natrium sulfuricum Nr. 10 | |
| bei Nervenschwäche | Kalium phosphoricum Nr. 5<br>Natrium chloratum Nr. 8 | |
| bei Wurmbefall | Natrium phosphoricum Nr. 9 | |
| **Bindegewebe** | | |
| grundsätzlich | Calcium fluoratum Nr. 1<br>Silicea Nr. 11<br>Calcium sulfuricum Nr. 12 | siehe auch äussere Anwendung, Schlafplatz auf Störfelder abklären, Energiestau lösen |
| Abmagerung | Natrium phosphoricum Nr. 9<br>Silicea Nr. 11<br>Lithium chloratum Nr. 16 | |
| Aufbaumittel | Calcium fluoratum Nr. 1<br>Silicea Nr. 11 | |
| Austrocknung | Natrium chloratum Nr. 8 | |

| Symptom | Mineralstoff | Hinweise |
|---|---|---|
| Entzündung | Ferrum phosphoricum Nr. 3<br>Natrium phosphoricum Nr. 9<br>Natrium sulfuricum Nr. 10 | |
| Entzündung, mit Eiter | Kalium phosphoricum Nr. 5<br>Natrium phosphoricum Nr. 9<br>Silicea Nr. 11<br>Calcium sulfuricum Nr. 12 | Ernährung beachten |
| Erschlaffung, Schwäche | Calcium fluoratum Nr. 1<br>Silicea Nr. 11 | |
| **Bindehautentzündung** | | |
| grundsätzlich | Ferrum phosphoricum Nr. 3<br>Kalium chloratum Nr. 4<br>Natrium phosphoricum Nr. 9<br>Calcium sulfuricum Nr. 12 | auch äussere Anwendungen |
| eitrig | Natrium phosphoricum Nr. 9<br>Silicea Nr. 11<br>Calcium sulfuricum Nr. 12 | |
| trockene Augen, sandig | Natrium chloratum Nr. 8 | |
| **Blähungen** | | |
| grundsätzlich | Magnesium phosphoricum Nr. 7<br>Natrium chloratum Nr. 8<br>Natrium phosphoricum Nr. 9<br>Natrium sulfuricum Nr. 10 | Ernährung, Energiestau lösen |
| mit Druckschmerz | Kalium sulfuricum Nr. 6 | |
| kolikartig | Magnesium phosphoricum Nr. 7 | «Heisse Sieben» (siehe Seite 47) |
| **Bläschen** | | |
| blutig stinkend | Kalium phosphoricum Nr. 5 | |
| Eiterbläschen | Natrium phosphoricum Nr. 9<br>Silicea Nr. 11<br>Calcium sulfuricum Nr. 12 | |
| eitrig, goldgelb | Natrium phosphoricum Nr. 9<br>Silicea Nr. 11 | |
| mit gelben Flecken | Kalium sulfuricum Nr. 6 | |

| Symptom | Mineralstoff | Hinweise |
|---|---|---|
| **Bläschen Fortsetzung** | | |
| grünlichgelb, wässrig | Natrium sulfuricum Nr. 10 | |
| mit hellrotem Rand | Kalium phosphoricum Nr. 5 | |
| honiggelbe Kruste | Natrium phosphoricum Nr. 9 | |
| um den Mund | Natrium chloratum Nr. 8 | |
| trocken, mehlartig | Kalium chloratum Nr. 4 | |
| trocken, weissgelb | Calcium phosphoricum Nr. 2 | |
| wässrig, glasklar | Natrium chloratum Nr. 8 | |
| weisse Schuppen | Natrium chloratum Nr. 8 | |
| **Blase** (Harnblase) | | |
| anregend | Natrium chloratum Nr. 8<br>Natrium sulfuricum Nr. 10 | |
| Blasenkatarrh | Ferrum phosphoricum Nr. 3<br>Magnesium phosphoricum Nr. 7<br>Natrium chloratum Nr. 8<br>Lithium chloratum Nr. 16 | Schlafplatz, Störfelder berücksichtigen |
| Blasenkrampf | Ferrum phosphoricum Nr. 3<br>Magnesium phosphoricum Nr. 7 | |
| Blasenlähmung | Ferrum phosphoricum Nr. 3<br>Kalium phosphoricum Nr. 5<br>Natrium sulfuricum Nr. 10 | Schlafplatz, Störfelder berücksichtigen |
| Blasenschwäche | Kalium phosphoricum Nr. 5<br>Natrium phosphoricum Nr. 9<br>Natrium sulfuricum Nr. 10 | |
| Reizblase | Ferrum phosphoricum Nr. 3<br>Magnesium phosphoricum Nr. 7<br>Natrium phosphoricum Nr. 9 | |
| Schliessmuskelschwäche | Calcium fluoratum Nr. 1<br>Ferrum phosphoricum Nr. 3<br>Kalium phosphoricum Nr. 5 | |
| Schrumpfblase | Calcium fluoratum Nr. 1<br>Natrium phosphoricum Nr. 9 | |

| Symptom | Mineralstoff | Hinweise |
|---|---|---|
| **Blasen** | | |
| nach Verbrennungen | Natrium chloratum Nr. 8 | auch äussere Anwendungen |
| wässrig | Natrium chloratum Nr. 8 | |
| wässrig, blutig | Kalium phosphoricum Nr. 5 | |
| wässrig mit gelblichem Inhalt | Natrium sulfuricum Nr. 10 | |
| **Blasenentzündung** | | |
| grundsätzlich | Ferrum phosphoricum Nr. 3<br>Kalium chloratum Nr. 4<br>Natrium chloratum Nr. 8<br>Natrium phosphoricum Nr. 9<br>Natrium sulfuricum Nr. 10 | siehe auch äussere Anwendung, viel Flüssigkeit einnehmen, Ernährung |
| mit Brennen | Natrium chloratum Nr. 8 | |
| chronisch | Kalium sulfuricum Nr. 6<br>Silicea Nr. 11<br>Calcium sulfuricum Nr. 12 | |
| Urin, braun | Natrium phosphoricum Nr. 9 | |
| Urin, eitrig | Natrium phosphoricum Nr. 9<br>Silicea Nr. 11<br>Calcium sulfuricum Nr. 12 | |
| **Blasensteine** | | |
| Ausscheidung | Kalium phosphoricum Nr. 5<br>Magnesium phosphoricum Nr. 7<br>Natrium phosphoricum Nr. 9<br>Silicea Nr. 11 | |
| Blasensteinkolik | Magnesium phosphoricum Nr. 7 | fachkundige Betreuung |
| Vorbeugung | Calcium phosphoricum Nr. 2<br>Magnesium phosphoricum Nr. 7<br>Natrium phosphoricum Nr. 9<br>Silicea Nr. 11 | |
| **Blässe** | | |
| | Calcium phosphoricum Nr. 2<br>Magnesium phosphoricum Nr. 7 | |

| Symptom | Mineralstoff | Hinweise |
|---|---|---|
| **Blut** | | |
| dick, schwarz, zäh | Kalium chloratum Nr. 4 | |
| dickflüssig | Natrium phosphoricum Nr. 9 | |
| gerinnend, hellrot | Ferrum phosphoricum Nr. 3 | |
| nicht gerinnend | Calcium phosphoricum Nr. 2<br>Calcium sulfuricum Nr. 12 | |
| hellrot oder schwärzlich | Kalium phosphoricum Nr. 5 | |
| schwärzlichrot, dickflüssig | Kalium phosphoricum Nr. 5 | |
| im Stuhl | Calcium sulfuricum Nr. 12 | fachkundliche Abklärung |
| wässrig | Natrium chloratum Nr. 8<br>Natrium sulfuricum Nr. 10 | |
| **Blutandrang** | | |
| zum Kopf | Ferrum phosphoricum Nr. 3<br>Magnesium phosphoricum Nr. 7<br>Silicea Nr. 11 | |
| **Blutbildung** | | |
| | Calcium phosphoricum Nr. 2<br>Natrium chloratum Nr. 8<br>Manganum sulfuricum Nr. 17 | |
| Bluterhaltung | Ferrum phosphoricum Nr. 3<br>Kalium chloratum Nr. 4<br>Kalium phosphoricum Nr. 5<br>Natrium phosphoricum Nr. 9<br>Natrium sulfuricum Nr. 10 | |
| **Blutdruck** | | |
| erhöht | Magnesium phosphoricum Nr. 7 | |
| erhöht durch Aderverkalkung | Calcium fluoratum Nr. 1<br>Calcium phosphoricum Nr. 2<br>Magnesium phosphoricum Nr. 7<br>Natrium chloratum Nr. 8<br>Natrium phosphoricum Nr. 9<br>Silicea Nr. 11 | Fussbäder mit Hausbadesalz (siehe Seite 108), auch äussere Anwendungen |

| Symptom | Mineralstoff | Hinweise |
| --- | --- | --- |
| niedrig | Kalium phosphoricum Nr. 5<br>Magnesium phosphoricum Nr. 7 | |
| **Bluterguss** | | siehe auch Prellungen |
| | Calcium fluoratum Nr. 1<br>Ferrum phosphoricum Nr. 3<br>Kalium chloratum Nr. 4<br>Silicea Nr. 11 | siehe auch äussere Anwendung |
| **Blutfülle** | | fachkundige Betreuung |
| | Ferrum phosphoricum Nr. 3 | |
| durch erschwerten Blutabfluss | Calcium fluoratum Nr. 1<br>Magnesium phosphoricum Nr. 7<br>Natrium phosphoricum Nr. 9<br>Silicea Nr. 11 | |
| **Blutgefässe** | | |
| erweitert | Calcium fluoratum Nr. 1<br>Ferrum phosphoricum Nr. 3<br>Silicea Nr. 11 | |
| krampfhaft verengt | Magnesium phosphoricum Nr. 7 | |
| **Blutgerinnung** | | |
| zur Förderung | Calcium phosphoricum Nr. 2<br>Kalium chloratum Nr. 4<br>Calcium sulfuricum Nr. 12 | |
| **Blutmangel, Anämie** | | |
| | Calcium phosphoricum Nr. 2<br>Ferrum phosphoricum Nr. 3<br>Kalium phosphoricum Nr. 5<br>Natrium chloratum Nr. 8 | Ernährung |
| **Blutreinigung** | | |
| | Natrium chloratum Nr. 8<br>Natrium phosphoricum Nr. 9<br>Natrium sulfuricum Nr. 10<br>Silicea Nr. 11 | |

| Symptom | Mineralstoff | Hinweise |
|---|---|---|
| **Blutungen** | | |
| bei Verletzungen | Ferrum phosphoricum Nr. 3 | auch äussere Anwendungen |
| **Blutvergiftung** | | |
| | Kalium phosphoricum Nr. 5<br>Kalium sulfuricum Nr. 6<br>Natrium chloratum Nr. 8 | fachkundige Begleitung |
| **Blutverwässerung** | | |
| | Natrium chloratum Nr. 8<br>Natrium sulfuricum Nr. 10 | |
| **Brandwunden** | | |
| grundsätzlich | Ferrum phosphoricum Nr. 3<br>Natrium chloratum Nr. 8 | Energiestauungen lösen,<br>siehe auch äussere Anwendung |
| eiternd | Natrium phosphoricum Nr. 9<br>Silicea Nr. 11<br>Calcium sulfuricum Nr. 12 | |
| faulig | Kalium phosphoricum Nr. 5<br>Natrium chloratum Nr. 8 | |
| **Brechdurchfall** | | |
| grundsätzlich | Natrium sulfuricum Nr. 10 | |
| mit Fieber bis 38,5°C | Ferrum phosphoricum Nr. 3 | |
| mit Kolik | Magnesium phosphoricum Nr. 7 | |
| **Bronchialkatarrh** | | siehe auch Husten |
| mit Fieber bis 38,5°C | Ferrum phosphoricum Nr. 3 | |
| Husten, bellend | Calcium fluoratum Nr. 1<br>Calcium phosphoricum Nr. 2 | siehe auch äussere Anwendung |
| Husten, krampfartig | Magnesium phosphoricum Nr. 7 | |
| Husten, trocken | Ferrum phosphoricum Nr. 3 | |
| mit Schleimbildung | Kalium chloratum Nr. 4<br>Kalium sulfuricum Nr. 6<br>Natrium sulfuricum Nr. 10 | |

| Symptom | Mineralstoff | Hinweise |
|---|---|---|
| **Brust** | | |
| Brusterschlaffung | Calcium fluoratum Nr. 1 | |
| Brustknoten | Calcium fluoratum Nr. 1<br>Natrium phosphoricum Nr. 9<br>Silicea Nr. 11 | auch äussere Anwendungen |
| Brustknoten, verhärtet | Calcium fluoratum Nr. 1<br>Silicea Nr. 11 | |
| Brustkorbbeklemmung | Ferrum phosphoricum Nr. 3 | |
| Eiterung | Natrium phosphoricum Nr. 9<br>Silicea Nr. 11<br>Calcium sulfuricum Nr. 12 | |
| Schleimrasseln | Natrium chloratum Nr. 8 | |
| Schwellung | Kalium chloratum Nr. 4 | |
| Verhärtung | Calcium fluoratum Nr. 1 | |
| **Brustdrüsen** | | |
| Eiterung | Natrium phosphoricum Nr. 9<br>Silicea Nr. 11<br>Calcium sulfuricum Nr. 12 | |
| Eiterung, stinkend | Kalium phosphoricum Nr. 5 | |
| Entzündung beim Stillen | Ferrum phosphoricum Nr. 3<br>Natrium phosphoricum Nr. 9 | siehe auch äussere Anwendung |
| **Brustfellentzündung** | | |
| | Ferrum phosphoricum Nr. 3<br>Kalium chloratum Nr. 4<br>Kalium phosphoricum Nr. 5<br>Natrium chloratum Nr. 8 | |
| **Brustwarzen** | | auch äussere Anwendungen |
| eiternd | Natrium phosphoricum Nr. 9<br>Silicea Nr. 11<br>Calcium sulfuricum Nr. 12 | |
| rissig | Calcium fluoratum Nr. 1 | |
| wund | Ferrum phosphoricum Nr. 3<br>Natrium chloratum Nr. 8 | |

| Symptom | Mineralstoff | Hinweise |
|---|---|---|
| **Cholesterinspiegel** | | |
| ausgleichend | Magnesium phosphoricum Nr. 7 | |
| **Darm** | | |
| Darmerschlaffung | Calcium fluoratum Nr. 1<br>Ferrum phosphoricum Nr. 3 | |
| Darmgeschwür | Magnesium phosphoricum Nr. 7<br>Natrium phosphoricum Nr. 9<br>Silicea Nr. 11<br>Calcium sulfuricum Nr. 12 | fachkundliche Abklärung |
| Darmkolik | Magnesium phosphoricum Nr. 7 | häufig heiss einnehmen |
| Darmlähmung | Kalium phosphoricum Nr. 5<br>Natrium chloratum Nr. 8 | |
| Darmschmerzen, krampfartig | Calcium phosphoricum Nr. 2<br>Magnesium phosphoricum Nr. 7 | auch heisse Wickel |
| Darmträgheit | Ferrum phosphoricum Nr. 3<br>Kalium chloratum Nr. 4<br>Magnesium phosphoricum Nr. 7<br>Natrium chloratum Nr. 8<br>Natrium sulfuricum Nr. 10 | Ernährung |
| Mastdarmfistel | Natrium phosphoricum Nr. 9<br>Silicea Nr. 11 | auch äussere Anwendungen |
| Mastdarmrisse | Calcium fluoratum Nr. 1<br>Silicea Nr. 11 | |
| Mastdarmvorfall | Calcium fluoratum Nr. 1<br>Magnesium phosphoricum Nr. 7<br>Silicea Nr. 11 | |
| Zwölffingerdarmgeschwüre | Magnesium phosphoricum Nr. 7<br>Natrium phosphoricum Nr. 9<br>Silicea Nr. 11<br>Calcium sulfuricum Nr. 12 | |
| **Darmkatarrh** | | |
| grundsätzlich | Ferrum phosphoricum Nr. 3<br>Kalium chloratum Nr. 4 | siehe auch Durchfall und Ausscheidungen |
| mit Blähungskolik | Magnesium phosphoricum Nr. 7<br>Kalium aluminium sulfuricum Nr. 20 | |

| Symptom | Mineralstoff | Hinweise |
|---|---|---|
| eitrig | Natrium phosphoricum Nr. 9<br>Silicea Nr. 11<br>Calcium sulfuricum Nr. 12 | |
| nach fetten Speisen | Natrium phosphoricum Nr. 9 | |
| mit Fieber bis 38,5°C | Ferrum phosphoricum Nr. 3 | |
| mit Fieber über 38,5°C | Kalium phosphoricum Nr. 5 | |
| Genesungsphase | Calcium phosphoricum Nr. 2<br>Kalium sulfuricum Nr. 6<br>Natrium chloratum Nr. 8 | |
| Mund wässrig, schleimig | Natrium chloratum Nr. 8 | |
| **Denken** | | |
| Schwerfälligkeit | Calcium fluoratum Nr. 1<br>Natrium chloratum Nr. 8 | |
| strengt an | Kalium phosphoricum Nr. 5<br>Silicea Nr. 11 | |
| Unfähigkeit | Kalium phosphoricum Nr. 5<br>Natrium chloratum Nr. 8 | |
| **Depressive Zustände** | | Energiestauungen lösen |
| | Calcium phosphoricum Nr. 2<br>Kalium phosphoricum Nr. 5<br>Kalium jodatum Nr. 15<br>Lithium chloratum Nr. 16 | |
| **Diabetes** | | |
| | Magnesium phosphoricum Nr. 7<br>Natrium sulfuricum Nr. 10 | Antlitzdiagnose |
| **Drüsen** | | |
| grundsätzliche Unterstützung | Kalium chloratum Nr. 4<br>Magnesium phosphoricum Nr. 7 | |
| Drüseneiterung | Natrium phosphoricum Nr. 9<br>Silicea Nr. 11<br>Calcium sulfuricum Nr. 12 | |
| Drüsenentzündung | Ferrum phosphoricum Nr. 3<br>Kalium chloratum Nr. 4 | |

| Symptom | Mineralstoff | Hinweise |
|---|---|---|
| **Drüsen Fortsetzung** | | |
| Drüsenschwellung | Kalium chloratum Nr. 4<br>Natrium phosphoricum Nr. 9<br>Silicea Nr. 11 | siehe auch äussere Anwendung |
| Geschwulst, weich | Kalium chloratum Nr. 4 | |
| steinhart | Calcium fluoratum Nr. 1 | |
| Unterzungendrüsenschwellung | Natrium chloratum Nr. 8 | |
| Verhärtungen | Calcium fluoratum Nr. 1<br>Natrium phosphoricum Nr. 9<br>Silicea Nr. 11 | siehe auch äussere Anwendung |
| **Durchfall** | | |
| grundsätzlich | Ferrum phosphoricum Nr. 3<br>Natrium chloratum Nr. 8 | genügend Flüssigkeit trinken, Einläufe |
| mit akutem Bauchschmerz | Magnesium phosphoricum Nr. 7 | |
| blutig, eitrig | Natrium phosphoricum Nr. 9<br>Silicea Nr. 11<br>Calcium sulfuricum Nr. 12 | |
| blutig, schleimig | Natrium chloratum Nr. 8<br>Calcium sulfuricum Nr. 12 | |
| chronisch | Natrium chloratum Nr. 8 | |
| goldgelb | Natrium phosphoricum Nr. 9 | |
| grünlichgelb | Natrium sulfuricum Nr. 10 | |
| schaumig | Natrium chloratum Nr. 8 | |
| mit Schleimhautfetzen | Kalium sulfuricum Nr. 6 | |
| stinkend, faulig | Kalium phosphoricum Nr. 5 | |
| durch Übersäuerung | Natrium phosphoricum Nr. 9 | |
| unverdauter Speisen | Ferrum phosphoricum Nr. 3 | |
| mit Verstopfung wechselnd | Natrium sulfuricum Nr. 10 | |
| wässrig-gallig | Natrium sulfuricum Nr. 10 | |
| wässrig, schleimig | Natrium chloratum Nr. 8 | |

| Symptom | Mineralstoff | Hinweise |
|---|---|---|
| **Durstgefühl** | | |
| | Kalium sulfuricum Nr. 6<br>Natrium chloratum Nr. 8 | |
| **Eierstock** | | fachkundige Beratung |
| Abszess | Silicea Nr. 11<br>Calcium sulfuricum Nr. 12 | |
| Entzündung | Ferrum phosphoricum Nr. 3<br>Kalium chloratum Nr. 4<br>Calcium sulfuricum Nr. 12 | |
| **Eisenmangel** | | |
| | Ferrum phosphoricum Nr. 3<br>Kalium phosphoricum Nr. 5<br>Manganum sulfuricum Nr. 17 | |
| **Eiterung** | | |
| grundsätzlich | Natrium phosphoricum Nr. 9<br>Silicea Nr. 11<br>Calcium sulfuricum Nr. 12 | Ernährung, auch äussere Anwendungen |
| chronisch | Calcium sulfuricum Nr. 12 | |
| dünn, grünlichgelb, wässrig | Natrium sulfuricum Nr. 10 | |
| Eiterfisteln | Calcium sulfuricum Nr. 12<br>Calcium fluoratum Nr. 1 | |
| Eiterfluss fördernd | Silicea Nr. 11 | |
| Eiterpickel | Natrium phosphoricum Nr. 9<br>Silicea Nr. 11<br>Calcium sulfuricum Nr. 12 | |
| bei offener Wunde | Calcium sulfuricum Nr. 12 | |
| stinkend, schmierig | Calcium fluoratum Nr. 1<br>Kalium phosphoricum Nr. 5<br>Natrium chloratum Nr. 8 | |
| übelriechend | Kalium phosphoricum Nr. 5<br>Silicea Nr. 11 | |

| Symptom | Mineralstoff | Hinweise |
|---|---|---|
| **Eiweiss** | | |
| Aufbau | Calcium phosphoricum Nr. 2 | |
| im Urin | Calcium phosphoricum Nr. 2 | |
| **Ekzeme** | | |
| | Kalium sulfuricum Nr. 6<br>Silicea Nr. 11 | Antlitzdiagnose,<br>siehe auch äussere Anwendung |
| **Elastizitätsmangel** | | |
| | Calcium fluoratum Nr. 1<br>Silicea Nr. 11 | |
| **Elektromagnetische Belastung** | | |
| | Kalium chloratum Nr. 4<br>Magnesium phosphoricum Nr. 7 | |
| **Embolie** | | fachkundige Betreuung |
| bei Herzbeschwerden | Kalium chloratum Nr. 4<br>Kalium phosphoricum Nr. 5 | |
| bei Krampfadern | Calcium fluoratum Nr. 1<br>Ferrum phosphoricum Nr. 3<br>Kalium chloratum Nr. 4<br>Kalium sulfuricum Nr. 6 | |
| bei venösen Stauungen | Kalium chloratum Nr. 4<br>Kalium sulfuricum Nr. 6 | |
| **Empfindlichkeit** | | |
| durch Feuchtigkeit | Kalium sulfuricum Nr. 6 | |
| im Kopfbereich | Silicea Nr. 11 | |
| gegen Lärm, Geräusche | Silicea Nr. 11 | |
| gegen Licht | Kalium phosphoricum Nr. 5<br>Natrium chloratum Nr. 8<br>Silicea Nr. 11 | |
| bei Zugluft | Natrium chloratum Nr. 8 | |

| Symptom | Mineralstoff | Hinweise |
|---|---|---|
| **Energiemangel** | | |
| | Ferrum phosphoricum Nr. 3<br>Kalium phosphoricum Nr. 5<br>Natrium chloratum Nr. 8 | auch Fussbäder |
| **Entgiftung** | | |
| | Kalium chloratum Nr. 4<br>Kalium sulfuricum Nr. 6<br>Natrium chloratum Nr. 8<br>Natrium sulfuricum Nr. 10 | Einläufe, Fastenkur unter fachkundiger Anleitung |
| **Entschlackung** | | |
| | Kalium sulfuricum Nr. 6<br>Natrium sulfuricum Nr. 10<br>Natrium bicarbonicum Nr. 23 | Einläufe, Fastenkur unter fachkundiger Anleitung |
| **Entwöhnung** | | |
| von Suchtmitteln | Magnesium phosphoricum Nr. 7 | Tabak, Alkohol, Süssigkeiten |
| **Entzündung** | | |
| beginnend | Ferrum phosphoricum Nr. 3<br>Natrium phosphoricum Nr. 9 | Entschlackung wichtig |
| chronisch | Kalium sulfuricum Nr. 6<br>Calcium sulfuricum Nr. 12<br>Natrium bicarbonicum Nr. 23 | |
| chronisch, mit Eiterbildung | Silicea Nr. 11<br>Calcium sulfuricum Nr. 12 | Ernährung |
| mit Hautabschuppung | Kalium sulfuricum Nr. 6 | |
| mit Schwellung | Kalium chloratum Nr. 4 | |
| **Epilepsie** | | |
| grundsätzlich | Calcium phosphoricum Nr. 2<br>Natrium phosphoricum Nr. 9<br>Silicea Nr. 11 | Antlitzdiagnose, Ernährung |
| vorbeugend | Calcium phosphoricum Nr. 2<br>Kalium chloratum Nr. 4<br>Magnesium phosphoricum Nr. 7 | |

| Symptom | Mineralstoff | Hinweise |
|---|---|---|
| **Erbrechen** | | |
| von dunklem Blut | Kalium phosphoricum Nr. 5<br>Natrium chloratum Nr. 8 | |
| bräunlich, schwärzlich | Kalium phosphoricum Nr. 5<br>Natrium chloratum Nr. 8 | fachkundliche Abklärung |
| von Galle | Ferrum phosphoricum Nr. 3<br>Magnesium phosphoricum Nr. 7<br>Natrium sulfuricum Nr. 10 | |
| gallig, schleimig, blutig | Natrium sulfuricum Nr. 10 | |
| von glasigem Schleim | Natrium chloratum Nr. 8 | |
| saurer Flüssigkeit | Natrium phosphoricum Nr. 9 | |
| von Schaum | Natrium chloratum Nr. 8 | |
| von Unverdautem | Ferrum phosphoricum Nr. 3 | |
| von Wasser | Natrium chloratum Nr. 8 | |
| während des Zahnens | Calcium fluoratum Nr. 1<br>Calcium phosphoricum Nr. 2<br>Ferrum phosphoricum Nr. 3<br>Magnesium phosphoricum Nr. 7 | |
| **Erfrierungen** | | |
| grundsätzlich | Natrium sulfuricum Nr. 10 | auch äussere Anwendungen |
| Hände, Füsse brandig | Kalium phosphoricum Nr. 5 | |
| **Erkältung** | | |
| grundsätzlich | Ferrum phosphoricum Nr. 3<br>Kalium chloratum Nr. 4<br>Natrium chloratum Nr. 8 | Einläufe, Bäder |
| abklingend | Kalium phosphoricum Nr. 5<br>Kalium sulfuricum Nr. 6<br>Natrium chloratum Nr. 8 | |
| chronisch | Ferrum phosphoricum Nr. 3<br>Kalium chloratum Nr. 4<br>Kalium sulfuricum Nr. 6 | Ernährung beachten |
| Vorbeugung | Ferrum phosphoricum Nr. 3 | |

| Symptom | Mineralstoff | Hinweise |
|---|---|---|
| **Ermüdung** | | |
| Mattheit durch Übersäuerung | Natrium phosphoricum Nr. 9 | |
| mentale Ermüdung | Kalium phosphoricum Nr. 5 | |
| durch Sauerstoffmangel | Ferrum phosphoricum Nr. 3<br>Kalium sulfuricum Nr. 6 | |
| **Erregungszustände** | | |
| grundsätzlich | Magnesium phosphoricum Nr. 7 | |
| Erektion schmerzhaft, morgens | Silicea Nr. 11 | |
| bei Kindern | Calcium phosphoricum Nr. 2<br>Silicea Nr. 11 | |
| **Erschöpfung** | | |
| grundsätzlich | Kalium phosphoricum Nr. 5<br>Natrium chloratum Nr. 8<br>Calcium carb. Nr. 22 | Ernährung, Bäder, Lebensweise |
| bei Abmagerung | Calcium phosphoricum Nr. 2<br>Lithium chloratum Nr. 16 | |
| mit innerer Unruhe | Magnesium phosphoricum Nr. 7 | |
| nervöse | Kalium phosphoricum Nr. 5<br>Natrium chloratum Nr. 8 | |
| **Erste Hilfe** | Ferrum phosphoricum Nr. 3 | bei allen plötzlich auftretenden Gesundheitsstörungen<br>auch äussere Anwendungen |
| **Essstörungen** | | |
| Esssucht | Magnesium phosphoricum Nr. 7 | |
| Heisshunger | Natrium phosphoricum Nr. 9 | |
| Unbehagen nach dem Essen (Völlegefühl, Magendruck, Herzklopfen, Schläfrigkeit) | Ferrum phosphoricum Nr. 3<br>Natrium chloratum Nr. 8 | |
| **Faltenbildung** | | |
| | Calcium fluoratum Nr. 1<br>Silicea Nr. 11 | auch äussere Anwendungen |

| Symptom | Mineralstoff | Hinweise |
|---|---|---|
| **Fehlgeburt** | | |
| nach einer Fehlgeburt | Calcium fluoratum Nr. 1<br>Calcium phosphoricum Nr. 2<br>Ferrum phosphoricum Nr. 3<br>Kalium phosphoricum Nr. 5<br>Magnesium phosphoricum Nr. 7<br>Natrium chloratum Nr. 8 | Blütenessenzen<br>Energiestauungen lösen |
| Vorbeugung | Calcium fluoratum Nr. 1<br>Kalium phosphoricum Nr. 5<br>Natrium chloratum Nr. 8 | Energiestauungen lösen |
| **Fersensporn** | | |
| grundsätzlich | Calcium fluoratum Nr. 1<br>Calcium phosphoricum Nr. 2<br>Ferrum phosphoricum Nr. 3 | auch äussere Anwendungen |
| **Fettgeschwulst** | | |
| | Natrium phosphoricum Nr. 9<br>Natrium sulfuricum Nr. 10<br>Silicea Nr. 11 | |
| **Fettleibigkeit** | | |
| | Natrium phosphoricum Nr. 9 | Ernährung |
| **Feuermal** | | |
| | Calcium fluoratum Nr. 1<br>Ferrum phosphoricum Nr. 3<br>Kalium sulfuricum Nr. 6<br>Silicea Nr. 11 | auch äussere Anwendungen |
| **Fieber** | | siehe auch äussere Anwendung |
| bis 38,5°C | Ferrum phosphoricum Nr. 3 | |
| über 38,5°C | Kalium phosphoricum Nr. 5 | |
| Fieberkrampf | Calcium phosphoricum Nr. 2<br>Ferrum phosphoricum Nr. 3<br>Kalium phosphoricum Nr. 5<br>Natrium phosphoricum Nr. 9 | fachkundige Betreuung |

| Symptom | Mineralstoff | Hinweise |
|---|---|---|
| mit kalten Hände und Füssen | Ferrum phosphoricum Nr. 3<br>Magnesium phosphoricum Nr. 7<br>Natrium chloratum Nr. 8 | |
| Schüttelfrost | Ferrum phosphoricum Nr. 3<br>Natrium chloratum Nr. 8 | |
| **Fieberblasen** | | |
| | Magnesium phosphoricum Nr. 7<br>Natrium chloratum Nr. 8<br>Natrium sulfuricum Nr. 10<br>Silicea Nr. 11 | auch äussere Anwendungen |
| **Fischschuppenkrankheit** | | |
| | Calcium fluoratum Nr. 1<br>Calcium phosphoricum Nr. 2<br>Kalium sulfuricum Nr. 6 | Ernährung, auch äussere Anwendungen |
| **Fisteln** | | siehe auch äussere Anwendung |
| | Kalium chloratum Nr. 4<br>Natrium phosphoricum Nr. 9<br>Natrium sulfuricum Nr. 10<br>Silicea Nr. 11<br>Calcium sulfuricum Nr. 12 | |
| **Flechten** | | |
| | Calcium phosphoricum Nr. 2<br>Magnesium phosphoricum Nr. 7<br>Natrium chloratum Nr. 8<br>Natrium phosphoricum Nr. 9<br>Silicea Nr. 11<br>Calcium sulfuricum Nr. 12 | Ernährung, auch äussere Anwendung, Bäder mit Hausbadesalz (siehe Seite 108) |
| Bartflechte | Kalium sulfuricum Nr. 6<br>Natrium phosphoricum Nr. 9<br>Natrium sulfuricum Nr. 10<br>Silicea Nr. 11 | auch äussere Anwendungen |
| **Fontanelle** | | |
| schlecht schliessend | Calcium fluoratum Nr. 1<br>Calcium phosphoricum Nr. 2 | |

| Symptom | Mineralstoff | Hinweise |
|---|---|---|
| **Frostbeulen** | | |
| | Kalium chloratum Nr. 4<br>Natrium sulfuricum Nr. 10 | siehe auch äussere Anwendung |
| **Frösteln** | | |
| | Ferrum phosphoricum Nr. 3 | |
| **Frühjahrsmüdigkeit** | | |
| | Ferrum phosphoricum Nr. 3<br>Kalium sulfuricum Nr. 6<br>Natrium phosphoricum Nr. 9<br>Natrium sulfuricum Nr. 10<br>Silicea Nr. 11 | Entschlackungsbäder |
| **Furunkel** | | |
| | Calcium fluoratum Nr. 1<br>Natrium phosphoricum Nr. 9<br>Silicea Nr. 11<br>Calcium sulfuricum Nr. 12 | siehe auch äussere Anwendung |
| **Füsse** | | |
| feuchtkalt | Natrium chloratum Nr. 8 | |
| Fussschweiss | Natrium phosphoricum Nr. 9<br>Silicea Nr. 11 | auch äussere Anwendungen, Fussbäder |
| Fussschweiss unterdrückt | Silicea Nr. 11 | |
| Fusssohlen brennend | Calcium sulfuricum Nr. 12 | siehe auch äussere Anwendung |
| Fusssohlen jucken stark | Kalium sulfuricum Nr. 6<br>Silicea Nr. 11 | |
| geschwollen | Natrium chloratum Nr. 8<br>Natrium sulfuricum Nr. 10 | bei Druck bleibt Vertiefung zürück |
| kalt | Ferrum phosphoricum Nr. 3<br>Natrium chloratum Nr. 8 | siehe auch äussere Anwendung |
| kalt, mit heisser Stirn | Ferrum phosphoricum Nr. 3 | |
| wund gelaufen | Ferrum phosphoricum Nr. 3<br>Natrium chloratum Nr. 8 | |

| Symptom | Mineralstoff | Hinweise |
|---|---|---|
| **Gähnen, häufiges** | | |
| durch Luftmangel | Ferrum phosphoricum Nr. 3<br>Kalium sulfuricum Nr. 6 | |
| durch Müdigkeit | Ferrum phosphoricum Nr. 3<br>Kalium phosphoricum Nr. 5<br>Calcium carbonicum Nr. 22 | Bewegung an frischer Luft, Atemübungen |
| **Gallenblase** | | |
| grundsätzlich unterstützend | Kalium sulfuricum Nr. 6<br>Natrium phosphoricum Nr. 9<br>Natrium sulfuricum Nr. 10 | |
| Gallenblasenentzündung | Ferrum phosphoricum Nr. 3<br>Magnesium phosphoricum Nr. 7<br>Natrium sulfuricum Nr. 10 | warme Wickel |
| mit Fieber über 38,5°C | Kalium phosphoricum Nr. 5 | |
| **Gallenfluss** | | |
| vermehrt oder vermindert | Natrium sulfuricum Nr. 10 | |
| **Gallensteine, -griess** | | |
| Abbau | Calcium phosphoricum Nr. 2<br>Magnesium phosphoricum Nr. 7<br>Natrium phosphoricum Nr. 9<br>Silicea Nr. 11<br>Natrium bicarbonicum Nr. 23 | Ernährung |
| Kolik | Magnesium phosphoricum Nr. 7 | fachkundige Betreuung |
| Steinbildung – Vorbeugung | Natrium phosphoricum Nr. 9<br>Silicea Nr. 11<br>Natrium bicarbonicum Nr. 23 | |
| **Gastritis** | | |
| grundsätzlich | Kalium chloratum Nr. 4<br>Natrium chloratum Nr. 8<br>Natrium phosphoricum Nr. 9 | Einläufe, Darmaufbau |
| akut | Ferrum phosphoricum Nr. 3<br>Magnesium phosphoricum Nr. 7 | |
| Aufstossen von Gasen | Magnesium phosphoricum Nr. 7 | |

| Symptom | Mineralstoff | Hinweise |
| --- | --- | --- |
| **Gastritis Fortsetzung** | | |
| mit Blähungskolik, -krampf | Magnesium phosphoricum Nr. 7 | |
| mit schlaffen Darmmuskeln | Calcium fluoratum Nr. 1<br>Ferrum phosphoricum Nr. 3 | |
| mit Durstgefühl | Natrium chloratum Nr. 8 | |
| mit Kräfteverlust | Kalium phosphoricum Nr. 5<br>Natrium chloratum Nr. 8 | |
| mit starker Säurebildung | Natrium phosphoricum Nr. 9 | |
| nach fetten Speisen | Natrium phosphoricum Nr. 9 | |
| Speichelfluss verstärkt | Natrium chloratum Nr. 8 | |
| mit trockener Zunge | Natrium chloratum Nr. 8 | |
| **Gaumen** | | siehe auch Absonderungen |
| Gaumenentzündung | Ferrum phosphoricum Nr. 3 | |
| Gaumenlähmung | Kalium phosphoricum Nr. 5<br>Natrium chloratum Nr. 8 | |
| Gaumenschmerzen | Ferrum phosphoricum Nr. 3<br>Kalium chloratum Nr. 4 | |
| Gaumenschwellung | Kalium chloratum Nr. 4<br>Natrium sulfuricum Nr. 10<br>Calcium sulfuricum Nr. 12 | |
| Gaumenzäpfchenentzündung | Ferrum phosphoricum Nr. 3 | |
| Trockenheit | Natrium chloratum Nr. 8 | |
| **Gebärmutter** | | |
| Blutungen | Calcium fluoratum Nr. 1<br>Ferrum phosphoricum Nr. 3<br>Kalium phosphoricum Nr. 5 | fachkundliche Abklärung |
| Gebärmuttersenkung | Calcium fluoratum Nr. 1<br>Silicea Nr. 11 | auch äussere Anwendungen |
| Gebärmutterverhärtung | Calcium fluoratum Nr. 1<br>Silicea Nr. 11 | |
| Gebärmuttervorfall | Calcium fluoratum Nr. 1 | |

| Symptom | Mineralstoff | Hinweise |
|---|---|---|
| **Gebärmutterentzündung** | | |
| grundsätzlich | Ferrum phosphoricum Nr. 3 | Absonderungen beachten! |
| mit Blutfülle | Ferrum phosphoricum Nr. 3<br>Magnesium phosphoricum Nr. 7 | |
| eitrig | Natrium phosphoricum Nr. 9<br>Silicea Nr. 11<br>Calcium sulfuricum Nr. 12 | |
| mit Geschwulst | Kalium chloratum Nr. 4 | |
| **Geburt** | | |
| grundsätzlich | Magnesium phosphoricum Nr. 7 | |
| Vorbereitung | Calcium fluoratum Nr. 1<br>Magnesium phosphoricum Nr. 7 | siehe auch äussere Anwendung |
| Erleichterung | Calcium fluoratum Nr. 1<br>Calcium phosphoricum Nr. 2<br>Magnesium phosphoricum Nr. 7 | |
| Wehenschwäche | Kalium phosphoricum Nr. 5 | |
| Abgang des Mutterkuchens | Calcium fluoratum Nr. 1<br>Kalium phosphoricum Nr. 5 | |
| Nachwehen | Calcium fluoratum Nr. 1<br>Kalium phosphoricum Nr. 5<br>Magnesium phosphoricum Nr. 7 | |
| Rückbildung der Gebärmutter | Calcium fluoratum Nr. 1<br>Ferrum phosphoricum Nr. 3 | auch äussere Anwendungen |
| **Gedächtnis** | | |
| Ermüdung | Kalium phosphoricum Nr. 5<br>Natrium chloratum Nr. 8 | Ernährung |
| Gedächtnislücken | Kalium phosphoricum Nr. 5<br>Natrium chloratum Nr. 8<br>Natrium sulfuricum Nr. 10<br>Silicea Nr. 11 | |
| Gedächtnisschwäche | Calcium phosphoricum Nr. 2<br>Kalium phosphoricum Nr. 5<br>Natrium chloratum Nr. 8<br>Silicea Nr. 11 | |

| Symptom | Mineralstoff | Hinweise |
|---|---|---|
| **Gedächtnis Fortsetzung** | | |
| Gedächtnisverlust | Kalium phosphoricum Nr. 5<br>Natrium chloratum Nr. 8 | |
| **Gedankenberuhigung** | | |
| | Calcium phosphoricum Nr. 2<br>Kalium sulfuricum Nr. 6<br>Magnesium phosphoricum Nr. 7 | Blütenessenzen |
| **Gefässerweiterung** | | |
| | Calcium fluoratum Nr. 1<br>Silicea Nr. 11 | auch äussere Anwendungen |
| **Gehirn** | | |
| Säfteerneuerung | Natrium chloratum Nr. 8 | |
| **Gehirnerschütterung** | | |
| | Calcium fluoratum Nr. 1<br>Ferrum phosphoricum Nr. 3<br>Kalium phosphoricum Nr. 5<br>Natrium chloratum Nr. 8 | Antlitzdiagnose, Behandlung über längere Zeit notwendig |
| **Gehirnhautentzündung** | | |
| grundsätzlich | Calcium fluoratum Nr. 1<br>Ferrum phosphoricum Nr. 3<br>Kalium phosphoricum Nr. 5<br>Natrium chloratum Nr. 8<br>Silicea Nr. 11 | fachkundige Betreuung |
| mit Genickstarre | Calcium phosphoricum Nr. 2<br>Magnesium phosphoricum Nr. 7 | |
| **Gehirnschlag** | | |
| grundsätzlich | Calcium phosphoricum Nr. 2<br>Kalium phosphoricum Nr. 5<br>Natrium chloratum Nr. 8 | fachkundige Betreuung |
| Aufsaugen des Blutergusses | Silicea Nr. 11 | |
| mit Blutfülle | Ferrum phosphoricum Nr. 3<br>Magnesium phosphoricum Nr. 7 | |

| Symptom | Mineralstoff | Hinweise |
|---|---|---|
| Blutstillung | Calcium phosphoricum Nr. 2 | |
| mit Lähmung | Kalium phosphoricum Nr. 5<br>Natrium chloratum Nr. 8 | |
| Vorbeugung | Calcium fluoratum Nr. 1<br>Natrium phosphoricum Nr. 9<br>Silicea Nr. 11 | |
| **Gelbsucht** | | |
| grundsätzlich | Magnesium phosphoricum Nr. 7<br>Natrium sulfuricum Nr. 10<br>Silicea Nr. 11 | |
| mit hohem Fieber | Kalium phosphoricum Nr. 5 | Einläufe |
| mit Hautjucken | Kalium sulfuricum Nr. 6<br>Magnesium phosphoricum Nr. 7 | auch äussere Anwendungen |
| bei Neugeborenen | Natrium sulfuricum Nr. 10 | |
| bei Übersäuerung | Natrium phosphoricum Nr. 9 | |
| **Gelenke** | | siehe auch äussere Anwendung |
| Gelenkschmiere | Natrium chloratum Nr. 8 | |
| knackend | Natrium chloratum Nr. 8<br>Natrium sulfuricum Nr. 10 | |
| Knorpelbildung | Kalium chloratum Nr. 4<br>Natrium chloratum Nr. 8 | |
| Schlottergelenke | Calcium fluoratum Nr. 1 | |
| steif | Calcium phosphoricum Nr. 2<br>Natrium chloratum Nr. 8<br>Silicea Nr. 11 | |
| **Gelenkentzündung** | | |
| grundsätzlich | Calcium phosphoricum Nr. 2<br>Ferrum phosphoricum Nr. 3<br>Natrium chloratum Nr. 8<br>Natrium phosphoricum Nr. 9 | Ernährung<br>auch äussere Anwendungen |
| abends schlimmer | Kalium sulfuricum Nr. 6 | |

| Symptom | Mineralstoff | Hinweise |
|---|---|---|
| eitrig | Natrium phosphoricum Nr. 9<br>Silicea Nr. 11<br>Calcium sulfuricum Nr. 12 | |
| mit Hitze | Ferrum phosphoricum Nr. 3 | |
| mit Kribbeln, nachts | Calcium phosphoricum Nr. 2 | |
| mit Lähmung | Kalium phosphoricum Nr. 5 | |
| **Gelenkschwellung** | | |
| grundsätzlich | Calcium phosphoricum Nr. 2<br>Kalium chloratum Nr. 4<br>Natrium phosphoricum Nr. 9<br>Natrium sulfuricum Nr. 10 | auch äussere Anwendungen |
| entzündlich | Ferrum phosphoricum Nr. 3<br>Kalium chloratum Nr. 4 | |
| mit rheumatischen Schmerzen | Natrium chloratum Nr. 8<br>Natrium phosphoricum Nr. 9<br>Silicea Nr. 11<br>Calcium sulfuricum Nr. 12<br>Natrium bicarbonicum Nr. 23 | |
| mit Wasserinhalt | Natrium chloratum Nr. 8<br>Natrium sulfuricum Nr. 10<br>Silicea Nr. 11 | |
| **Gelenkrheumatismus** | | |
| grundsätzlich | Kalium chloratum Nr. 4<br>Natrium chloratum Nr. 8<br>Natrium phosphoricum Nr. 9<br>Silicea Nr. 11<br>Calcium sulfuricum Nr. 12<br>Lithium chloratum Nr. 16 | Ernährung, Entsäuerung |
| **Gemütszustände** | | Blütenessenzen |
| ängstlich | Calcium phosphoricum Nr. 2 | |
| gereizt, lebhaft | Calcium phosphoricum Nr. 2<br>Natrium phosphoricum Nr. 9<br>Silicea Nr. 11 | |
| niedergedrückt, depressiv | Kalium phosphoricum Nr. 5 | |

| Symptom | Mineralstoff | Hinweise |
| --- | --- | --- |
| schreckhaft | Kalium phosphoricum Nr. 5<br>Natrium chloratum Nr. 8<br>Silicea Nr. 11 | |
| innere Unruhe | Magnesium phosphoricum Nr. 7 | |
| wechselhaft | Kalium phosphoricum Nr. 5<br>Natrium chloratum Nr. 8 | |
| Neigung zum Weinen | Kalium phosphoricum Nr. 5<br>Natrium chloratum Nr. 8 | |
| zaghaft | Calcium phosphoricum Nr. 2 | |
| **Genesungsphase** | | |
| | Calcium phosphoricum Nr. 2<br>Kalium phosphoricum Nr. 5<br>Natrium chloratum Nr. 8 | Fussbäder |
| **Genickstarre** | | |
| | Calcium phosphoricum Nr. 2<br>Magnesium phosphoricum Nr. 7 | fachkundige Betreung |
| **Gereiztheit** | | |
| | Calcium phosphoricum Nr. 2<br>Kalium phosphoricum Nr. 5<br>Magnesium phosphoricum Nr. 7<br>Silicea Nr. 11 | siehe auch äussere Anwendung |
| **Gerstenkorn** | | |
| | Calcium fluoratum Nr. 1<br>Kalium chloratum Nr. 4<br>Natrium phosphoricum Nr. 9<br>Silicea Nr. 11 | auch äussere Anwendungen, Leinsamenauflage |
| **Geruchsverlust** | | |
| | Natrium chloratum Nr. 8 | |
| **Geschmack** | | |
| bitter | Natrium sulfuricum Nr. 10 | |
| salzig | Natrium chloratum Nr. 8 | |

| Symptom | Mineralstoff | Hinweise |
|---|---|---|
| **Geschmack Fortsetzung** | | |
| sauer | Natrium phosphoricum Nr. 9 | |
| Geschmacksverlust | Natrium chloratum Nr. 8 | |
| **Geschwulst** | | fachkundliche Abklärung nötig! |
| | Calcium fluoratum Nr. 1<br>Ferrum phosphoricum Nr. 3<br>Kalium phosphoricum Nr. 5<br>Natrium phosphoricum Nr. 9<br>Silicea Nr. 11 | auch äussere Anwendungen |
| **Gesicht** | | |
| fettig, glänzend | Natrium phosphoricum Nr. 9 | |
| grünlichgelblich | Natrium sulfuricum Nr. 10 | |
| Muskellähmung | Kalium phosphoricum Nr. 5<br>Magnesium phosphoricum Nr. 7 | |
| Neuralgie | Kalium sulfuricum Nr. 6 | |
| Pickel | Kalium chloratum Nr. 4<br>Natrium phosphoricum Nr. 9<br>Natrium sulfuricum Nr. 10 | |
| wässrig, gedunsen | Natrium chloratum Nr. 8 | |
| Zuckungen | Silicea Nr. 11 | |
| **Gesichtsrose** | | |
| grundsätzlich | Magnesium phosphoricum Nr. 7<br>Natrium phosphoricum Nr. 9<br>Natrium sulfuricum Nr. 10 | monatelange Einnahme notwendig, Ernährung, äussere Anwendungen |
| bei Abschuppungen | Kalium sulfuricum Nr. 6 | |
| Fieber bis 38,5°C | Ferrum phosphoricum Nr. 3<br>Kalium chloratum Nr. 4 | |
| Fieber über 38,5°C | Ferrum phosphoricum Nr. 3<br>Kalium phosphoricum Nr. 5<br>Kalium sulfuricum Nr. 6 | |
| Heilungsphase | Calcium fluoratum Nr. 1<br>Kalium sulfuricum Nr. 6 | |

| Symptom | Mineralstoff | Hinweise |
|---|---|---|
| bei harten Schwellungen | Natrium phosphoricum Nr. 9 | |
| bei weichen Schwellungen | Natrium sulfuricum Nr. 10 | |
| **Gicht** | | |
| grundsätzlich | Ferrum phosphoricum Nr. 3<br>Natrium chloratum Nr. 8<br>Natrium phosphoricum Nr. 9<br>Natrium sulfuricum Nr. 10<br>Silicea Nr. 11<br>Calcium sulfuricum Nr. 12 | Ernährung, siehe auch äussere Anwendung |
| abends schlimmer | Kalium sulfuricum Nr. 6 | |
| chronisch | Lithium chloratum Nr. 16 | |
| in den Füssen | Natrium sulfuricum Nr. 10 | |
| mit Hand- und Fussschweiss | Silicea Nr. 11 | |
| durch Harnsäure | Natrium phosphoricum Nr. 9<br>Natrium bicarbonicum Nr. 23 | |
| mit Knacken der Gelenke | Natrium chloratum Nr. 8 | |
| mit Knoten an Sehnen, Nerven | Silicea Nr. 11 | |
| mit wandernden Schmerzen | Kalium sulfuricum Nr. 6<br>Manganum sulfuricum Nr. 17 | |
| mit starkem Schweiss | Natrium chloratum Nr. 8 | |
| mit Schweissausbruch morgens | Natrium chloratum Nr. 8 | |
| mit Schwindel beim Bücken | Silicea Nr. 11 | |
| wässrige Anschwellung | Kalium chloratum Nr. 4<br>Natrium chloratum Nr. 8<br>Natrium sulfuricum Nr. 10 | |
| **Gleichgültigkeit** | | |
| | Kalium phosphoricum Nr. 5<br>Natrium chloratum Nr. 8<br>Natrium sulfuricum Nr. 10 | |
| **Gliederschmerzen** | | siehe auch Schmerzen, auch äussere Anwendungen |
| besser in Bewegung | Calcium phosphoricum Nr. 2<br>Kalium phosphoricum Nr. 5 | |

| Symptom | Mineralstoff | Hinweise |
|---|---|---|
| **Gliederschmerzen Fortsetzung** | | |
| zu Beginn der Bewegung | Kalium phosphoricum Nr. 5<br>Natrium chloratum Nr. 8 | |
| Nervenschmerzen | Natrium phosphoricum Nr. 9<br>Silicea Nr. 11 | |
| mit Taubheitsgefühl | Calcium phosphoricum Nr. 2 | |
| mit Wasseranschwellung | Kalium chloratum Nr. 4<br>Natrium chloratum Nr. 8<br>Natrium sulfuricum Nr. 10 | Druck schmerzt nicht, eine Vertiefung bleibt zurück |
| bei Witterungswechsel | Calcium phosphoricum Nr. 2 | |
| **Gliedmassen** | | auch äussere Anwendungen |
| Einschlafen | Calcium phosphoricum Nr. 2<br>Silicea Nr. 11 | |
| matt, schwer | Kalium sulfuricum Nr. 6<br>Natrium phosphoricum Nr. 9 | |
| schwabbelig | Natrium chloratum Nr. 8 | |
| zittern | Calcium phosphoricum Nr. 2<br>Kalium phosphoricum Nr. 5<br>Magnesium phosphoricum Nr. 7<br>Silicea Nr. 11 | |
| Zucken | Silicea Nr. 11 | |
| **Grippe** | | |
| grundsätzlich | Ferrum phosphoricum Nr. 3<br>Natrium sulfuricum Nr. 10 | Bettruhe, Einlauf |
| mit Fieber über 38,5°C | Kalium phosphoricum Nr. 5 | |
| Vorbeugung | Natrium sulfuricum Nr. 10 | |
| **Gürtelrose** | | |
| | Kalium chloratum Nr. 4<br>Kalium phosphoricum Nr. 5<br>Magnesium phosphoricum Nr. 7<br>Natrium chloratum Nr. 8<br>Kalium arsenicosum Nr. 13 | Ernährung |

| Symptom | Mineralstoff | Hinweise |
|---|---|---|
| **Haarausfall** | | |
| grundsätzlich | Calcium phosphoricum Nr. 2<br>Kalium phosphoricum Nr. 5<br>Magnesium phosphoricum Nr. 7<br>Natrium chloratum Nr. 8<br>Silicea Nr. 11 | Ernährung, Stressabbau, Entsäuerung |
| Kahlköpfigkeit | Natrium phosphoricum Nr. 9<br>Silicea Nr. 11 | |
| kreisrund | Kalium phosphoricum Nr. 5<br>Magnesium phosphoricum Nr. 7<br>Natrium sulfuricum Nr. 10 | |
| durch Übersäuerung | Natrium phosphoricum Nr. 9<br>Silicea Nr. 11 | |
| **Haare** | | |
| brüchig, spaltend | Silicea Nr. 11 | |
| früh ergraut | Calcium phosphoricum Nr. 2<br>Kalium phosphoricum Nr. 5<br>Natrium chloratum Nr. 8<br>Natrium phosphoricum Nr. 9<br>Silicea Nr. 11 | |
| Funken beim Kämmen | Natrium phosphoricum Nr. 9<br>Silicea Nr. 11 | |
| Haarboden schmerzt | Silicea Nr. 11 | |
| Haarspitzenkatarrh | Silicea Nr. 11 | Schmerzen beim Frisieren |
| Haarwuchs anregend | Silicea Nr. 11 | lange Einnahme nötig |
| Schuppenbildung | Natrium chloratum Nr. 8 | |
| Schuppen, fettig | Natrium phosphoricum Nr. 9 | |
| Schuppen, klebrig | Kalium sulfuricum Nr. 6 | |
| **Hals** | | auch äussere Anwendungen |
| Druckgefühl | Kalium jodatum Nr. 15 | |
| Kitzelgefühl | Ferrum phosphoricum Nr. 3<br>Natrium chloratum Nr. 8 | |
| Klossgefühl | Magnesium phosphoricum Nr. 7 | |

| Symptom | Mineralstoff | Hinweise |
| --- | --- | --- |
| **Hals Fortsetzung** | | |
| rauh | Calcium fluoratum Nr. 1<br>Ferrum phosphoricum Nr. 3<br>Natrium chloratum Nr. 8 | |
| Schmerzen | Calcium phosphoricum Nr. 2<br>Ferrum phosphoricum Nr. 3<br>Kalium chloratum Nr. 4 | |
| Zäpfchen, vergrössert | Calcium fluoratum Nr. 1 | |
| **Halsentzündung** | | siehe auch Auswurf |
| grundsätzlich | Ferrum phosphoricum Nr. 3<br>Kalium chloratum Nr. 4 | auch äussere Anwendungen |
| mit chronischer Schwellung | Calcium phosphoricum Nr. 2<br>Natrium phosphoricum Nr. 9 | |
| eitrig | Natrium phosphoricum Nr. 9<br>Silicea Nr. 11<br>Calcium sulfuricum Nr. 12 | |
| Neigung zu Halsentzündung | Natrium phosphoricum Nr. 9<br>Silicea Nr. 11 | |
| Mandeln gerötet | Ferrum phosphoricum Nr. 3<br>Natrium phosphoricum Nr. 9 | |
| Mandelschmerzen | Calcium phosphoricum Nr. 2<br>Kalium phosphoricum Nr. 5 | |
| Mandeln verhärtet | Calcium fluoratum Nr. 1 | |
| mit Mundgeruch | Kalium phosphoricum Nr. 5 | |
| Schluckbeschwerden | Natrium sulfuricum Nr. 10 | |
| **Haltungsschäden** | | |
| | Calcium fluoratum Nr. 1<br>Calcium phosphoricum Nr. 2 | auch äussere Anwendungen |
| **Hämorrhoiden** | | |
| grundsätzlich | Calcium fluoratum Nr. 1<br>Kalium chloratum Nr. 4<br>Natrium phosphoricum Nr. 9<br>Silicea Nr. 11 | siehe auch äussere Anwendung |

| Symptom | Mineralstoff | Hinweise |
|---|---|---|
| ätzend, brennend | Calcium fluoratum Nr. 1 | |
| blutend | Ferrum phosphoricum Nr. 3<br>Kalium chloratum Nr. 4<br>Kalium phosphoricum Nr. 5 | |
| brennend | Natrium chloratum Nr. 8 | |
| juckend | Magnesium phosphoricum Nr. 7<br>Silicea Nr. 11 | |
| Knotenbildung | Calcium fluoratum Nr. 1 | |
| Knoten, eiternd | Silicea Nr. 11 | fachkundliche Abklärung |
| Knoten, entzündet | Calcium fluoratum Nr. 1<br>Kalium sulfuricum Nr. 6 | |
| **Hände** | | |
| kalt | Natrium chloratum Nr. 8 | |
| Kribbeln, Taubheitsgefühl | Calcium phosphoricum Nr. 2 | |
| rissig | Calcium fluoratum Nr. 1<br>Silicea Nr. 11 | Salbenmischung anwenden |
| Schweiss | Natrium chloratum Nr. 8<br>Silicea Nr. 11 | |
| **Harn** | | |
| Abgang, unwillkürlich | Kalium phosphoricum Nr. 5<br>Natrium sulfuricum Nr. 10 | |
| Ablagerungen | Calcium phosphoricum Nr. 2 | |
| Blut im Harn | Ferrum phosphoricum Nr. 3<br>Natrium phosphoricum Nr. 9<br>Silicea Nr. 11 | |
| Brennen beim Wasserlassen | Natrium chloratum Nr. 8 | |
| Harndrang, häufig | Natrium chloratum Nr. 8 | |
| Harndrang, plötzlich auftretend | Natrium chloratum Nr. 8 | |
| Harnträufeln | Calcium fluoratum Nr. 1<br>Magnesium phosphoricum Nr. 7 | |

| Symptom | Mineralstoff | Hinweise |
|---|---|---|
| **Harn Fortsetzung** | | |
| Harnvergiftung | Kalium chloratum Nr. 4<br>Kalium phosphoricum Nr. 5<br>Magnesium phosphoricum Nr. 7<br>Natrium phosphoricum Nr. 9<br>Natrium sulfuricum Nr. 10 | |
| Harnverhalten bei Kindern | Calcium phosphoricum Nr. 2 | |
| Harnverhalten, krampfhaft | Calcium phosphoricum Nr. 2<br>Kalium phosphoricum Nr. 5<br>Magnesium phosphoricum Nr. 7<br>Natrium sulfuricum Nr. 10 | |
| Urin braun | Natrium phosphoricum Nr. 9 | |
| Urin eitrig | Natrium phosphoricum Nr. 9<br>Silicea Nr. 11<br>Calcium sulfuricum Nr. 12 | |
| Urin eiweisshaltig | Calcium phosphoricum Nr. 2 | |
| Urin vermindert, scharf, sauer | Natrium phosphoricum Nr. 9 | |
| Urin zuckerhaltig | Kalium phosphoricum Nr. 5<br>Kalium sulfuricum Nr. 6<br>Magnesium phosphoricum Nr. 7<br>Natrium chloratum Nr. 8<br>Natrium sulfuricum Nr. 10 | |
| **Harngriess** | | |
| grundsätzlich | Calcium phosphoricum Nr. 2<br>Magnesium phosphoricum Nr. 7<br>Natrium phosphoricum Nr. 9<br>Silicea Nr. 11 | fachkundliche Abklärung |
| Schmerzen, kolikartig | Magnesium phosphoricum Nr. 7<br>Natrium phosphoricum Nr. 9<br>Silicea Nr. 11 | |
| zur Vorbeugung | Natrium phosphoricum Nr. 9<br>Natrium bicarbonicum Nr. 23 | |
| **Harnsäure** | | |
| Abbau | Natrium phosphoricum Nr. 9<br>Silicea Nr. 11 | |

| Symptom | Mineralstoff | Hinweise |
|---|---|---|
| Harnsäureüberschuss | Natrium phosphoricum Nr. 9 | |
| **Harnwege** | | |
| Blutung durch Verletzung | Ferrum phosphoricum Nr. 3 | |
| Harnröhre verengt | Calcium fluoratum Nr. 1<br>Magnesium phosphoricum Nr. 7<br>Silicea Nr. 11 | |
| Harnwege entzündet | Ferrum phosphoricum Nr. 3<br>Natrium chloratum Nr. 8<br>Natrium phosphoricum Nr. 9<br>Calcium sulfuricum Nr. 12 | |
| **Haut** | | siehe auch äussere Anwendung |
| Abschuppung | Kalium sulfuricum Nr. 6 | |
| gerötet, fleckig | Ferrum phosphoricum Nr. 3<br>Magnesium phosphoricum Nr. 7<br>Silicea Nr. 11 | |
| Knötchen, warzenähnlich | Calcium fluoratum Nr. 1<br>Kalium chloratum Nr. 4<br>Natrium sulfuricum Nr. 10 | |
| rauh, rissig, schrundig | Calcium fluoratum Nr. 1 | |
| schlaff | Calcium fluoratum Nr. 1<br>Silicea Nr. 11 | |
| trocken | Natrium chloratum Nr. 8 | |
| trocken, schuppend | Kalium sulfuricum Nr. 6 | |
| unrein | Silicea Nr. 11 | |
| Veränderungen | Kalium sulfuricum Nr. 6 | |
| **Hautabsonderungen** | | |
| grundsätzlich | Calcium phosphoricum Nr. 2<br>Kalium chloratum Nr. 4<br>Arsenum jodatum Nr. 24 | |
| ätzend | Calcium fluoratum Nr. 1 | |
| mit blauem Hof | Natrium sulfuricum Nr. 10 | |
| blutig | Kalium phosphoricum Nr. 5 | |

| Symptom | Mineralstoff | Hinweise |
|---|---|---|

## Hautabsonderungen Fortsetzung

| | | |
|---|---|---|
| brennend | Natrium chloratum Nr. 8 | |
| darunter blutig | Kalium phosphoricum Nr. 5 | |
| darunter grüngelb | Natrium sulfuricum Nr. 10 | |
| darunter verhärtet | Calcium fluoratum Nr. 1 | |
| eitrig | Natrium phosphoricum Nr. 9<br>Silicea Nr. 11 | |
| faserstoffhaltig | Kalium chloratum Nr. 4 | |
| eiweisshaltig | Calcium phosphoricum Nr. 2<br>Silicea Nr. 11 | |
| fettig | Natrium phosphoricum Nr. 9 | |
| gelblichgrün | Natrium sulfuricum Nr. 10 | |
| gelbschleimig | Kalium sulfuricum Nr. 6 | |
| honiggelb | Natrium phosphoricum Nr. 9 | |
| jauchig | Kalium phosphoricum Nr. 5 | |
| mehlartig | Kalium chloratum Nr. 4 | |
| rahmartig | Natrium phosphoricum Nr. 9 | |
| schmierig | Kalium phosphoricum Nr. 5 | |
| schuppend | Kalium sulfuricum Nr. 6 | |
| stinkend | Kalium phosphoricum Nr. 5 | |
| trocken, grünlichgelb | Natrium sulfuricum Nr. 10 | |
| trocken, klebrig | Kalium sulfuricum Nr. 6 | |
| trocken, mehlartig | Kalium chloratum Nr. 4 | |
| trocken, schmierig | Kalium phosphoricum Nr. 5 | |
| trocken, weissgelblich | Calcium phosphoricum Nr. 2 | |
| verhärtet | Calcium fluoratum Nr. 1 | |
| wasserhelle Flüssigkeit | Natrium chloratum Nr. 8 | |
| wässrig | Natrium sulfuricum Nr. 10 | |
| wässrig, glasig | Natrium chloratum Nr. 8 | |

| Symptom | Mineralstoff | Hinweise |
| --- | --- | --- |
| wässriger Schleim | Natrium chloratum Nr. 8 | |
| weiss oder weissgrau | Kalium chloratum Nr. 4 | |

**Hautpflege**

| Symptom | Mineralstoff | Hinweise |
| --- | --- | --- |
| | Calcium fluoratum Nr. 1<br>Kalium chloratum Nr. 4<br>Kalium phosphoricum Nr. 5<br>Kalium sulfuricum Nr. 6<br>Natrium chloratum Nr. 8<br>Silicea Nr. 11 | Salbenmischung auswählen, siehe auch äussere Anwendung |
| Empfindlichkeit gegen Sonne | Calcium phosphoricum Nr. 2<br>Ferrum phosphoricum Nr. 3<br>Natrium chloratum Nr. 8 | |

**Heiserkeit**

| Symptom | Mineralstoff | Hinweise |
| --- | --- | --- |
| grundsätzlich | Calcium phosphoricum Nr. 2<br>Magnesium phosphoricum Nr. 7<br>Kalium jodatum Nr. 15 | |
| belegte Stimme | Natrium phosphoricum Nr. 9 | Räuspern löst |
| chronisch | Kalium chloratum Nr. 4<br>Kalium sulfuricum Nr. 6 | |
| bei Erkältung | Calcium fluoratum Nr. 1<br>Ferrum phosphoricum Nr. 3<br>Kalium chloratum Nr. 4<br>Kalium sulfuricum Nr. 6<br>Natrium phosphoricum Nr. 9 | |
| in geschlossenen Räumen | Kalium sulfuricum Nr. 6 | |
| mit trockenem Hustenreiz | Ferrum phosphoricum Nr. 3<br>Natrium chloratum Nr. 8 | |
| nach Überanstrengung | Ferrum phosphoricum Nr. 3<br>Kalium phosphoricum Nr. 5<br>Natrium chloratum Nr. 8 | |

**Heisshunger**

| Symptom | Mineralstoff | Hinweise |
| --- | --- | --- |
| grundsätzlich | Magnesium phosphoricum Nr. 7 | |
| mit grossem Durst | Natrium chloratum Nr. 8 | |
| mit schneller Sättigung | Natrium chloratum Nr. 8 | |

| | | |
|---|---|---|
| **Herpes** | | |
| | Natrium chloratum Nr. 8<br>Natrium sulfuricum Nr. 10<br>Silicea Nr. 11 | |
| **Herz** | | auch äussere Anwendungen |
| Beklemmungsgefühl | Ferrum phosphoricum Nr. 3<br>Kalium phosphoricum Nr. 5<br>Kalium sulfuricum Nr. 6<br>Magnesium phosphoricum Nr. 7<br>Silicea Nr. 11 | |
| Entzündung, beginnend | Ferrum phosphoricum Nr. 3<br>Magnesium phosphoricum Nr. 7<br>Natrium phosphoricum Nr. 9 | |
| Entzündung, chronisch | Kalium chloratum Nr. 4<br>Magnesium phosphoricum Nr. 7<br>Natrium phosphoricum Nr. 9<br>Silicea Nr. 11 | |
| hämmert nach jeder Bewegung | Silicea Nr. 11 | |
| Herzerweiterung | Calcium fluoratum Nr. 1<br>Kalium phosphoricum Nr. 5<br>Magnesium phosphoricum Nr. 7<br>Natrium phosphoricum Nr. 9<br>Natrium sulfuricum Nr. 10 | |
| Herzflattern | Calcium phosphoricum Nr. 2 | |
| Herzklappenfehler | Calcium fluoratum Nr. 1<br>Calcium phosphoricum Nr. 2<br>Kalium phosphoricum Nr. 5<br>Kalium sulfuricum Nr. 6<br>Silicea Nr. 11 | |
| Herzrhythmusstörung | Calcium phosphoricum Nr. 2<br>Magnesium phosphoricum Nr. 7<br>Natrium chloratum Nr. 8 | |
| Herzschwäche | Kalium phosphoricum Nr. 5<br>Magnesium phosphoricum Nr. 7 | |
| Herzstärkung | Kalium phosphoricum Nr. 5<br>Magnesium phosphoricum Nr. 7 | |

| Symptom | Mineralstoff | Hinweise |
| --- | --- | --- |
| Herzverfettung | Natrium phosphoricum Nr. 9<br>Silicea Nr. 11 | |
| Kältegefühl | Silicea Nr. 11 | |
| Unruhe | Calcium phosphoricum Nr. 2 | |
| **Herzbeutelentzündung** | | fachkundige Betreuung |
| grundsätzlich | Calcium phosphoricum Nr. 2<br>Ferrum phosphoricum Nr. 3<br>Kalium chloratum Nr. 4<br>Kalium phosphoricum Nr. 5<br>Kalium sulfuricum Nr. 6 | |
| Genesungsphase | Calcium fluoratum Nr. 1<br>Calcium phosphoricum Nr. 2<br>Kalium chloratum Nr. 4<br>Silicea Nr. 11 | |
| **Herzbeutelwassersucht** | | |
| grundsätzlich | Calcium phosphoricum Nr. 2<br>Kalium chloratum Nr. 4<br>Kalium phosphoricum Nr. 5<br>Natrium chloratum Nr. 8<br>Silicea Nr. 11 | fachkundige Betreuung |
| bei Blutarmut | Calcium phosphoricum Nr. 2<br>Silicea Nr. 11 | |
| Herzerweiterung | Calcium fluoratum Nr. 1 | |
| mit Leber-, Nierenstörung | Kalium chloratum Nr. 4 | |
| bei Scharlach | Kalium phosphoricum Nr. 5 | |
| **Herzinfarkt** | | |
| Vorbeugung, Nachbehandlung | Calcium fluoratum Nr. 1<br>Ferrum phosphoricum Nr. 3<br>Kalium phosphoricum Nr. 5<br>Kalium sulfuricum Nr. 6<br>Magnesium phosphoricum Nr. 7 | Energiestauungen lösen<br><br>nicht bei Bluthochdruck |
| **Herzklappenfehler** | | |
| grundsätzlich | Calcium fluoratum Nr. 1 | |
| zur Kräftigung | Kalium phosphoricum Nr. 5 | |

| Symptom | Mineralstoff | Hinweise |
|---|---|---|
| **Herzklopfen** | | |
| grundsätzlich | Calcium phosphoricum Nr. 2<br>Ferrum phosphoricum Nr. 3<br>Magnesium phosphoricum Nr. 7 | |
| Herzschlag beschleunigt | Calcium phosphoricum Nr. 2 | |
| den Körper erschütternd | Natrium chloratum Nr. 8 | schlimmer bei linksseitigem Liegen |
| mit heissem Kopf | Ferrum phosphoricum Nr. 3 | |
| nachts | Kalium sulfuricum Nr. 6 | |
| nervös | Calcium phosphoricum Nr. 2<br>Kalium phosphoricum Nr. 5 | |
| mit stechendem Schmerz | Natrium chloratum Nr. 8 | |
| **Herzschwäche** | | |
| grundsätzlich | Kalium phosphoricum Nr. 5<br>Kalium arsenicosum Nr. 13 | |
| bei Aussetzen des Herzschlags | Kalium phosphoricum Nr. 5<br>Natrium chloratum Nr. 8 | |
| Kollapsneigung | Natrium chloratum Nr. 8 | |
| zur Muskelkräftigung | Calcium phosphoricum Nr. 2 | |
| **Herzverfettung** | | |
| grundsätzlich | Calcium fluoratum Nr. 1<br>Kalium phosphoricum Nr. 5<br>Natrium chloratum Nr. 8<br>Natrium phosphoricum Nr. 9<br>Natrium sulfuricum Nr. 10<br>Silicea Nr. 11 | fachkundige Betreuung |
| **Heuschnupfen** | | |
| akut | Ferrum phosphoricum Nr. 3<br>Natrium chloratum Nr. 8 | häufige Einnahme, auch äussere Anwendungen |
| aufgedunsenes Gesicht | Natrium chloratum Nr. 8<br>Natrium sulfuricum Nr. 10 | |
| krampfartiges Niesen | Magnesium phosphoricum Nr. 7 | |

| Symptom | Mineralstoff | Hinweise |
|---|---|---|
| bei Übersäuerung | Natrium phosphoricum Nr. 9<br>Silicea Nr. 11 | |
| vorbeugend | Calcium phosphoricum Nr. 2<br>Ferrum phosphoricum Nr. 3<br>Natrium chloratum Nr. 8 | |
| **Hexenschuss** | | |
| grundsätzlich | Calcium phosphoricum Nr. 2<br>Ferrum phosphoricum Nr. 3<br>Magnesium phosphoricum Nr. 7<br>Natrium phosphoricum Nr. 9<br>Silicea Nr. 11 | Ernährung, warme Wickel |
| Schmerz bei Bewegung | Ferrum phosphoricum Nr. 3 | |
| Schmerz, reissend | Kalium arsenicosum Nr. 13 | |
| Schmerzen, wandernd | Magnesium phosphoricum Nr. 7 | «Heisse Sieben» (siehe Seite 47) |
| mit Schwellung | Kalium chloratum Nr. 4 | |
| durch Übersäuerung | Natrium phosphoricum Nr. 9 | |
| mit Verstopfung | Natrium chloratum Nr. 8<br>Natrium sulfuricum Nr. 10 | |
| **Hitzschlag** | | auch äussere Anwendungen |
| bei leichten Fällen | Ferrum phosphoricum Nr. 3<br>Kalium phosphoricum Nr. 5<br>Silicea Nr. 11 | häufige Einnahme |
| vorbeugend | Ferrum phosphoricum Nr. 3<br>Kalium phosphoricum Nr. 5<br>Natrium chloratum Nr. 8 | |
| bei Zusammenbruch | Ferrum phosphoricum Nr. 3<br>Kalium phosphoricum Nr. 5<br>Natrium chloratum Nr. 8<br>Silicea Nr. 11 | Waschungen mit Nr. 8 |
| **Hoden** | | |
| Hodenbruch | Calcium fluoratum Nr. 1<br>Silicea Nr. 11 | |

| Symptom | Mineralstoff | Hinweise |
|---|---|---|
| **Hoden Fortsetzung** | | |
| Hodenentzündung | Calcium phosphoricum Nr. 2<br>Ferrum phosphoricum Nr. 3<br>Kalium chloratum Nr. 4 | |
| Hodenvergrösserung | Calcium fluoratum Nr. 1<br>Kalium chloratum Nr. 4 | |
| Hodenverhärtung | Calcium fluoratum Nr. 1<br>Silicea Nr. 11 | |
| **Hornhaut** | | |
| an Händen und Füssen | Calcium fluoratum Nr. 1 | siehe auch äussere Anwendung |
| **Hornstoff** | | |
| Ablagerungen | Calcium fluoratum Nr. 1 | |
| Austritt | Calcium fluoratum Nr. 1 | |
| **Hühneraugen** | | |
| | Calcium fluoratum Nr. 1<br>Natrium chloratum Nr. 8<br>Silicea Nr. 11 | siehe auch äussere Anwendung, Fussbäder, Hausbadesalz (siehe Seite 108) |
| **Hungergefühl** | | |
| grundsätzlich | Magnesium phosphoricum Nr. 7<br>Natrium chloratum Nr. 8 | |
| mit Durst | Natrium chloratum Nr. 8 | |
| nach dem Essen | Kalium phosphoricum Nr. 5 | |
| beim Fasten | Ferrum phosphoricum Nr. 3<br>Kalium chloratum Nr. 4 | |
| **Husten** | | siehe auch äussere Anwendung |
| abends schlimmer | Kalium sulfuricum Nr. 6 | |
| bellend | Calcium phosphoricum Nr. 2 | |
| krampfartig | Calcium phosphoricum Nr. 2<br>Magnesium phosphoricum Nr. 7 | |
| locker, Schmerz in der Brust | Natrium sulfuricum Nr. 10 | |

| Symptom | Mineralstoff | Hinweise |
|---|---|---|
| quälend, trocken | Manganum sulfuricum Nr. 17 | |
| stärker durch kaltes Trinken und vom Sprechen | Silicea Nr. 11 | |
| trocken, ohne Auswurf | Ferrum phosphoricum Nr. 3<br>Natrium chloratum Nr. 8 | |
| trocken, rauh | Kalium jodatum Nr. 15 | |
| wundmachend | Silicea Nr. 11 | |
| **Hüsteln** | | |
| | Calcium phosphoricum Nr. 2 | |
| **Hysterie** | | |
| grundsätzlich | Ferrum phosphoricum Nr. 3<br>Kalium phosphoricum Nr. 5<br>Magnesium phosphoricum Nr. 7 | |
| durch Übersäuerung | Natrium phosphoricum Nr. 9<br>Silicea Nr. 11 | |
| **Impffolgen** | | |
| Vorbeugung | Kalium chloratum Nr. 4<br>Silicea Nr. 11 | drei Wochen vor der Impfung beginnen |
| Nachbehandlung | Kalium chloratum Nr. 4<br>Kalium phosphoricum Nr. 5<br>Silicea Nr. 11 | |
| **Immunsystem** | | |
| Stärkung | Calcium phosphoricum Nr. 2<br>Ferrum phosphoricum Nr. 3<br>Kalium sulfuricum Nr. 6<br>Magnesium phosphoricum Nr. 7<br>Natrium phosphoricum Nr. 9<br>Natrium bicarbonicum Nr. 23 | auch entschlackende Bäder, Bewegung an frischer Luft |
| **Infektionskrankheiten** | | |
| vorbeugend | Ferrum phosphoricum Nr. 3 | |

| Symptom | Mineralstoff | Hinweise |
|---|---|---|
| **Inkontinenz** | | |
| | Calcium fluoratum Nr. 1<br>Calcium phosphoricum Nr. 2<br>Kalium phosphoricum Nr. 5<br>Natrium sulfuricum Nr. 10 | Energiestau lösen |
| **Insektenstiche** | | |
| grundsätzlich | Natrium chloratum Nr. 8 | auch äussere Anwendungen |
| Bienenstich | Kalium chloratum Nr. 4 | |
| Verdacht auf Blutvergiftung | Kalium phosphoricum Nr. 5 | |
| bei Schwellung | Kalium chloratum Nr. 4 | |
| **Ischias** | | |
| grundsätzlich | Calcium phosphoricum Nr. 2<br>Magnesium phosphoricum Nr. 7<br>Silicea Nr. 11 | siehe auch äussere Anwendung, Störfelder abklären, Ernährung |
| Ausstrahlung in die Hüfte | Kalium phosphoricum Nr. 5<br>Natrium phosphoricum Nr. 9<br>Silicea Nr. 11 | |
| Schmerz, ausstrahlend-reissend | Natrium chloratum Nr. 8 | |
| Schmerz, schiessend | Magnesium phosphoricum Nr. 7 | |
| **Juckreiz** | | |
| grundsätzlich | Magnesium phosphoricum Nr. 7 | auch äussere Anwendungen |
| mit Abschuppung | Kalium sulfuricum Nr. 6 | |
| durch Gallenleiden | Natrium sulfuricum Nr. 10 | |
| bei Übersäuerung | Natrium phosphoricum Nr. 9<br>Silicea Nr. 11 | |
| **Kallusbildung** | | |
| | Calcium fluoratum Nr. 1<br>Calcium phosphoricum Nr. 2<br>Natrium chloratum Nr. 8 | zur beschleunigten Heilung von Knochenbrüchen |
| **Kältegefühl** | | |
| der Extremitäten | Natrium chloratum Nr. 8 | |

| Symptom | Mineralstoff | Hinweise |
|---|---|---|
| der Glieder | Calcium phosphoricum Nr. 2<br>Natrium chloratum Nr. 8 | |
| am Kopf | Calcium phosphoricum Nr. 2 | |
| entlang der Wirbelsäule | Natrium chloratum Nr. 8 | |
| **Karbunkel** | | auch äussere Anwendungen |
| | Calcium fluoratum Nr. 1<br>Kalium phosphoricum Nr. 5<br>Silicea Nr. 11<br>Calcium sulfuricum Nr. 12 | |
| **Karies** | | |
| | Calcium fluoratum Nr. 1<br>Calcium phosphoricum Nr. 2<br>Natrium chloratum Nr. 8<br>Silicea Nr. 11 | Ernährung, Darmaufbau |
| **Katarrh** | | siehe auch Absonderungen |
| chronisch | Kalium sulfuricum Nr. 6<br>Calcium sulfuricum Nr. 12 | |
| **Kehlkopfentzündung** | | |
| | Ferrum phosphoricum Nr. 3<br>Kalium sulfuricum Nr. 6<br>Natrium phosphoricum Nr. 9<br>Silicea Nr. 11 | |
| **Keuchhusten** | | siehe auch Auswurf, Husten |
| grundsätzlich | Calcium phosphoricum Nr. 2<br>Kalium phosphoricum Nr. 5<br>Magnesium phosphoricum Nr. 7<br>Natrium chloratum Nr. 8 | Einläufe, auch äussere Anwendungen |
| mit Fieber bis 38,5°C | Ferrum phosphoricum Nr. 3 | |
| **Kieferhöhlenvereiterung** | | auch äussere Anwendungen |
| akut | Natrium phosphoricum Nr. 9<br>Silicea Nr. 11<br>Calcium sulfuricum Nr. 12 | |

| Symptom | Mineralstoff | Hinweise |
|---|---|---|
| **Kieferhöhlenvereiterung Fortsetzung** | | |
| chronisch | Kalium chloratum Nr. 4<br>Kalium sulfuricum Nr. 6<br>Natrium phosphoricum Nr. 9<br>Natrium sulfuricum Nr. 10<br>Silicea Nr. 11 | |
| **Kiefersperre** | | |
| | Calcium fluoratum Nr. 1<br>Calcium phosphoricum Nr. 2<br>Magnesium phosphoricum Nr. 7 | Nacken mit Salben und Gaumen mit Mineralstoffbrei massieren |
| **Kinder** | | |
| alt, grau aussehend | Silicea Nr. 11 | |
| Arme, Beine sehr dünn | Silicea Nr. 11 | |
| Gehenlernen | Calcium fluoratum Nr. 1<br>Calcium phosphoricum Nr. 2<br>Magnesium phosphoricum Nr. 7 | |
| Gehenlernen, mit Angst verbunden | Calcium phosphoricum Nr. 2<br>Kalium phosphoricum Nr. 5<br>Natrium phosphoricum Nr. 9<br>Silicea Nr. 11 | |
| reizbar | Calcium phosphoricum Nr. 2<br>Natrium phosphoricum Nr. 9<br>Silicea Nr. 11 | |
| will unbedeckt bleiben | Kalium sulfuricum Nr. 6<br>Calcium sulfuricum Nr. 12 | |
| weinerlich | Kalium phosphoricum Nr. 5<br>Natrium chloratum Nr. 8 | |
| **Knickfuss** | | siehe auch äussere Anwendung |
| | Calcium fluoratum Nr. 1<br>Natrium chloratum Nr. 8<br>Silicea Nr. 11 | |
| **Knochen** | | siehe auch äussere Anwendung |
| Aufbau | Calcium fluoratum Nr. 1<br>Calcium phosphoricum Nr. 2<br>Magnesium phosphoricum Nr. 7 | |

| Symptom | Mineralstoff | Hinweise |
|---|---|---|
| Auswüchse | Calcium fluoratum Nr. 1<br>Silicea Nr. 11 | |
| brüchig | Calcium fluoratum Nr. 1<br>Calcium phosphoricum Nr. 2<br>Magnesium phosphoricum Nr. 7 | |
| Deformierungen | Calcium fluoratum Nr. 1 | |
| Eiterung | Calcium fluoratum Nr. 1<br>Kalium phosphoricum Nr. 5<br>Natrium chloratum Nr. 8<br>Natrium phosphoricum Nr. 9<br>Silicea Nr. 11 | siehe auch Eiterungen, Fisteln |
| Erweichung | | siehe Rachitis |
| Knochenmarkentzündung | Ferrum phosphoricum Nr. 3<br>Kalium phosphoricum Nr. 5<br>Natrium chloratum Nr. 8<br>Natrium phosphoricum Nr. 9<br>Silicea Nr. 11 | |
| **Knochenbruch** | | |
| akut | Calcium fluoratum Nr. 1<br>Calcium phosphoricum Nr. 2<br>Ferrum phosphoricum Nr. 3<br>Silicea Nr. 11 | |
| Beschwerden an alten Bruchstellen | Magnesium phosphoricum Nr. 7<br>Natrium chloratum Nr. 8<br>Natrium phosphoricum Nr. 9<br>Silicea Nr. 11 | |
| mit Schwellung | Kalium chloratum Nr. 4 | |
| **Knochenhautentzündung** | | |
| grundsätzlich | Calcium fluoratum Nr. 1<br>Ferrum phosphoricum Nr. 3<br>Kalium chloratum Nr. 4<br>Kalium phosphoricum Nr. 5<br>Silicea Nr. 11 | |
| mit Eiterung | Natrium phosphoricum Nr. 9<br>Silicea Nr. 11 | |

**Knochenhautentzündung Fortsetzung**

| | | |
| --- | --- | --- |
| mit Hitze | Calcium fluoratum Nr. 1<br>Ferrum phosphoricum Nr. 3<br>Kalium chloratum Nr. 4<br>Natrium chloratum Nr. 8 | |
| mit Schwellung | Calcium fluoratum Nr. 1<br>Calcium phosphoricum Nr. 2<br>Ferrum phosphoricum Nr. 3<br>Kalium phosphoricum Nr. 5 | |
| Verhärtung | Calcium fluoratum Nr. 1<br>Silicea Nr. 11 | |

**Knorpel**

| | | |
| --- | --- | --- |
| Aufbau | Kalium phosphoricum Nr. 5<br>Natrium chloratum Nr. 8 | |
| Entzündung | Calcium fluoratum Nr. 1<br>Ferrum phosphoricum Nr. 3<br>Natrium chloratum Nr. 8 | |
| Geschwulst | Calcium fluoratum Nr. 1<br>Kalium phosphoricum Nr. 5<br>Natrium chloratum Nr. 8<br>Silicea Nr. 11 | |
| Schäden | Natrium chloratum Nr. 8 | |

**Koliken**

| | | |
| --- | --- | --- |
| grundsätzlich | Magnesium phosphoricum Nr. 7 | häufig heiss einnehmen |
| mit saurem Aufstossen | Natrium phosphoricum Nr. 9 | |
| in der Nabelgegend | Magnesium phosphoricum Nr. 7<br>Natrium sulfuricum Nr. 10 | |
| mit Windstauungen | Natrium sulfuricum Nr. 10 | |
| bei Säuglingen mit Durchfall | Calcium phosphoricum Nr. 2<br>Natrium chloratum Nr. 8 | |

**Kollaps**

| | | |
| --- | --- | --- |
| | Calcium phosphoricum Nr. 2<br>Kalium phosphoricum Nr. 5<br>Magnesium phosphoricum Nr. 7<br>Natrium chloratum Nr. 8 | fachkundige Betreuung, Antlitzdiagnose |

| Symptom | Mineralstoff | Hinweise |
|---|---|---|
| **Konzentrationsmangel** | | |
| | Ferrum phosphoricum Nr. 3<br>Kalium phosphoricum Nr. 5<br>Kalium sulfuricum Nr. 6<br>Natrium chloratum Nr. 8 | siehe auch Gedächtnis |
| **Kopf** | | |
| Engegefühl | Calcium phosphoricum Nr. 2 | |
| Kälteempfinden | Natrium chloratum Nr. 8<br>Silicea Nr. 11 | |
| **Kopfhaut** | | |
| empfindlich gegen Druck | Silicea Nr. 11 | |
| Haarboden schmerzt | Ferrum phosphoricum Nr. 3<br>Silicea Nr. 11 | |
| Knötchen | Silicea Nr. 11 | |
| Schuppen | Natrium chloratum Nr. 8 | Haarwäsche mit Nr. 8<br>ohne Shampoo |
| Schuppen, klebrig | Kalium sulfuricum Nr. 6 | |
| **Kopfschmerz** | | siehe auch Schmerzen,<br>auch äussere Anwendungen |
| abends stärker | Kalium sulfuricum Nr. 6 | |
| Augenhöhlen, Druck | Natrium sulfuricum Nr. 10 | |
| wie durch Druck eines Hutes | Calcium phosphoricum Nr. 2 | |
| dumpf | Kalium sulfuricum Nr. 6 | |
| einseitig, Migräne | Magnesium phosphoricum Nr. 7<br>Natrium chloratum Nr. 8 | |
| mit Fieber bis 38,5°C | Ferrum phosphoricum Nr. 3 | |
| mit Galleerbrechen | Ferrum phosphoricum Nr. 3<br>Kalium chloratum Nr. 4<br>Magnesium phosphoricum Nr. 7<br>Natrium chloratum Nr. 8<br>Natrium sulfuricum Nr. 10 | |
| geistige Überanstrengung | Kalium phosphoricum Nr. 5<br>Natrium chloratum Nr. 8 | |

| Symptom | Mineralstoff | Hinweise |
| --- | --- | --- |
| **Kopfschmerz Fortsetzung** | | |
| bei Berührung der Haare | Silicea Nr. 11 | |
| hämmernd, im Hinterkopf beginnend | Natrium chloratum Nr. 8<br>Silicea Nr. 11 | |
| bei Kindern | Ferrum phosphoricum Nr. 3<br>Kalium phosphoricum Nr. 5 | |
| Kribbeln, Taubheitsgefühl | Calcium phosphoricum Nr. 2<br>Magnesium phosphoricum Nr. 7 | |
| vom Nacken zum Hinterkopf | Natrium chloratum Nr. 8 | |
| am Oberhaupt | Natrium sulfuricum Nr. 10 | |
| mit grosser Schwäche | Kalium phosphoricum Nr. 5 | |
| mit Speichelfluss | Natrium chloratum Nr. 8 | |
| rasend | Natrium chloratum Nr. 8 | |
| ringförmig | Silicea Nr. 11 | |
| schiessend, pochend, stechend | Magnesium phosphoricum Nr. 7 | |
| stechend | Magnesium phosphoricum Nr. 7<br>Silicea Nr. 11 | |
| Stirnkopfschmerz | Natrium phosphoricum Nr. 9 | |
| von der Stirn zum Hinterkopf | Calcium phosphoricum Nr. 2 | |
| mit scharfem Tränenfluss | Natrium chloratum Nr. 8 | |
| Überanstrengung | Calcium phosphoricum Nr. 2<br>Ferrum phosphoricum Nr. 3 | |
| Stelle wechselnd | Magnesium phosphoricum Nr. 7 | |
| **Kräfteverlust** | | |
| | Kalium phosphoricum Nr. 5<br>Magnesium phosphoricum Nr. 7<br>Natrium chloratum Nr. 8 | |
| **Krampfadern** | | siehe auch äussere Anwendung |
| grundsätzlich | Calcium fluoratum Nr. 1<br>Kalium chloratum Nr. 4<br>Magnesium phosphoricum Nr. 7<br>Natrium phosphoricum Nr. 9<br>Silicea Nr. 11 | |

| Symptom | Mineralstoff | Hinweise |
|---|---|---|
| mit Entzündung | Ferrum phosphoricum Nr. 3 | |
| Geschwüre | Calcium fluoratum Nr. 1<br>Kalium phosphoricum Nr. 5<br>Natrium phosphoricum Nr. 9<br>Silicea Nr. 11 | |
| krampfartig schmerzend | Magnesium phosphoricum Nr. 7 | |
| schmerzend | Ferrum phosphoricum Nr. 3<br>Kalium sulfuricum Nr. 6 | |
| schmerzend, brennend | Natrium chloratum Nr. 8 | |
| Vorbeugung | Kalium chloratum Nr. 4<br>Natrium phosphoricum Nr. 9<br>Silicea Nr. 11 | |
| **Krämpfe** | | siehe auch äussere Anwendung |
| grundsätzlich | Calcium phosphoricum Nr. 2<br>Magnesium phosphoricum Nr. 7 | |
| hysterisch | Natrium chloratum Nr. 8 | |
| kurz, schmerzhaft | Magnesium phosphoricum Nr. 7 | |
| langandauernd | Calcium phosphoricum Nr. 2<br>Natrium phosphoricum Nr. 9<br>Silicea Nr. 11 | |
| Schreibkrampf | Calcium phosphoricum Nr. 2<br>Kalium phosphoricum Nr. 5<br>Magnesium phosphoricum Nr. 7<br>Natrium chloratum Nr. 8 | |
| Wadenkrampf | Calcium phosphoricum Nr. 2<br>Kalium phosphoricum Nr. 5<br>Magnesium phosphoricum Nr. 7<br>Natrium chloratum Nr. 8 | |
| bei zahnenden Kindern | Calcium phosphoricum Nr. 2 | |
| beim Zahnziehen | Magnesium phosphoricum Nr. 7 | |

| Symptom | Mineralstoff | Hinweise |
|---|---|---|
| **Krebs, begleitend** | | |
| | Calcium fluoratum Nr. 1<br>Calcium phosphoricum Nr. 2<br>Kalium phosphoricum Nr. 5<br>Magnesium phosphoricum Nr. 7<br>Natrium chloratum Nr. 8<br>Natrium phosphoricum Nr. 9<br>Silicea Nr. 11 | Antlitzdiagnose<br>Ernährung, Einstellung |
| **Kreislauf** | | auch äussere Anwendungen |
| Schwäche | Kalium phosphoricum Nr. 5<br>Magnesium phosphoricum Nr. 7 | |
| Störungen | Calcium phosphoricum Nr. 2<br>Kalium phosphoricum Nr. 5<br>Magnesium phosphoricum Nr. 7<br>Natrium chloratum Nr. 8 | |
| **Kribbeln** | | siehe auch äussere Anwendung |
| in den Gliedmassen | Calcium phosphoricum Nr. 2<br>Silicea Nr. 11 | |
| **Kropf** | | auch äussere Anwendungen |
| grundsätzlich | Calcium phosphoricum Nr. 2<br>Natrium sulfuricum Nr. 10<br>Kalium jodatum Nr. 15 | |
| **Krupp** | | |
| beschleunigte Atmung | Calcium phosphoricum Nr. 2<br>Magnesium phosphoricum Nr. 7<br>Natrium chloratum Nr. 8 | fachkundige Betreuung |
| hohes Fieber | Kalium phosphoricum Nr. 5<br>Natrium chloratum Nr. 8 | |
| Pseudokrupp | Calcium phosphoricum Nr. 2<br>Kalium chloratum Nr. 4<br>Calcium sulfuricum Nr. 12 | für gute Luftfeuchtigkeit sorgen |
| **Kurzsichtigkeit** | | |
| | Calcium fluoratum Nr. 1<br>Natrium phosphoricum Nr. 9<br>Silicea Nr. 11 | |

| Symptom | Mineralstoff | Hinweise |
|---|---|---|
| **Kyphose** | | siehe Rückgratverkrümmung |
| **Lähmung** | | |
| grundsätzlich | Kalium phosphoricum Nr. 5 | häufig einnehmen, Energiestauungen lösen |
| als Folge von Krämpfen | Kalium arsenicosum Nr. 13 | |
| Taubheitsgefühl | Calcium phosphoricum Nr. 2 | |
| **Lähmungserscheinungen** | | |
| | Kalium phosphoricum Nr. 5<br>Magnesium phosphoricum Nr. 7<br>Natrium chloratum Nr. 8 | fachkundliche Abklärung |
| **Lampenfieber** | | |
| | Magnesium phosphoricum Nr. 7 | |
| **Lebensmüdigkeit** | | |
| | Kalium phosphoricum Nr. 5<br>Natrium chloratum Nr. 8<br>Natrium sulfuricum Nr. 10<br>Silicea Nr. 11 | |
| **Leber** | | siehe auch äussere Anwendung |
| Leberabszess | Silicea Nr. 11<br>Calcium sulfuricum Nr. 12 | |
| Leberentzündung | Kalium sulfuricum Nr. 6<br>Natrium sulfuricum Nr. 10 | fachkundige Betreuung |
| Entzündung mit Fieber | Ferrum phosphoricum Nr. 3 | |
| Entzündung mit hohem Fieber | Kalium phosphoricum Nr. 5<br>Natrium chloratum Nr. 8 | |
| Leberflecken | Kalium sulfuricum Nr. 6<br>Natrium sulfuricum Nr. 10 | |
| Leberschrumpfung, beginnend | Kalium sulfuricum Nr. 6<br>Natrium sulfuricum Nr. 10 | Antlitzdiagnose |
| Leberschrumpfung, chronisch | Kalium chloratum Nr. 4<br>Kalium sulfuricum Nr. 6<br>Natrium chloratum Nr. 8<br>Natrium sulfuricum Nr. 10 | |

| Symptom | Mineralstoff | Hinweise |
|---|---|---|
| **Leber Fortsetzung** | | |
| Leberschwellung | Kalium chloratum Nr. 4<br>Kalium sulfuricum Nr. 6<br>Magnesium phosphoricum Nr. 7<br>Natrium sulfuricum Nr. 10 | |
| Leberschwund | Kalium phosphoricum Nr. 5<br>Kalium sulfuricum Nr. 6<br>Natrium chloratum Nr. 8 | |
| Leberstärkung | Magnesium phosphoricum Nr. 7 | |
| Leberstörung | Kalium chloratum Nr. 4<br>Kalium sulfuricum Nr. 6<br>Natrium sulfuricum Nr. 10 | |
| Leberträgheit | Kalium sulfuricum Nr. 6<br>Magnesium phosphoricum Nr. 7<br>Natrium sulfuricum Nr. 10 | |
| Leberverhärtung | Calcium fluoratum Nr. 1<br>Magnesium phosphoricum Nr. 7<br>Natrium phosphoricum Nr. 9<br>Natrium sulfuricum Nr. 10<br>Silicea Nr. 11 | |
| Wanderleber | Calcium fluoratum Nr. 1 | |
| **Leistenbruch** | | |
| Neigung dazu | Calcium fluoratum Nr. 1<br>Silicea Nr. 11 | siehe auch äussere Anwendung |
| **Lernfähigkeit** | | |
| Aufnahmefähigkeit stärken | Calcium fluoratum Nr. 1 | |
| Ermüdung des Gehirns | Calcium fluoratum Nr. 1 | |
| **Leukämie** | | |
| grundsätzlich | Natrium sulfuricum Nr. 10 | Antlitzdiagnose |
| zur Unterstützung | Calcium phosphoricum Nr. 2<br>Kalium chloratum Nr. 4<br>Kalium phosphoricum Nr. 5<br>Natrium chloratum Nr. 8<br>Silicea Nr. 11 | |

| Symptom | Mineralstoff | Hinweise |
|---|---|---|
| **Lippen** | | |
| Bläschen | Kalium phosphoricum Nr. 5<br>Natrium chloratum Nr. 8 | siehe auch äussere Anwendung |
| gesprungen, geschwollen | Kalium sulfuricum Nr. 6<br>Natrium chloratum Nr. 8 | |
| rissig | Calcium fluoratum Nr. 1 | |
| **Lordose** | | siehe Rückgratverkrümmung |
| **Luftröhre** | | |
| Entzündung | Ferrum phosphoricum Nr. 3<br>Kalium chloratum Nr. 4 | |
| Verschluss, krampfartig | Magnesium phosphoricum Nr. 7 | |
| **Lungen** | | |
| Lungenbläschenerweiterung | Calcium fluoratum Nr. 1 | |
| Lungenblutung | Calcium phosphoricum Nr. 2<br>Ferrum phosphoricum Nr. 3 | siehe auch Blutungen |
| Lungenödem | Kalium phosphoricum Nr. 5<br>Natrium chloratum Nr. 8<br>Natrium sulfuricum Nr. 10<br>Silicea Nr. 11 | |
| Lungenverschleimung | Ferrum phosphoricum Nr. 3<br>Kalium chloratum Nr. 4 | |
| **Lungenentzündung** | | siehe auch Husten und Auswurf |
| bei Fieber unter 38,5°C | Ferrum phosphoricum Nr. 3 | |
| bei Fieber über 38,5°C | Kalium phosphoricum Nr. 5 | |
| zur Lösung des Hustens | Kalium chloratum Nr. 4 | |
| Nachbehandlung | Calcium phosphoricum Nr. 2<br>Kalium phosphoricum Nr. 5<br>Natrium chloratum Nr. 8 | lange nötig |
| **Lymphdrüseneiterung** | | |
| | Natrium phosphoricum Nr. 9<br>Silicea Nr. 11<br>Calcium sulfuricum Nr. 12 | auch äussere Anwendungen |

| Symptom | Mineralstoff | Hinweise |
|---|---|---|
| **Lymphdrüsenentzündung** | | |
| grundsätzlich | Ferrum phosphoricum Nr. 3<br>Kalium chloratum Nr. 4<br>Kalium phosphoricum Nr. 5<br>Natrium phosphoricum Nr. 9 | auch äussere Anwendungen |
| bei Eiterbildung | Silicea Nr. 11 | |
| mit Verhärtung | Calcium fluoratum Nr. 1<br>Silicea Nr. 11 | |
| **Lymphdrüsenschwellung** | | |
| grundsätzlich | Calcium phosphoricum Nr. 2<br>Kalium chloratum Nr. 4<br>Magnesium phosphoricum Nr. 7<br>Natrium phosphoricum Nr. 9 | auch äussere Anwendungen |
| verhärtet | Calcium fluoratum Nr. 1<br>Silicea Nr. 11 | |
| **Madenwürmer** | | siehe Würmer |
| **Magen** | | |
| Druckgefühl | Kalium sulfuricum Nr. 6 | |
| Magenblutungen | Calcium phosphoricum Nr. 2<br>Ferrum phosphoricum Nr. 3<br>Kalium phosphoricum Nr. 5 | |
| Magenentzündung, akut | Ferrum phosphoricum Nr. 3 | Mundgeruch beachten |
| Magenerschlaffung | Calcium fluoratum Nr. 1<br>Ferrum phosphoricum Nr. 3 | |
| Magenerweiterung | Calcium fluoratum Nr. 1<br>Kalium phosphoricum Nr. 5 | |
| Magengeschwür | Kalium phosphoricum Nr. 5<br>Natrium chloratum Nr. 8<br>Natrium phosphoricum Nr. 9<br>Calcium sulfuricum Nr. 12 | |
| Magenkrampf | Calcium phosphoricum Nr. 2<br>Magnesium phosphoricum Nr. 7 | |
| Gefühl leeren Magens | Magnesium phosphoricum Nr. 7 | |

| Symptom | Mineralstoff | Hinweise |
| --- | --- | --- |
| Magenschleimhautentzündung | | siehe Magenkatarrh |
| Magensenkung | Calcium fluoratum Nr. 1<br>Silicea Nr. 11 | |
| nervös | Magnesium phosphoricum Nr. 7<br>Natrium chloratum Nr. 8<br>Natrium phosphoricum Nr. 9 | |
| Säureüberschuss | Natrium phosphoricum Nr. 9 | |
| Völlegefühl | Kalium sulfuricum Nr. 6 | |
| **Magenkatarrh** | | |
| grundsätzlich | Ferrum phosphoricum Nr. 3<br>Kalium chloratum Nr. 4<br>Natrium chloratum Nr. 8 | siehe auch äussere Anwendung |
| chronisch | Kalium chloratum Nr. 4<br>Kalium sulfuricum Nr. 6 | |
| **Magensaft** | | |
| fehlende Säure | Natrium chloratum Nr. 8 | |
| Magensaftüberschuss | Magnesium phosphoricum Nr. 7<br>Natrium phosphoricum Nr. 9 | vor dem Essen,<br>nach dem Essen |
| **Magenschmerzen** | | |
| nach fetten Speisen | Natrium phosphoricum Nr. 9 | |
| bei Krämpfen | Magnesium phosphoricum Nr. 7 | |
| Magennervenstärkung | Kalium phosphoricum Nr. 5 | |
| Übersäuerung | Natrium phosphoricum Nr. 9 | |
| **Mandelabszess** | | auch äussere Anwendungen |
| grundsätzlich | Ferrum phosphoricum Nr. 3<br>Silicea Nr. 11<br>Calcium sulfuricum Nr. 12 | Zungenbelag beachten |
| bei Fieber über 38,5°C | Kalium phosphoricum Nr. 5 | |
| mit Schwellung | Calcium fluoratum Nr. 1<br>Kalium chloratum Nr. 4 | |

| Symptom | Mineralstoff | Hinweise |
|---|---|---|
| **Mandeln** | | |
| Belag, dickschleimig | Natrium chloratum Nr. 8 | |
| Belag, stinkend | Kalium phosphoricum Nr. 5 | |
| Belag, honiggelb | Natrium phosphoricum Nr. 9 | |
| Belag, weiss, weissgrau | Kalium chloratum Nr. 4 | |
| Mandelentzündung | Ferrum phosphoricum Nr. 3<br>Silicea Nr. 11<br>Calcium sulfuricum Nr. 12 | |
| Mandelentzündung, chronisch | Kalium sulfuricum Nr. 6<br>Calcium sulfuricum Nr. 12 | |
| **Mandelvergrösserung** | | auch äussere Anwendungen |
| grundsätzlich | Calcium fluoratum Nr. 1<br>Calcium phosphoricum Nr. 2<br>Ferrum phosphoricum Nr. 3<br>Kalium chloratum Nr. 4<br>Natrium phosphoricum Nr. 9 | Ernährung sehr wichtig |
| chronisch | Calcium fluoratum Nr. 1<br>Magnesium phosphoricum Nr. 7<br>Natrium phosphoricum Nr. 9 | |
| **Masern** | | |
| grundsätzlich | Ferrum phosphoricum Nr. 3<br>Kalium chloratum Nr. 4 | fachkundige Begleitung |
| im Abschuppungsstadium | Kalium sulfuricum Nr. 6 | |
| mit Fieber über 38,5°C | Kalium phosphoricum Nr. 5<br>Magnesium phosphoricum Nr. 7<br>Natrium chloratum Nr. 8 | |
| Nachbehandlung | Calcium phosphoricum Nr. 2<br>Natrium chloratum Nr. 8 | einige Monate lang |
| **Mastdarm** | | siehe Darm |
| **Menstruation** | | |
| Blut, dunkel, klumpig | Kalium chloratum Nr. 4 | |

| Symptom | Mineralstoff | Hinweise |
| --- | --- | --- |
| Blut, dünn, nicht gerinnend | Kalium phosphoricum Nr. 5<br>Natrium chloratum Nr. 8<br>Natrium sulfuricum Nr. 10 | |
| andauernde Blutung | Calcium fluoratum Nr. 1 | |
| Blutung zu kurz oder zu lang | Calcium phosphoricum Nr. 2 | |
| Blutung zu stark | Calcium fluoratum Nr. 1 | zur Stärkung der Bänder |
| Krämpfe, Kolik | Magnesium phosphoricum Nr. 7 | |
| Periode, schmerzhaft | Calcium fluoratum Nr. 1<br>Calcium phosphoricum Nr. 2<br>Magnesium phosphoricum Nr. 7 | |
| Periode, spät | Ferrum phosphoricum Nr. 3 | |
| **Migräne** | | siehe auch äussere Anwendung |
| grundsätzlich | Calcium phosphoricum Nr. 2<br>Magnesium phosphoricum Nr. 7 | oft heiss einnehmen |
| bei bestehender Blutarmut | Calcium phosphoricum Nr. 2<br>Magnesium phosphoricum Nr. 7<br>Natrium chloratum Nr. 8 | |
| bei Kreislaufstörungen | Ferrum phosphoricum Nr. 3<br>Kalium phosphoricum Nr. 5<br>Magnesium phosphoricum Nr. 7 | |
| bei starker Nervosität | Ferrum phosphoricum Nr. 3<br>Kalium phosphoricum Nr. 5<br>Magnesium phosphoricum Nr. 7 | |
| bei Stuhlverstopfung | Ferrum phosphoricum Nr. 3<br>Magnesium phosphoricum Nr. 7<br>Natrium sulfuricum Nr. 10 | |
| bei Verdauungsschwäche | Ferrum phosphoricum Nr. 3<br>Kalium phosphoricum Nr. 5<br>Magnesium phosphoricum Nr. 7<br>Natrium phosphoricum Nr. 9 | |
| **Milchschorf** | | siehe Absonderungen |
| **Milz** | | |
| Beschwerden | Kalium phosphoricum Nr. 5<br>Natrium chloratum Nr. 8 | |

| Symptom | Mineralstoff | Hinweise |
|---|---|---|
| **Milz Fortsetzung** | | |
| Milzstechen (Seitenstechen) | Magnesium phosphoricum Nr. 7<br>Natrium chloratum Nr. 8 | Einnahme der «Heissen Sieben» (siehe Seite 47) |
| Milzverhärtung | Calcium fluoratum Nr. 1<br>Silicea Nr. 11 | |
| **Mitesser** | | siehe auch Akne |
| grundsätzlich | Natrium phosphoricum Nr. 9 | siehe auch äussere Anwendung, Ernährung |
| eitrig | Silicea Nr. 11 | |
| entzündet | Ferrum phosphoricum Nr. 3<br>Kalium chloratum Nr. 4 | |
| bei Verhärtungen | Calcium fluoratum Nr. 1 | |
| **Mittelohrentzündung** | siehe auch Ohren | |
| grundsätzlich | Ferrum phosphoricum Nr. 3<br>Kalium chloratum Nr. 4<br>Calcium sulfuricum Nr. 12 | Darmaufbau |
| eitrig | Natrium phosphoricum Nr. 9<br>Silicea Nr. 11 | |
| **Mondfühligkeit** | | |
| | Calcium phosphoricum Nr. 2<br>Natrium phosphoricum Nr. 9<br>Silicea Nr. 11 | |
| **Müdigkeit** | | |
| grundsätzlich | Ferrum phosphoricum Nr. 3<br>Kalium phosphoricum Nr. 5<br>Natrium chloratum Nr. 8<br>Natrium phosphoricum Nr. 9 | Ernährung, Schlafplatz auf Störstrahlen überprüfen |
| nach dem Essen | Ferrum phosphoricum Nr. 3<br>Natrium chloratum Nr. 8<br>Natrium phosphoricum Nr. 9<br>Natrium sulfuricum Nr. 10 | |

| Symptom | Mineralstoff | Hinweise |
|---|---|---|
| **Multiple Sklerose** | | |
| | Calcium fluoratum Nr. 1<br>Kalium phosphoricum Nr. 5<br>Magnesium phosphoricum Nr. 7<br>Natrium chloratum Nr. 8 | fachkundige Begleitung, Ernährung, Störstrahlen |
| **Mumps** | | |
| grundsätzlich | Kalium chloratum Nr. 4<br>Natrium phosphoricum Nr. 9 | siehe auch äussere Anwendung |
| mit Eiterung | Natrium phosphoricum Nr. 9<br>Silicea Nr. 11<br>Calcium sulfuricum Nr. 12 | |
| bei Fieber bis 38,5°C | Ferrum phosphoricum Nr. 3 | |
| bei Fieber über 38,5°C | Kalium phosphoricum Nr. 5 | |
| käsiger Geruch aus Ohr | Kalium sulfuricum Nr. 6<br>Magnesium phosphoricum Nr. 7<br>Natrium phosphoricum Nr. 9 | |
| mit Mundgeruch | Kalium phosphoricum Nr. 5 | |
| mit Schwellungen | Calcium fluoratum Nr. 1<br>Kalium chloratum Nr. 4<br>Natrium phosphoricum Nr. 9 | |
| mit Speichelfluss | Natrium chloratum Nr. 8 | |
| mit Verhärtung | Calcium fluoratum Nr. 1 | |
| **Mund** | | |
| Mundbläschen | Natrium chloratum Nr. 8 | siehe auch Bläschen |
| Mundfäule | Kalium phosphoricum Nr. 5<br>Natrium chloratum Nr. 8 | Amalgamfüllungen? |
| Mundgeruch | Calcium phosphoricum Nr. 2<br>Kalium phosphoricum Nr. 5<br>Natrium chloratum Nr. 8 | |
| Mundsperre | Kalium phosphoricum Nr. 5<br>Natrium chloratum Nr. 8<br>Natrium phosphoricum Nr. 9<br>Silicea Nr. 11 | |
| Mundtrockenheit | Natrium chloratum Nr. 8 | |

| Symptom | Mineralstoff | Hinweise |
|---|---|---|
| **Mund Fortsetzung** | | |
| Mundwinkelentzündung | Ferrum phosphoricum Nr. 3<br>Kalium sulfuricum Nr. 6 | |
| Mundwinkel rissig | Calcium fluoratum Nr. 1 | |
| Mundwinkelzuckungen | Magnesium phosphoricum Nr. 7<br>Silicea Nr. 11 | |
| **Mundgeschwür** | | siehe auch Absonderungen |
| mit Bläschen | Natrium chloratum Nr. 8 | siehe auch Bläschen |
| blaurot | Natrium sulfuricum Nr. 10 | |
| eitrig | Natrium phosphoricum Nr. 9<br>Silicea Nr. 11<br>Calcium sulfuricum Nr. 12 | |
| mit hellrotem Rand | Kalium phosphoricum Nr. 5 | |
| weissgrau | Kalium chloratum Nr. 4 | |
| **Muskel** | | auch äussere Anwendungen |
| Lähmungen | Kalium phosphoricum Nr. 5 | |
| Muskelentzündung | Ferrum phosphoricum Nr. 3 | |
| Muskelerschlaffung | Ferrum phosphoricum Nr. 3 | |
| Muskelerschöpfung | Ferrum phosphoricum Nr. 3<br>Kalium phosphoricum Nr. 5 | |
| Muskelkrampf | Calcium phosphoricum Nr. 2<br>Magnesium phosphoricum Nr. 7 | |
| Muskelriss | Calcium fluoratum Nr. 1<br>Ferrum phosphoricum Nr. 3<br>Kalium phosphoricum Nr. 5<br>Natrium chloratum Nr. 8 | |
| Muskelschwäche | Ferrum phosphoricum Nr. 3<br>Kalium phosphoricum Nr. 5<br>Kalium sulfuricum Nr. 6<br>Natrium chloratum Nr. 8 | |
| Muskelschwund | Calcium phosphoricum Nr. 2<br>Kalium phosphoricum Nr. 5<br>Silicea Nr. 11 | Ernährung beachten! |

| Symptom | Mineralstoff | Hinweise |
|---|---|---|
| Muskelzucken | Natrium chloratum Nr. 8<br>Silicea Nr. 11 | |
| Überdehnung | Calcium fluoratum Nr. 1<br>Ferrum phosphoricum Nr. 3<br>Silicea Nr. 11 | |
| Verhärtungen | Calcium fluoratum Nr. 1<br>Kalium sulfuricum Nr. 6 | |
| Zellerneuerung | Kalium phosphoricum Nr. 5<br>Kalium sulfuricum Nr. 6<br>Natrium chloratum Nr. 8 | |
| **Muskelkater** | | |
| grundsätzlich | Kalium sulfuricum Nr. 6 | äussere Anwendungen |
| Vorbeugung | Ferrum phosphoricum Nr. 3 | |
| **Muskelrheumatismus** | | |
| grundsätzlich | Ferrum phosphoricum Nr. 3<br>Kalium sulfuricum Nr. 6<br>Natrium phosphoricum Nr. 9<br>Silicea Nr. 11<br>Calcium sulfuricum Nr. 12 | Energiestau lösen, Ernährung, Störfelder |
| bei Blutarmut | Calcium phosphoricum Nr. 2<br>Ferrum phosphoricum Nr. 3<br>Natrium chloratum Nr. 8<br>Natrium phosphoricum Nr. 9 | |
| bei Wetterfühligkeit | Ferrum phosphoricum Nr. 3<br>Magnesium phosphoricum Nr. 7<br>Natrium phosphoricum Nr. 9<br>Natrium sulfuricum Nr. 10 | |
| **Mutlosigkeit** | | |
| | Kalium phosphoricum Nr. 5<br>Natrium chloratum Nr. 8 | |
| **Myom** | | |
| | Calcium fluoratum Nr. 1<br>Kalium chloratum Nr. 4 | fachkundliche Abklärung, Energiestauungen lösen |

| Symptom | Mineralstoff | Hinweise |
|---|---|---|
| **Nabelbruch** | | |
| | Calcium fluoratum Nr. 1<br>Ferrum phosphoricum Nr. 3<br>Silicea Nr. 11 | auch äussere Anwendungen |
| **Nachtschweiss** | | |
| | Natrium chloratum Nr. 8<br>Natrium phosphoricum Nr. 9<br>Silicea Nr. 11 | |
| **Nacken** | | auch äussere Anwendungen |
| Nackenschmerzen | Calcium phosphoricum Nr. 2<br>Ferrum phosphoricum Nr. 3<br>Magnesium phosphoricum Nr. 7 | |
| Nackensteifheit | Calcium fluoratum Nr. 1<br>Calcium phosphoricum Nr. 2<br>Magnesium phosphoricum Nr. 7 | |
| verkrampft | Magnesium phosphoricum Nr. 7 | |
| verspannt | Calcium phosphoricum Nr. 2 | |
| **Nägel** | | |
| grundsätzlich | Calcium fluoratum Nr. 1<br>Silicea Nr. 11 | auch äussere Anwendungen |
| brüchig | Calcium fluoratum Nr. 1<br>Silicea Nr. 11 | |
| eingewachsen | Kalium chloratum Nr. 4 | |
| gespalten | Calcium fluoratum Nr. 1<br>Silicea Nr. 11 | |
| verformt | Calcium fluoratum Nr. 1<br>Silicea Nr. 11 | |
| **Nagelbett** | | siehe auch äussere Anwendung |
| Eiterung | Silicea Nr. 11<br>Calcium sulfuricum Nr. 12 | |
| Entzündung | Ferrum phosphoricum Nr. 3<br>Silicea Nr. 11<br>Calcium sulfuricum Nr. 12 | |

| Symptom | Mineralstoff | Hinweise |
|---|---|---|
| Entzündung, chronisch | Calcium fluoratum Nr. 1<br>Ferrum phosphoricum Nr. 3<br>Kalium chloratum Nr. 4<br>Silicea Nr. 11 | Bäder und Salben |
| **Narben** | | siehe auch äussere Anwendung |
| Heilung fördernd | Ferrum phosphoricum Nr. 3<br>Kalium chloratum Nr. 4<br>Silicea Nr. 11 | Energiestauung lösen |
| Narbenpflege | Calcium fluoratum Nr. 1<br>Kalium chloratum Nr. 4 | |
| Verhärtung | Calcium fluoratum Nr. 1 | |
| **Nasenbluten** | | |
| grundsätzlich | Calcium phosphoricum Nr. 2<br>Kalium sulfuricum Nr. 6 | Energiestauung, Spannungen lösen |
| im Alter | Calcium fluoratum Nr. 1 | |
| bei Blutarmut | Calcium phosphoricum Nr. 2 | |
| gallertartig, hellrot | Ferrum phosphoricum Nr. 3 | |
| bei Kindern | Calcium phosphoricum Nr. 2<br>Ferrum phosphoricum Nr. 3 | |
| schwarz, dick, zäh | Kalium chloratum Nr. 4 | |
| schwärzlich, dünnflüssig | Kalium phosphoricum Nr. 5<br>Natrium chloratum Nr. 8 | |
| wässrig, hellrot | Kalium phosphoricum Nr. 5<br>Natrium sulfuricum Nr. 10 | |
| **Nasenjucken** | | |
| bei Magenübersäuerung | Natrium phosphoricum Nr. 9 | |
| wunde Nasenlöcher | Natrium chloratum Nr. 8 | |
| bei Wurmbefall | Natrium phosphoricum Nr. 9 | |
| **Nasenpolypen** | | |
| grundsätzlich | Calcium phosphoricum Nr. 2 | |
| schleimig | Kalium chloratum Nr. 4 | |

| Symptom | Mineralstoff | Hinweise |
|---|---|---|
| **Nasenpolypen Fortsetzung** | | |
| bei Übersäuerung | Natrium phosphoricum Nr. 9<br>Silicea Nr. 11 | |
| zerklüftet | Calcium fluoratum Nr. 1 | |
| **Nebenhöhlen** | | |
| Nebenhöhlenentzündung | Kalium chloratum Nr. 4<br>Kalium sulfuricum Nr. 6 | siehe auch äussere Anwendung |
| Nebenhöhlenvereiterung | Natrium phosphoricum Nr. 9<br>Silicea Nr. 11<br>Calcium sulfuricum Nr. 12 | siehe auch Kieferhöhlenvereiterung |
| **Nerven** | | |
| zur Beruhigung | Calcium phosphoricum Nr. 2<br>Magnesium phosphoricum Nr. 7 | |
| elektromagnetische Belastung | Calcium fluoratum Nr. 1<br>Kalium chloratum Nr. 4 | |
| gereizt | Silicea Nr. 11 | |
| Leitfähigkeit | Silicea Nr. 11 | |
| Nervenfieber | Calcium phosphoricum Nr. 2<br>Kalium phosphoricum Nr. 5<br>Natrium chloratum Nr. 8 | |
| Schwäche durch Übersäuerung | Natrium phosphoricum Nr. 9<br>Silicea Nr. 11 | |
| zur Stärkung der Nerven | Calcium phosphoricum Nr. 2<br>Kalium phosphoricum Nr. 5<br>Magnesium phosphoricum Nr. 7<br>Natrium chloratum Nr. 8 | |
| zur Zellerhaltung | Natrium phosphoricum Nr. 9 | |
| **Nervenentzündung** | | siehe auch äussere Anwendung |
| grundsätzlich | Ferrum phosphoricum Nr. 3<br>Kalium phosphoricum Nr. 5 | häufige Einahme notwendig |
| mit Lähmung | Kalium phosphoricum Nr. 5<br>Magnesium phosphoricum Nr. 7 | |

| Symptom | Mineralstoff | Hinweise |
|---|---|---|
| durch Übersäuerung | Kalium phosphoricum Nr. 5<br>Natrium phosphoricum Nr. 9<br>Silicea Nr. 11 | |
| **Nervenschmerzen** | | |
| grundsätzlich | Kalium phosphoricum Nr. 5<br>Magnesium phosphoricum Nr. 7<br>Silicea Nr. 11 | siehe auch äussere Anwendung |
| mit Fieber bis 38,5°C | Ferrum phosphoricum Nr. 3 | |
| mit Schweissausbruch | Natrium chloratum Nr. 8<br>Silicea Nr. 11 | |
| mit Schwindelgefühl | Silicea Nr. 11 | |
| Trigeminus | Kalium phosphoricum Nr. 5<br>Natrium chloratum Nr. 8 | |
| durch Verschlackung | Natrium sulfuricum Nr. 10 | |
| **Nervosität** | | |
| grundsätzlich | Calcium phosphoricum Nr. 2<br>Magnesium phosphoricum Nr. 7<br>Natrium chloratum Nr. 8 | siehe auch äussere Anwendung |
| ausgeprägt | Kalium phosphoricum Nr. 5 | |
| **Nesselausschlag** | | |
| | Kalium chloratum Nr. 4<br>Kalium phosphoricum Nr. 5<br>Magnesium phosphoricum Nr. 7<br>Natrium chloratum Nr. 8<br>Natrium sulfuricum Nr. 10 | auch äussere Anwendungen<br>Ernährung beachten |
| **Netzhautentzündung** | | |
| | Kalium chloratum Nr. 4<br>Calcium sulfuricum Nr. 12 | |
| **Neurodermitis** | Kalium chloratum Nr. 4<br>Kalium sulfuricum Nr. 6<br>Natrium phosphoricum Nr. 9 | fachkundliche Abklärung,<br>Ernährung, Darmaufbau,<br>Blütenessenzen,<br>Störzonen, Energiestau lösen |

| Symptom | Mineralstoff | Hinweise |
|---|---|---|
| **Nieren** | | |
| grundsätzlich | Kalium chloratum Nr. 4<br>Natrium chloratum Nr. 8<br>Natrium sulfuricum Nr. 10 | auch äussere Anwendungen |
| Nierenbeckenentzündung | Kalium chloratum Nr. 4 | siehe auch Nierenentzündung |
| Niereneiterung | Silicea Nr. 11<br>Calcium sulfuricum Nr. 12 | |
| Nierengriess, -steine | Magnesium phosphoricum Nr. 7<br>Natrium phosphoricum Nr. 9<br>Natrium sulfuricum Nr. 10<br>Silicea Nr. 11 | |
| Nierenkolik | Calcium fluoratum Nr. 1<br>Magnesium phosphoricum Nr. 7 | häufig heiss einnehmen |
| Nierenstärkung | Kalium chloratum Nr. 4<br>Kalium sulfuricum Nr. 6<br>Natrium chloratum Nr. 8 | |
| Nierenverhärtung | Calcium fluoratum Nr. 1 | |
| Wanderniere | Calcium fluoratum Nr. 1<br>Silicea Nr. 11 | |
| **Nierenentzündung** | | fachkundige Betreuung nötig |
| akut | Ferrum phosphoricum Nr. 3<br>Natrium phosphoricum Nr. 9<br>Natrium sulfuricum Nr. 10 | Ernährung |
| chronisch | Kalium sulfuricum Nr. 6<br>Natrium phosphoricum Nr. 9<br>Silicea Nr. 11 | |
| eitrig | Silicea Nr. 11<br>Calcium sulfuricum Nr. 12 | |
| mit hohem Fieber | Kalium phosphoricum Nr. 5<br>Natrium phosphoricum Nr. 9<br>Natrium sulfuricum Nr. 10 | |
| mit Koliken | Magnesium phosphoricum Nr. 7 | |
| mit weissgrauem Schleim | Kalium chloratum Nr. 4 | |

| Symptom | Mineralstoff | Hinweise |
|---|---|---|
| **Niesen** | | |
| häufig | Ferrum phosphoricum Nr. 3 | |
| krampfartig | Magnesium phosphoricum Nr. 7 | |
| **Ödem** | | |
| grundsätzlich | Kalium chloratum Nr. 4<br>Natrium chloratum Nr. 8<br>Natrium sulfuricum Nr. 10 | |
| bei Herzleiden | Calcium fluoratum Nr. 1<br>Silicea Nr. 11 | |
| **Offene Beine** | | siehe Unterschenkelgeschwüre |
| **Ohnmacht** | | |
| grundsätzlich | Calcium phosphoricum Nr. 2<br>Kalium phosphoricum Nr. 5<br>Natrium chloratum Nr. 8<br>Silicea Nr. 11 | Blütenessenzen,<br>auch äussere Anwendung |
| mit Krämpfen | Magnesium phosphoricum Nr. 7 | |
| Vorbeugung | Kalium phosphoricum Nr. 5<br>Natrium chloratum Nr. 8 | |
| **Ohren** | | |
| grundsätzlich | Calcium fluoratum Nr. 1<br>Silicea Nr. 11 | siehe auch Absonderungen<br>und äussere Anwendungen |
| Gehörgang erweitert | Calcium fluoratum Nr. 1<br>Silicea Nr. 11 | |
| Geräusche | Silicea Nr. 11 | |
| Hörstörung bei Halsentzündung | Kalium chloratum Nr. 4 | |
| rissig | Calcium fluoratum Nr. 1 | |
| Schmalz, käsig riechend | Kalium sulfuricum Nr. 6<br>Magnesium phosphoricum Nr. 7<br>Natrium phosphoricum Nr. 9 | |
| Überdruck | Natrium sulfuricum Nr. 10 | |
| wie verstopft | Silicea Nr. 11 | öffnet sich plötzlich mit<br>Knacken |

| Symptom | Mineralstoff | Hinweise |
| --- | --- | --- |
| **Ohrenerkrankungen** | | |
| Entzündung | Ferrum phosphoricum Nr. 3<br>Kalium phosphoricum Nr. 5 | |
| mit Fieber bis 38,5°C | Ferrum phosphoricum Nr. 3 | |
| Furunkel | Kalium chloratum Nr. 4<br>Natrium phosphoricum Nr. 9<br>Silicea Nr. 11<br>Calcium sulfuricum Nr. 12 | |
| Geschwulst | Kalium chloratum Nr. 4<br>Natrium phosphoricum Nr. 9<br>Silicea Nr. 11 | |
| als Folge von Grippe | Natrium sulfuricum Nr. 10 | |
| Schwerhörigkeit | Calcium fluoratum Nr. 1<br>Kalium chloratum Nr. 4<br>Natrium chloratum Nr. 8<br>Natrium phosphoricum Nr. 9 | |
| übelriechend | Kalium phosphoricum Nr. 5 | |
| **Ohrenschmerzen** | | |
| blitzartig | Magnesium phosphoricum Nr. 7<br>Natrium sulfuricum Nr. 10 | |
| pulsierend | Ferrum phosphoricum Nr. 3 | |
| scharf, schneidend | Kalium sulfuricum Nr. 6 | |
| mit Schwellung | Kalium chloratum Nr. 4 | |
| stechend, klopfend | Ferrum phosphoricum Nr. 3 | |
| **Operationen** | | |
| Vorbereitung | Ferrum phosphoricum Nr. 3<br>Kalium chloratum Nr. 4 | Energiestauungen lösen |
| Nachbehandlung | Calcium phosphoricum Nr. 2<br>Ferrum phosphoricum Nr. 3<br>Kalium chloratum Nr. 4<br>Natrium sulfuricum Nr. 10<br>Silicea Nr. 11 | |

| Symptom | Mineralstoff | Hinweise |
|---|---|---|
| **Organsenkung** | | |
| | Calcium fluoratum Nr. 1<br>Silicea Nr. 11 | auch äussere Anwendungen |
| **Osteoporose** | | |
| | Calcium fluoratum Nr. 1<br>Calcium phosphoricum Nr. 2<br>Magnesium phosphoricum Nr. 7 | Ernährung, Einstellung |
| **Parkinsonsche Krankheit** | | |
| zur Unterstützung | Calcium phosphoricum Nr. 2<br>Magnesium phosphoricum Nr. 7<br>Silicea Nr. 11 | fachkundliche Abklärung |
| **Phantomschmerzen** | | |
| | Silicea Nr. 11 | Energiestaungen lösen |
| **Phimose** | | siehe Vorhautverengung |
| **Pickel** | | siehe Mitesser, Akne |
| **Platzangst** | | |
| | Calcium phosphoricum Nr. 2<br>Kalium chloratum Nr. 4<br>Silicea Nr. 11 | |
| **Polyarthritis** | | siehe Gelenkentzündung |
| **Polypen** | | |
| grundsätzlich | Calcium phosphoricum Nr. 2<br>Natrium phosphoricum Nr. 9<br>Silicea Nr. 11 | Einnahme über längere Zeit notwendig |
| Nasenpolypen | Calcium phosphoricum Nr. 2<br>Natrium phosphoricum Nr. 9 | |
| schleimige | Kalium chloratum Nr. 4<br>Natrium chloratum Nr. 8 | |
| bei Übersäuerung | Kalium chloratum Nr. 4<br>Natrium phosphoricum Nr. 9<br>Silicea Nr. 11 | |

| Symptom | Mineralstoff | Hinweise |
|---|---|---|
| **Prellung** | | siehe auch äussere Anwendung |
| durch Schlag, Stoss | Ferrum phosphoricum Nr. 3<br>Kalium chloratum Nr. 4 | |
| mit Verhärtung | Calcium fluoratum Nr. 1 | |
| **Prostata** | | |
| vergrössert | Calcium fluoratum Nr. 1<br>Magnesium phosphoricum Nr. 7<br>Natrium chloratum Nr. 8<br>Natrium sulfuricum Nr. 10 | Ernährung, Kürbiskerne |
| **Pseudokrupp** | | siehe Krupp |
| **Psoriasis** | | siehe Schuppenflechte |
| **Puls** | | |
| erhöht | Calcium phosphoricum Nr. 2<br>Magnesium phosphoricum Nr. 7 | |
| klein, schnell | Calcium phosphoricum Nr. 2<br>Kalium phosphoricum Nr. 5<br>Natrium chloratum Nr. 8 | |
| langsam | Kalium phosphoricum Nr. 5<br>Silicea Nr. 11 | |
| Pulsieren im ganzen Körper | Natrium chloratum Nr. 8 | |
| schwach | Ferrum phosphoricum Nr. 3<br>Kalium phosphoricum Nr. 5 | |
| **Quaddeln** | | |
| grundsätzlich | Kalium chloratum Nr. 4<br>Natrium chloratum Nr. 8 | Waschungen mit Nr. 8 oder Salbenanwendung |
| mit bläulichroter Färbung | Kalium chloratum Nr. 4<br>Silicea Nr. 11 | |
| Gefahr der Blutvergiftung | Kalium phosphoricum Nr. 5 | |
| **Quetschungen** | | |
| grundsätzlich | Ferrum phosphoricum Nr. 3 | siehe auch Verletzungen, auch äussere Anwendungen |

| Symptom | Mineralstoff | Hinweise |
|---|---|---|
| mit Eiterung | Natrium phosphoricum Nr. 9<br>Silicea Nr. 11 | |
| mit Schwellung | Kalium chloratum Nr. 4 | |
| bei Verhärtung | Calcium fluoratum Nr. 1 | |
| wildes Fleisch (Fleischwärzchen) | Kalium chloratum Nr. 4 | |
| **Rachitis** | | |
| grundsätzlich | Calcium fluoratum Nr. 1<br>Calcium phosphoricum Nr. 2<br>Natrium chloratum Nr. 8 | Knochenstärkung auch durch äussere Anwendung |
| bei Schwäche | Kalium phosphoricum Nr. 5 | |
| bei Übersäuerung | Natrium phosphoricum Nr. 9<br>Silicea Nr. 11 | |
| **Radioaktivität** | | |
| Belastung | Calcium phosphoricum Nr. 2<br>Kalium jodatum Nr. 15 | |
| **Rauchen** | | |
| Belastung durch | Kalium chloratum Nr. 4<br>Magnesium phosphoricum Nr. 7<br>Natrium chloratum Nr. 8<br>Natrium sulfuricum Nr. 10 | |
| Entwöhnung | Magnesium phosphoricum Nr. 7 | häufige Einnahme notwendig, Blütenessenzen |
| **Räuspern** | | |
| ständiges | Natrium chloratum Nr. 8<br>Natrium phosphoricum Nr. 9<br>Kalium jodatum Nr. 15 | |
| **Regenbogenhautentzündung** | | siehe Augen |
| **Reisekrankheit** | | |
| | Natrium chloratum Nr. 8<br>Magnesium phosphoricum Nr. 7 | Blütenessenzen |
| Jetlag | Kalium phosphoricum Nr. 5<br>Magnesium phosphoricum Nr. 7<br>Silicea Nr. 11 | |

| Symptom | Mineralstoff | Hinweise |
|---|---|---|
| **Reizbarkeit** | | |
| grundsätzlich | Calcium phosphoricum Nr. 2<br>Kalium phosphoricum Nr. 5<br>Natrium chloratum Nr. 8 | Blütenessenzen, Energiestauungen lösen, Störfelder beachten |
| aus Erschöpfung | Kalium phosphoricum Nr. 5<br>Natrium chloratum Nr. 8 | |
| bei Gallenbeschwerden | Natrium sulfuricum Nr. 10 | |
| bei Kindern | Silicea Nr. 11 | |
| nervöse | Magnesium phosphoricum Nr. 7 | |
| durch Übersäuerung | Natrium phosphoricum Nr. 9<br>Silicea Nr. 11 | |
| **Rheumatismus** | | auch äussere Anwendungen |
| beginnend | Ferrum phosphoricum Nr. 3 | Ernährung, Entschlackung |
| mit Gelenkknacken | Natrium chloratum Nr. 8 | |
| mit Lähmungsgefühl | Kalium phosphoricum Nr. 5 | |
| zum Säureabbau | Natrium phosphoricum Nr. 9<br>Natrium sulfuricum Nr. 10<br>Silicea Nr. 11 | |
| mit starken Schweiss | Natrium chloratum Nr. 8<br>Silicea Nr. 11 | |
| Schmerz, abends verstärkt | Kalium sulfuricum Nr. 6 | |
| Schmerzen, stechend | Magnesium phosphoricum Nr. 7 | heiss einnehmen |
| Schmerzen, wandernd | Kalium sulfuricum Nr. 6 | |
| mit Schwellung | Kalium chloratum Nr. 4 | |
| mit Taubheitsgefühl | Calcium phosphoricum Nr. 2 | |
| **Rippenfellentzündung** | | Antlitzdiagnose und fachkundige Betreuung wichtig |
| grundsätzlich | Ferrum phosphoricum Nr. 3<br>Kalium chloratum Nr. 4<br>Silicea Nr. 11 | Absonderungen beachten |
| gegen Verwachsungen | Calcium fluoratum Nr. 1 | |

| Symptom | Mineralstoff | Hinweise |
|---|---|---|
| **Röntgen** | | |
| vor der Bestrahlung | Calcium phosphoricum Nr. 2 | |
| nach der Bestrahlung | Kalium chloratum Nr. 4 | |
| Schwindel danach | Calcium fluoratum Nr. 1 | |
| **Rose** | | siehe Gesichtsrose |
| **Röteln** | | |
| grundsätzlich | Ferrum phosphoricum Nr. 3 | fachkundige Betreuung |
| mit Fieber über 38,5°C | Kalium phosphoricum Nr. 5<br>Natrium chloratum Nr. 8 | |
| **Rotlauf** | | fachkundige Betreuung |
| beginnend | Ferrum phosphoricum Nr. 3<br>Kalium chloratum Nr. 4 | |
| bei blauroter Wunde | Natrium sulfuricum Nr. 10 | |
| bei Eiterung | Silicea Nr. 11<br>Calcium sulfuricum Nr. 12 | |
| mit hohen Fieber | Kalium phosphoricum Nr. 5<br>Kalium sulfuricum Nr. 6<br>Natrium chloratum Nr. 8 | |
| zur Ausheilung | Calcium fluoratum Nr. 1<br>Kalium sulfuricum Nr. 6 | lange Einnahme notwendig |
| **Rückenschmerzen** | | siehe auch Schmerzen |
| Erschlaffung der Bänder | Calcium fluoratum Nr. 1 | |
| mit Fieber bis 38,5°C | Ferrum phosphoricum Nr. 3 | |
| lähmend | Kalium phosphoricum Nr. 5<br>Natrium chloratum Nr. 8 | |
| Muskelzerrung | Ferrum phosphoricum Nr. 3 | |
| rheumatisch | Kalium sulfuricum Nr. 6<br>Natrium phosphoricum Nr. 9<br>Silicea Nr. 11 | |
| Winde bringen Linderung | Magnesium phosphoricum Nr. 7 | |

| Symptom | Mineralstoff | Hinweise |
|---|---|---|
| **Rückgratverkrümmung** (Lordose, Kyphose, Skoliose) | | |
| grundsätzlich | Calcium fluoratum Nr. 1<br>Calcium phosphoricum Nr. 2<br>Kalium phosphoricum Nr. 5<br>Natrium chloratum Nr. 8 | |
| bei heftigen Schmerzen | Magnesium phosphoricum Nr. 7 | |
| bei Übersäuerung | Natrium phosphoricum Nr. 9<br>Silicea Nr. 11 | |
| **Ruhr** | | fachkundige Betreuung |
| Anfangsstadium | Ferrum phosphoricum Nr. 3<br>Kalium chloratum Nr. 4<br>Natrium chloratum Nr. 8 | |
| Fieber über 38,5°C | Kalium phosphoricum Nr. 5<br>Natrium chloratum Nr. 8 | |
| bei Krämpfen | Magnesium phosphoricum Nr. 7 | |
| mit Schwäche | Kalium phosphoricum Nr. 5<br>Natrium chloratum Nr. 8 | |
| blutiger, eitriger Stuhl | Calcium sulfuricum Nr. 12 | |
| zur Ausheilung | Calcium phosphoricum Nr. 2<br>Kalium sulfuricum Nr. 6 | |
| **Säuglinge** | | Während der Stillzeit nimmt die Mutter die Mineralstoffe. |
| Blähungen, kolikartig | Magnesium phosphoricum Nr. 7 | |
| Durchfall, gelblichgrün | Natrium sulfuricum Nr. 10 | siehe auch Durchfall |
| Durchfall, goldgelb | Natrium phosphoricum Nr. 9 | |
| Erbrechen käsiger Masse | Natrium phosphoricum Nr. 9 | siehe auch Erbrechen |
| Erbrechen unverdauter Milch | Ferrum phosphoricum Nr. 3 | |
| Impfbelastung | Kalium chloratum Nr. 4 | |
| wunder Po | Ferrum phosphoricum Nr. 3<br>Natrium chloratum Nr. 8 | |

| Symptom | Mineralstoff | Hinweise |
|---|---|---|
| **Säureüberschuss** | | |
| grundsätzlich | Natrium chloratum Nr. 8<br>Natrium phosphoricum Nr. 9<br>Silicea Nr. 11 | Säure-Basenhaushalt beachten, Ernährung |
| **Scharlach** | | ansteckend!<br>fachkundige Betreuung |
| im Anfangsstadium | Ferrum phosphoricum Nr. 3<br>Kalium chloratum Nr. 4 | |
| mit Drüseneiterung | Magnesium phosphoricum Nr. 7<br>Natrium phosphoricum Nr. 9<br>Silicea Nr. 11 | |
| mit Drüsenschwellung | Calcium phosphoricum Nr. 2<br>Kalium chloratum Nr. 4<br>Magnesium phosphoricum Nr. 7<br>Natrium phosphoricum Nr. 9 | |
| bei Fieber über 38,5°C | Kalium chloratum Nr. 4<br>Kalium phosphoricum Nr. 5<br>Natrium chloratum Nr. 8 | auch äussere Anwendungen (z. B. Waschungen) |
| bei Schwäche | Kalium phosphoricum Nr. 5<br>Natrium chloratum Nr. 8 | |
| zur Ausheilung | Kalium sulfuricum Nr. 6 | |
| **Scheide** | | siehe auch Absonderungen |
| brennend, wund | Natrium chloratum Nr. 8 | |
| käsiger Geruch | Kalium sulfuricum Nr. 6 | |
| erhöhte Reizbarkeit | Ferrum phosphoricum Nr. 3<br>Magnesium phosphoricum Nr. 7<br>Silicea Nr. 11 | |
| Scheidenkrampf | Calcium phosphoricum Nr. 2<br>Magnesium phosphoricum Nr. 7 | |
| trocken | Kalium sulfuricum Nr. 6<br>Natrium chloratum Nr. 8<br>Natrium phosphoricum Nr. 9 | |
| trocken und heiss | Ferrum phosphoricum Nr. 3 | |

| Symptom | Mineralstoff | Hinweise |
|---|---|---|
| **Scheuermannsche Krankheit** | | |
| | Calcium fluoratum Nr. 1<br>Calcium phosphoricum Nr. 2<br>Natrium chloratum Nr. 8 | |
| **Schielen** | | |
| zur Bänderstärkung | Calcium fluoratum Nr. 1 | |
| bei Ermüdung | Kalium phosphoricum Nr. 5<br>Natrium chloratum Nr. 8 | |
| krampfhaft | Magnesium phosphoricum Nr. 7 | |
| durch Würmer verursacht | Natrium phosphoricum Nr. 9 | |
| **Schienbeinschmerzen** | | auch äussere Anwendungen |
| | Calcium fluoratum Nr. 1<br>Calcium phosphoricum Nr. 2 | |
| **Schilddrüse** | | siehe auch Kropf |
| grundsätzlich | Calcium phosphoricum Nr. 2<br>Magnesium phosphoricum Nr. 7<br>Kalium jodatum Nr. 15 | |
| Schilddrüsenschwellung | Kalium chloratum Nr. 4<br>Magnesium phosphoricum Nr. 7<br>Natrium phosphoricum Nr. 9<br>Kalium jodatum Nr. 15 | |
| Überfunktion | Magnesium phosphoricum Nr. 7<br>Kalium bromatum Nr. 14<br>Kalium jodatum Nr. 15 | |
| Unterfunktion | Magnesium phosphoricum Nr. 7<br>Kalium bromatum Nr. 14<br>Kalium jodatum Nr. 15 | |
| **Schlaf** | | |
| Einschlafstörungen | Magnesium phosphoricum Nr. 7 | siehe auch äussere Anwendung |
| Erwachen nach Mitternacht | Calcium phosphoricum Nr. 2 | |
| Schlafkrankheit | Kalium phosphoricum Nr. 5<br>Natrium chloratum Nr. 8 | |

| Symptom | Mineralstoff | Hinweise |
|---|---|---|
| Schlafstörungen | Calcium phosphoricum Nr. 2<br>Silicea Nr. 11 | Blütenessenzen<br>Störfelder beachten |
| Schlafsucht | Kalium phosphoricum Nr. 5 | |
| unruhig | Silicea Nr. 11 | |
| Zuckungen im Schlaf | Silicea Nr. 11 | |
| **Schlaflosigkeit** | | |
| grundsätzlich | Calcium phosphoricum Nr. 2<br>Magnesium phosphoricum Nr. 7 | Blütenessenzen, Störfelder beachten |
| mit Blutandrang zum Kopf | Ferrum phosphoricum Nr. 3<br>Kalium phosphoricum Nr. 5 | |
| mit Fieber bis 38,5°C | Ferrum phosphoricum Nr. 3 | |
| mit Kribbeln, Taubheitsgefühl | Calcium phosphoricum Nr. 2 | |
| mit Nachtschweiss | Natrium chloratum Nr. 8<br>Silicea Nr. 11 | |
| durch gereizte Nerven | Natrium phosphoricum Nr. 9<br>Silicea Nr. 11 | |
| nervöse | Kalium phosphoricum Nr. 5<br>Magnesium phosphoricum Nr. 7 | |
| bei schwächlichen Menschen | Calcium phosphoricum Nr. 2<br>Natrium chloratum Nr. 8 | |
| durch Übersäuerung | Natrium phosphoricum Nr. 9<br>Silicea Nr. 11 | |
| bei innerer Unruhe | Magnesium phosphoricum Nr. 7<br>Natrium chloratum Nr. 8 | |
| durch chronische Verstopfung | Ferrum phosphoricum Nr. 3<br>Natrium phosphoricum Nr. 9 | |
| Zerschlagenheit am Morgen | Kalium phosphoricum Nr. 5<br>Silicea Nr. 11 | |
| **Schläfrigkeit** | | |
| bei geistiger Arbeit vormittags | Natrium sulfuricum Nr. 10 | |
| während des Tages | Kalium phosphoricum Nr. 5<br>Natrium chloratum Nr. 8 | |

| Symptom | Mineralstoff | Hinweise |
|---|---|---|
| **Schlafwandeln** | | |
| | Natrium chloratum Nr. 8<br>Natrium phosphoricum Nr. 9<br>Silicea Nr. 11 | Blütenessenzen |
| **Schlaganfall** | | siehe Gehirnschlag |
| grundsätzlich | Calcium phosphoricum Nr. 2<br>Ferrum phosphoricum Nr. 3<br>Kalium phosphoricum Nr. 5 | Blütenessenzen, energetische Behandlung |
| bei Krämpfen | Magnesium phosphoricum Nr. 7 | |
| Lähmung | Kalium phosphoricum Nr. 5<br>Natrium chloratum Nr. 8 | |
| zur Vorbeugung | Calcium phosphoricum Nr. 2 | |
| **Schlangenbiss** | | |
| | Kalium phosphoricum Nr. 5<br>Natrium chloratum Nr. 8 | auch äussere Anwendungen |
| **Schleim** | | siehe auch Absonderungen |
| Absonderung, vermehrt | Natrium chloratum Nr. 8 | |
| Absonderung, vermindert | Kalium sulfuricum Nr. 6 | |
| Ebrechen von Schleim | Magnesium phosphoricum Nr. 7<br>Natrium chloratum Nr. 8 | |
| Schleimrasseln | Kalium chloratum Nr. 4<br>Kalium sulfuricum Nr. 6<br>Natrium chloratum Nr. 8 | |
| **Schleimbeutelentzündung** | | |
| | Ferrum phosphoricum Nr. 3<br>Kalium chloratum Nr. 4<br>Natrium phosphoricum Nr. 9<br>Silicea Nr. 11 | siehe auch äussere Anwendung |
| **Schleimhäute** | | |
| ätzend | Calcium fluoratum Nr. 1 | |
| blass | Natrium phosphoricum Nr. 9 | |

| Symptom | Mineralstoff | Hinweise |
|---|---|---|
| trocken | Kalium sulfuricum Nr. 6<br>Natrium chloratum Nr. 8<br>Natrium phosphoricum Nr. 9 | |
| Schleimhautkatarrh | Calcium sulfuricum Nr. 12 | |
| **Schliessmuskellähmung** | | |
| grundsätzlich | Kalium phosphoricum Nr. 5 | |
| **Schluckauf** | | |
| | Calcium phosphoricum Nr. 2<br>Magnesium phosphoricum Nr. 7 | Salben hinter dem Ohr auftragen |
| **Schluckbeschwerden** | | |
| | Ferrum phosphoricum Nr. 3<br>Kalium chloratum Nr. 4 | |
| Schlucken erschwert | Silicea Nr. 11 | |
| **Schlundbrennen** | | |
| | Natrium chloratum Nr. 8 | |
| **Schmerzen** | | |
| grundsätzlich | Ferrum phosphoricum Nr. 3<br>Magnesium phosphoricum Nr. 7 | je nach Schmerzart, siehe Wirkungsweisen des jeweiligen Mineralstoffs |
| Anfälle mit grosser Schwäche | Kalium phosphoricum Nr. 5 | |
| ätzend, brennend | Calcium fluoratum Nr. 1<br>Natrium chloratum Nr. 8 | |
| beim Aufstossen, Rülpsen | Magnesium phosphoricum Nr. 7 | |
| mit schweren Beinen | Natrium sulfuricum Nr. 10 | |
| bei Beginn der Bewegung | Kalium phosphoricum Nr. 5 | |
| durch Bewegung des Kopfes | Ferrum phosphoricum Nr. 3 | |
| mit Bläschen am After | Natrium chloratum Nr. 8 | |
| mit Blässe, Weinerlichkeit | Kalium phosphoricum Nr. 5 | |
| blitzartig an Nacken, Scheitel | Silicea Nr. 11 | |
| Blutandrang zum Kopf | Ferrum phosphoricum Nr. 3 | |

| Symptom | Mineralstoff | Hinweise |
|---|---|---|
| **Schmerzen Fortsetzung** | | |
| brennend | Natrium chloratum Nr. 8 | |
| brennend über den Nieren | Natrium chloratum Nr. 8 | |
| in der Brust | Natrium sulfuricum Nr. 10 | an den letzten Rippen |
| mit Druck der Augenhöhle | Natrium sulfuricum Nr. 10 | |
| mit Druck im Kopf | Ferrum phosphoricum Nr. 3<br>Magnesium phosphoricum Nr. 7 | |
| dumpf, quälend, periodisch | Natrium phosphoricum Nr. 9 | |
| dumpf, reissend | Natrium phosphoricum Nr. 9 | |
| in den Fersen | Natrium sulfuricum Nr. 10 | |
| durch feuchtes Klima | Natrium chloratum Nr. 8 | |
| mit Fussschweiss | Silicea Nr. 11 | |
| bei unterdrücktem Fussschweiss | Silicea Nr. 11 | |
| durch Geräusche | Silicea Nr. 11 | |
| am Haarboden | Ferrum phosphoricum Nr. 3<br>Silicea Nr. 11 | |
| mit Hitze, Rötung | Ferrum phosphoricum Nr. 3 | |
| klopfend, pochend | Ferrum phosphoricum Nr. 3 | |
| klopfend in den Schläfen | Ferrum phosphoricum Nr. 3<br>Natrium phosphoricum Nr. 9<br>Silicea Nr. 11 | |
| mit Knötchen am Kopf | Silicea Nr. 11 | |
| krampfartig, stechend | Magnesium phosphoricum Nr. 7 | «Heisse Sieben» (siehe Seite 47) |
| lähmend | Kalium phosphoricum Nr. 5 | Natrium chloratum Nr. 8 |
| mit Lähmungsgefühl | Kalium phosphoricum Nr. 5 | |
| in den Lenden | Silicea Nr. 11 | die Beine hinunterschiessend |
| mit Lippenbläschen | Natrium chloratum Nr. 8 | |
| stark, bei leerem Magen | Magnesium phosphoricum Nr. 7 | |
| in den Nasenknochen | Natrium chloratum Nr. 8 | |
| dem Lauf der Nerven folgend | Magnesium phosphoricum Nr. 7 | |
| geringe, neuralgische | Calcium sulfuricum Nr. 12 | |

| Symptom | Mineralstoff | Hinweise |
| --- | --- | --- |
| Linderung durch Bewegung | Kalium phosphoricum Nr. 5 | |
| Linderung durch Druck | Magnesium phosphoricum Nr. 7 | |
| Linderung durch Kälte | Ferrum phosphoricum Nr. 3 | |
| Linderung durch Wärme | Magnesium phosphoricum Nr. 7<br>Natrium phosphoricum Nr. 9<br>Silicea Nr. 11 | |
| Linderung in der Ruhe | Ferrum phosphoricum Nr. 3 | |
| Linderung in kühler Luft | Kalium sulfuricum Nr. 6 | |
| vom Nacken zum Hinterkopf | Natrium chloratum Nr. 8 | |
| von den Ohren zu den Zähnen | Natrium chloratum Nr. 8 | |
| periodisch, jede Nacht | Magnesium phosphoricum Nr. 7 | |
| pulsierend | Ferrum phosphoricum Nr. 3 | |
| reissend, ausstrahlend | Natrium chloratum Nr. 8 | |
| in Ruhe | Calcium phosphoricum Nr. 2<br>Magnesium phosphoricum Nr. 7 | |
| schiessend, stechend | Magnesium phosphoricum Nr. 7 | |
| schneidend | Natrium sulfuricum Nr. 10 | |
| mit nachfolgender Schwäche | Kalium phosphoricum Nr. 5 | |
| stärker am Abend | Kalium sulfuricum Nr. 6 | |
| stärker durch Anstrengung | Kalium phosphoricum Nr. 5 | |
| stärker durch leichte Berührung | Magnesium phosphoricum Nr. 7 | |
| stärker bei Bewegung | Ferrum phosphoricum Nr. 3 | |
| stärker bei kalter Luft | Silicea Nr. 11 | |
| stärker in feuchten Räumen | Natrium chloratum Nr. 8 | |
| stärker in warmen Räumen | Kalium sulfuricum Nr. 6 | |
| stärker nachts in Ruhe | Calcium phosphoricum Nr. 2 | |
| mit Taubheitsgefühl | Calcium phosphoricum Nr. 2 | |
| mit Tränen, Speichelfluss | Natrium chloratum Nr. 8 | |
| mit Überempfindlichkeit | Silicea Nr. 11 | |
| rasch wechselnd | Magnesium phosphoricum Nr. 7 | |
| wandernd | Magnesium phosphoricum Nr. 7 | |
| mit belegter Zunge | Natrium chloratum Nr. 8 | |

| Symptom | Mineralstoff | Hinweise |
|---|---|---|
| **Schnupfen** | | siehe auch Absonderungen |
| grundsätzlich | Ferrum phosphoricum Nr. 3 | |
| mit Fieber bis 38,5°C | Ferrum phosphoricum Nr. 3 | |
| Geschmacks-, Geruchsverlust | Natrium chloratum Nr. 8 | |
| mit heisser Stirn | Ferrum phosphoricum Nr. 3 | |
| stockend | Kalium chloratum Nr. 4 | |
| Verlangen nach frischer Luft | Kalium sulfuricum Nr. 6 | |
| lose Zähne | Calcium fluoratum Nr. 1 | |
| bei blutendem Zahnfleisch | Kalium phosphoricum Nr. 5 | |
| **Schock** | | |
| | Calcium phosphoricum Nr. 2 | Blütenessenzen |
| **Schorf** | | siehe Absonderungen |
| **Schreckhaftigkeit** | | |
| grundsätzlich | Natrium phosphoricum Nr. 9<br>Silicea Nr. 11 | |
| bei Kindern | Silicea Nr. 11 | |
| Nervenschwäche | Kalium phosphoricum Nr. 5<br>Natrium chloratum Nr. 8 | |
| innere Unruhe | Magnesium phosphoricum Nr. 7 | |
| **Schrunden** | | |
| | Calcium fluoratum Nr. 1<br>Natrium chloratum Nr. 8<br>Silicea Nr. 11 | Salbenanwendung |
| **Schuppen** | | |
| | Kalium sulfuricum Nr. 6<br>Natrium chloratum Nr. 8 | siehe auch äussere Anwendung |
| **Schuppenflechte** | | siehe auch äussere Anwendung |
| grundsätzlich | Calcium phosphoricum Nr. 2<br>Kalium sulfuricum Nr. 6<br>Magnesium phosphoricum Nr. 7 | lange Einnahme nötig,<br>Blütenessenzen |

| Symptom | Mineralstoff | Hinweise |
|---|---|---|
| mit rissiger Haut | Calcium fluoratum Nr. 1 | |
| bei Übersäuerung | Natrium phosphoricum Nr. 9<br>Natrium sulfuricum Nr. 10<br>Silicea Nr. 11 | |
| **Schüttelfrost** | | |
| grundsätzlich | Ferrum phosphoricum Nr. 3<br>Kalium phosphoricum Nr. 5 | |
| alle 10 Tage | Natrium sulfuricum Nr. 10 | |
| krampfartig | Magnesium phosphoricum Nr. 7 | |
| durch Übersäuerung | Silicea Nr. 11 | |
| **Schüttellähmung** | | |
| grundsätzlich | Calcium phosphoricum Nr. 2<br>Kalium phosphoricum Nr. 5<br>Magnesium phosphoricum Nr. 7<br>Silicea Nr. 11 | |
| durch Übersäuerung | Natrium phosphoricum Nr. 9 | |
| **Schwächezustand** | | |
| grundsätzlich | Kalium phosphoricum Nr. 5 | auch äussere Anwendungen |
| geschlechtliche Schwäche | Natrium chloratum Nr. 8 | |
| **Schwangerschaft** | | |
| grundsätzlich | Calcium fluoratum Nr. 1<br>Calcium phosphoricum Nr. 2<br>Magnesium phosphoricum Nr. 7 | siehe auch Geburt, Blütenessenzen |
| Schwangerschaftserbrechen | Ferrum phosphoricum Nr. 3 | |
| Sodbrennen | Natrium chloratum Nr. 8 | |
| zur Stärkung des Gewebes | Calcium fluoratum Nr. 1 | siehe auch äussere Anwendung |
| und der Bänder | Silicea Nr. 11 | |
| **Schweiss** | | nicht unterdrücken, siehe auch äussere Anwendung |
| ätzend | Calcium fluoratum Nr. 1<br>Natrium chloratum Nr. 8 | |

| Symptom | Mineralstoff | Hinweise |
|---|---|---|
| **Schweiss Fortsetzung** | | |
| Drüsenüber-/-unterfunktion | Natrium chloratum Nr. 8 | |
| fettig | Natrium phosphoricum Nr. 9 | |
| fördernd | Silicea Nr. 11 | |
| geruchlos | Calcium phosphoricum Nr. 2 | |
| grünlichgelb färbend | Natrium sulfuricum Nr. 10 | |
| leicht ins Schwitzen kommen | Natrium chloratum Nr. 8 | |
| nachts | Natrium chloratum Nr. 8 | |
| Regulierung | Silicea Nr. 11 | |
| sauer riechend | Natrium phosphoricum Nr. 9 | |
| Schweissbildung ungenügend | Silicea Nr. 11 | |
| Schwitzen im Kopfhaarbereich | Calcium phosphoricum Nr. 2 | |
| stinkend, wundmachend | Silicea Nr. 11 | |
| übelriechend | Kalium phosphoricum Nr. 5 | |
| wässrig | Natrium chloratum Nr. 8 | |
| **Schwellungen** | | |
| grundsätzlich | Kalium chloratum Nr. 4 | siehe auch äussere Anwendung |
| mit Eiter | Natrium phosphoricum Nr. 9<br>Silicea Nr. 11 | |
| hart | Calcium fluoratum Nr. 1 | |
| jauchig, brandig | Kalium phosphoricum Nr. 5 | |
| rheumatisch | Natrium chloratum Nr. 8<br>Natrium phosphoricum Nr. 9<br>Silicea Nr. 11 | |
| Schilddrüsenschwellung | Kalium chloratum Nr. 4<br>Magnesium phosphoricum Nr. 7<br>Natrium phosphoricum Nr. 9<br>Kalium jodatum Nr. 15 | |
| Unterzungendrüsenschwellung | Natrium chloratum Nr. 8 | |
| bei Venenentzündung | Calcium fluoratum Nr. 1<br>Ferrum phosphoricum Nr. 3<br>Kalium sulfuricum Nr. 6<br>Silicea Nr. 11 | |

| Symptom | Mineralstoff | Hinweise |
|---|---|---|
| verhärtend | Calcium fluoratum Nr. 1<br>Magnesium phosphoricum Nr. 7<br>Natrium phosphoricum Nr. 9 | |
| Wangenschwellung | Calcium sulfuricum Nr. 12 | |
| mit Wasserinhalt | Natrium chloratum Nr. 8<br>Natrium sulfuricum Nr. 10 | |
| **Schweregefühl** | | |
| in den Beinen | Kalium sulfuricum Nr. 6<br>Natrium sulfuricum Nr. 10 | |
| im Kopf | Kalium sulfuricum Nr. 6 | |
| **Schwerhörigkeit** | | siehe auch Ohren |
| grundsätzlich | Silicea Nr. 11 | |
| durch Katarrh | Natrium chloratum Nr. 8<br>Natrium phosphoricum Nr. 9 | |
| mit Ohrgeräuschen | Ferrum phosphoricum Nr. 3 | |
| durch Verhärtung | Calcium fluoratum Nr. 1<br>Silicea Nr. 11 | |
| **Schwermut** | | |
| | Kalium phosphoricum Nr. 5<br>Natrium chloratum Nr. 8<br>Natrium sulfuricum Nr. 10 | Blütenessenzen |
| **Schwielen** | | |
| | Calcium fluoratum Nr. 1 | siehe auch äussere Anwendung |
| **Schwindel** | | |
| grundsätzlich | Calcium fluoratum Nr. 1<br>Ferrum phosphoricum Nr. 3<br>Kalium chloratum Nr. 4 | |
| bei älteren Menschen | Kalium sulfuricum Nr. 6 | bei Kreislaufstörungen |
| bei Blutandrang zum Kopf | Ferrum phosphoricum Nr. 3 | |
| bei Blutarmut | Calcium phosphoricum Nr. 2<br>Natrium chloratum Nr. 8 | |

| Symptom | Mineralstoff | Hinweise |
| --- | --- | --- |
| **Schwindel Fortsetzung** | | |
| beim Bücken | Natrium sulfuricum Nr. 10<br>Silicea Nr. 11 | |
| Drehschwindel | Kalium phosphoricum Nr. 5 | |
| nach dem Essen | Natrium sulfuricum Nr. 10 | |
| bei kaltem Wind | Calcium phosphoricum Nr. 2 | |
| vom Nacken aufsteigend | Silicea Nr. 11 | |
| nach Röntgen | Calcium fluoratum Nr. 1 | |
| mit Schwäche | Silicea Nr. 11 | |
| bei Schwächezuständen | Kalium phosphoricum Nr. 5<br>Magnesium phosphoricum Nr. 7<br>Natrium chloratum Nr. 8 | |
| mit Schweissausbruch | Silicea Nr. 11 | |
| nach schweren Krankheiten | Calcium phosphoricum Nr. 2<br>Kalium phosphoricum Nr. 5<br>Natrium chloratum Nr. 8 | |
| **Seekrankheit** | | siehe auch Reisekrankheit |
| grundsätzlich | Magnesium phosphoricum Nr. 7<br>Natrium phosphoricum Nr. 9<br>Silicea Nr. 11 | |
| mit Erbrechen | Natrium sulfuricum Nr. 10 | |
| vorbeugend | Natrium phosphoricum Nr. 9<br>Silicea Nr. 11 | |
| **Sehnen** | | |
| grundsätzlich | Calcium fluoratum Nr. 1<br>Silicea Nr. 11 | auch äussere Anwendungen |
| Schmerz | Calcium fluoratum Nr. 1<br>Natrium phosphoricum Nr. 9<br>Silicea Nr. 11 | |
| Sehnenverkürzung | Calcium fluoratum Nr. 1<br>Natrium chloratum Nr. 8<br>Silicea Nr. 11 | |
| bei Verhärtung | Calcium fluoratum Nr. 1 | |

| Symptom | Mineralstoff | Hinweise |
| --- | --- | --- |
| **Sehnenscheidenentzündung** | | |
| | Calcium fluoratum Nr. 1<br>Ferrum phosphoricum Nr. 3<br>Kalium chloratum Nr. 4<br>Natrium phosphoricum Nr. 9<br>Silicea Nr. 11 | siehe auch äussere Anwendung |
| **Seitenstechen** | | |
| | Magnesium phosphoricum Nr. 7<br>Natrium chloratum Nr. 8 | |
| **Senkfuss** | | |
| | Calcium fluoratum Nr. 1<br>Calcium phosphoricum Nr. 2 | Salbenanwendung wichtig! |
| **Sexualbedürfnis** | | |
| Störung | Kalium sulfuricum Nr. 6 | Blütenessenzen |
| verstärkt | Calcium phosphoricum Nr. 2 | |
| **Sklerose** | | |
| | Calcium fluoratum Nr. 1 | Energiestauungen lösen |
| **Skoliose** | | siehe Rückgratverkrümmung |
| **Sodbrennen** | | siehe auch unter Magen |
| grundsätzlich | Natrium phosphoricum Nr. 9<br>Natrium sulfuricum Nr. 10 | |
| Aufstossen von Speisen | Ferrum phosphoricum Nr. 3 | |
| mit bitterem Geschmack | Natrium sulfuricum Nr. 10 | |
| mit Magenkrämpfen | Magnesium phosphoricum Nr. 7 | |
| **Sommersprossen** | | |
| | Kalium chloratum Nr. 4<br>Kalium sulfuricum Nr. 6 | |
| **Sonnenbrand** | | |
| grundsätzlich | Natrium chloratum Nr. 8 | siehe auch äussere Anwendung |

| Symptom | Mineralstoff | Hinweise |
|---|---|---|
| **Sonnenstich** | | |
| grundsätzlich | Kalium phosphoricum Nr. 5<br>Natrium chloratum Nr. 8 | auch äussere Anwendungen |
| mit Fieber | Ferrum phosphoricum Nr. 3 | |
| **Soor** | | |
| | Kalium chloratum Nr. 4<br>Natrium phosphoricum Nr. 9 | |
| **Speichelfluss** | | |
| zu viel oder zu wenig | Natrium chloratum Nr. 8 | |
| **Speiseröhre** | | |
| Entzündung | Ferrum phosphoricum Nr. 3<br>Kalium chloratum Nr. 4 | |
| Krampf | Kalium phosphoricum Nr. 5<br>Magnesium phosphoricum Nr. 7 | |
| Verengung | Calcium fluoratum Nr. 1<br>Silicea Nr. 11 | |
| **Spreizfuss** | | |
| | Calcium fluoratum Nr. 1<br>Calcium phosphoricum Nr. 2 | Salbenanwendung |
| **Spulwürmer** | | siehe Würmer |
| **Steifheit** | | |
| morgens | Calcium phosphoricum Nr. 2 | |
| **Steinbildung** | | |
| | Calcium phosphoricum Nr. 2<br>Magnesium phosphoricum Nr. 7<br>Natrium phosphoricum Nr. 9 | |
| **Steissbein** | | |
| Verletzung | Calcium phosphoricum Nr. 2 | |

| Symptom | Mineralstoff | Hinweise |
|---|---|---|
| **Stillen** | | |
| grundsätzlich | | Ernährung beachten, äussere Anwendungen |
| Abstillen | Natrium sulfuricum Nr. 10 | |
| heisse Brust | Ferrum phosphoricum Nr. 3 | |
| rissige Brustwarzen | Calcium fluoratum Nr. 1 | |
| Knoten, Stauungen | Kalium chloratum Nr. 4<br>Magnesium phosphoricum Nr. 7 | |
| Milch, salzig | Natrium chloratum Nr. 8 | |
| Milch, wässrig, blau | Natrium chloratum Nr. 8 | |
| Milchbildung fördern | Calcium phosphoricum Nr. 2<br>Kalium chloratum Nr. 4<br>Natrium chloratum Nr. 8 | |
| Milchüberschuss | Natrium sulfuricum Nr. 10 | |
| **Stimmbandverkrampfung** | | |
| | Calcium phosphoricum Nr. 2<br>Magnesium phosphoricum Nr. 7 | |
| **Stimmbandlähmung** | | |
| grundsätzlich | Kalium phosphoricum Nr. 5<br>Magnesium phosphoricum Nr. 7 | |
| durch Überanstrengung | Ferrum phosphoricum Nr. 3<br>Kalium phosphoricum Nr. 5<br>Natrium chloratum Nr. 8 | |
| durch Übersäuerung | Natrium phosphoricum Nr. 9<br>Silicea Nr. 11 | |
| **Stimme** | | |
| rauh und heiser | Calcium phosphoricum Nr. 2 | |
| Stimmverlust | Kalium phosphoricum Nr. 5 | |
| **Stirnhöhlenkatarrh** | | |
| | Kalium sulfuricum Nr. 6<br>Calcium sulfuricum Nr. 12 | siehe auch äussere Anwendung |

| Symptom | Mineralstoff | Hinweise |
|---|---|---|
| **Stoffwechselstörung** | | |
| grundsätzlich | Ferrum phosphoricum Nr. 3<br>Kalium sulfuricum Nr. 6<br>Natrium sulfuricum Nr. 10<br>Calcium sulfuricum Nr. 12 | auch äussere Anwendungen, Darmaufbau |
| Fettstoffwechselstörung | Natrium phosphoricum Nr. 9 | |
| **Stottern** | | |
| | Magnesium phosphoricum Nr. 7<br>Natrium phosphoricum Nr. 9<br>Silicea Nr. 11 | Blütenessenzen |
| **Strombelastung** | | |
| Fernsehen, Computer | Kalium chloratum Nr. 4 | |
| **Stuhl** | | |
| nur unter grosser Anstrengung, ein Teil gleitet wieder zurück | Silicea Nr. 11 | |
| dunkelbraun | Kalium phosphoricum Nr. 5 | |
| dünn | Calcium phosphoricum Nr. 2 | |
| grün | Calcium phosphoricum Nr. 2<br>Natrium sulfuricum Nr. 10 | |
| hart, knollig | Natrium sulfuricum Nr. 10 | |
| hart, krümelig mit Brennen im After | Natrium chloratum Nr. 8 | |
| sehr hell | Kalium chloratum Nr. 4 | |
| sauer, scharf riechend | Natrium phosphoricum Nr. 9 | |
| mit Schleim überzogen | Natrium chloratum Nr. 8 | |
| unverdaute Speisen | Calcium phosphoricum Nr. 2 | |
| wässrig, spritzend | Natrium sulfuricum Nr. 10 | |
| **Stuhlverstopfung** | | |
| grundsätzlich | Ferrum phosphoricum Nr. 3<br>Magnesium phosphoricum Nr. 7<br>Natrium chloratum Nr. 8<br>Natrium phosphoricum Nr. 9<br>Natrium sulfuricum Nr. 10 | Einlauf, Ernährung beachten, Blütenessenzen, Störfelder beachten, Energiestau lösen |

| Symptom | Mineralstoff | Hinweise |
|---|---|---|
| Anregung der Peristaltik | Calcium phosphoricum Nr. 2 | |
| mit saurem Aufstossen | Magnesium phosphoricum Nr. 7<br>Natrium phosphoricum Nr. 9 | |
| chronisch | Kalium sulfuricum Nr. 6<br>Magnesium phosphoricum Nr. 7<br>Natrium chloratum Nr. 8<br>Natrium sulfuricum Nr. 10 | |
| aufgrund Darmerschlaffung | Calcium fluoratum Nr. 1 | |
| infolge Darmlähmung | Kalium phosphoricum Nr. 5<br>Natrium chloratum Nr. 8 | |
| mit Durchfall wechselnd | Ferrum phosphoricum Nr. 3 | |
| bei Kindern, krampfartig | Magnesium phosphoricum Nr. 7 | |
| mit Kreuzschmerzen | Natrium phosphoricum Nr. 9<br>Silicea Nr. 11 | |
| stärker während der Regel | Silicea Nr. 11 | |
| bei Übersäuerung | Ferrum phosphoricum Nr. 3<br>Natrium phosphoricum Nr. 9<br>Natrium sulfuricum Nr. 10 | |
| Völlegefühl, Druck | Kalium sulfuricum Nr. 6 | |
| mit Windstauung | Natrium sulfuricum Nr. 10 | |
| **Talgdrüsen** | | |
| grundsätzlich | Natrium phosphoricum Nr. 9<br>Silicea Nr. 11 | |
| **Taubheitsgefühl** | | |
| | Calcium phosphoricum Nr. 2<br>Silicea Nr. 11 | auch äussere Anwendungen |
| **Tennisarm** | | |
| | Ferrum phosphoricum Nr. 3<br>Kalium phosphoricum Nr. 5<br>Natrium phosphoricum Nr. 9 | siehe auch äussere Anwendung |

| Symptom | Mineralstoff | Hinweise |
|---|---|---|
| **Thrombose** | | fachkundige Betreuung |
| | Ferrum phosphoricum Nr. 3<br>Kalium chloratum Nr. 4<br>Silicea Nr. 11 | |
| **Tränenfluss** | | |
| mit Kälteempfinden im Kopf | Natrium chloratum Nr. 8 | |
| zuwenig, zuviel | Natrium chloratum Nr. 8 | |
| **Tränenkanal** | | |
| Fistel | Silicea Nr. 11<br>Calcium sulfuricum Nr. 12 | |
| verengt | Kalium chloratum Nr. 4<br>Natrium chloratum Nr. 8 | |
| **Träume** | | |
| angstvoll | Natrium sulfuricum Nr. 10 | Blütenessenzen |
| **Traurigkeit** | | |
| | Calcium phosphoricum Nr. 2<br>Kalium phosphoricum Nr. 5<br>Natrium chloratum Nr. 8<br>Natrium sulfuricum Nr. 10 | Blütenessenzen |
| **Übelkeit** | | |
| grundsätzlich | Ferrum phosphoricum Nr. 3<br>Kalium chloratum Nr. 4<br>Kalium sulfuricum Nr. 6 | |
| morgens | Kalium phosphoricum Nr. 5 | |
| **Überbein** | | |
| | Calcium fluoratum Nr. 1<br>Calcium phosphoricum Nr. 2<br>Silicea Nr. 11 | auch äussere Anwendungen |
| **Übersäuerung** | | |
| | Natrium chloratum Nr. 8<br>Natrium phosphoricum Nr. 9<br>Natrium sulfuricum Nr. 10 | |

| Symptom | Mineralstoff | Hinweise |
|---|---|---|
| **Unfruchtbarkeit** | | |
| bei Frauen | Calcium sulfuricum Nr. 12 | Energiestau lösen, Störherde abklären, Amalgam! |
| **Ungeduld** | | |
| | Magnesium phosphoricum Nr. 7 | Blütenessenzen |
| **Unlust** | | |
| grundsätzlich | Kalium phosphoricum Nr. 5<br>Natrium chloratum Nr. 8 | Blütenessenzen |
| zu geistiger Tätigkeit | Kalium phosphoricum Nr. 5 | |
| **Unruhe** | | Blütenessenzen |
| aus Ängstlichkeit | Calcium phosphoricum Nr. 2 | |
| durch überreizte Nerven | Natrium phosphoricum Nr. 9<br>Silicea Nr. 11 | |
| innere Unruhe | Kalium chloratum Nr. 4<br>Magnesium phosphoricum Nr. 7 | Störfelder abklären |
| aus Furcht vor Versagen | Kalium phosphoricum Nr. 5<br>Natrium chloratum Nr. 8 | |
| **Unterschenkelgeschwüre** | | siehe auch Absonderungen |
| bläulichrot | Magnesium phosphoricum Nr. 7<br>Natrium sulfuricum Nr. 10 | |
| mit Fieber bis 38,5°C | Ferrum phosphoricum Nr. 3 | |
| offen | Magnesium phosphoricum Nr. 7<br>Natrium phosphoricum Nr. 9 | |
| rötlich, braun | Calcium fluoratum Nr. 1 | |
| mit Schwellung der Leiste | Natrium chloratum Nr. 8<br>Natrium phosphoricum Nr. 9<br>Natrium sulfuricum Nr. 10 | |
| **Vegetatives Nervensystem** | | |
| grundsätzlich | Calcium phosphoricum Nr. 2<br>Kalium phosphoricum Nr. 5<br>Magnesium phosphoricum Nr. 7 | Blütenessenzen, Störfelder abklären, Energiestau lösen |

| Symptom | Mineralstoff | Hinweise |
| --- | --- | --- |
| **Venenentzündung** | | siehe Krampfadern |
| **Verbrennungen** | | siehe auch äussere Anwendung |
| 1. und 2. Grades | Ferrum phosphoricum Nr. 3<br>Natrium chloratum Nr. 8 | |
| 3. Grades | Kalium phosphoricum Nr. 5 | |
| bei Eiterbildung | Silicea Nr. 11 | |
| bei Verjauchung | Kalium phosphoricum Nr. 5 | |
| bei wildem Fleisch (Fleischwärzchen) | Kalium chloratum Nr. 4<br>Silicea Nr. 11 | |
| **Verdauung** | | siehe Magen, Darm |
| **Vergesslichkeit** | | |
| | Calcium fluoratum Nr. 1<br>Kalium phosphoricum Nr. 5 | Blütenessenzen |
| **Vergiftung** | | |
| durch Alkohol | Kalium chloratum Nr. 4<br>Natrium chloratum Nr. 8<br>Natrium sulfuricum Nr. 10 | |
| durch Arsen | Kalium phosphoricum Nr. 5<br>Natrium chloratum Nr. 8 | |
| durch Arznei-, Genussmittel | Kalium chloratum Nr. 4<br>Natrium sulfuricum Nr. 10 | |
| durch Blausäure | Kalium chloratum Nr. 4 | |
| durch Blei | Magnesium phosphoricum Nr. 7<br>Natrium chloratum Nr. 8<br>Natrium sulfuricum Nr. 10 | |
| durch Fleisch | Kalium phosphoricum Nr. 5<br>Magnesium phosphoricum Nr. 7<br>Natrium chloratum Nr. 8<br>Natrium sulfuricum Nr. 10 | |
| durch Impfung | Kalium chloratum Nr. 4 | |
| durch Koffein | Magnesium phosphoricum Nr. 7<br>Natrium phosphoricum Nr. 9 | |

| Symptom | Mineralstoff | Hinweise |
|---|---|---|
| durch Medikamente | Kalium chloratum Nr. 4<br>Natrium chloratum Nr. 8<br>Natrium sulfuricum Nr. 10 | |
| durch Narkose | Kalium chloratum Nr. 4 | |
| durch Quecksilber | Kalium chloratum Nr. 4<br>Magnesium phosphoricum Nr. 7<br>Natrium chloratum Nr. 8<br>Silicea Nr. 11 | Amalgam! |
| durch Rauch | Kalium phosphoricum Nr. 5<br>Magnesium phosphoricum Nr. 7<br>Natrium chloratum Nr. 8 | |
| durch Schlangenbiss | Natrium chloratum Nr. 8 | |
| durch Suchtgifte | Kalium phosphoricum Nr. 5 | |
| **Verhärtungen** | | |
| | Calcium fluoratum Nr. 1 | auch äussere Anwendung |
| **Verkalkung** | | |
| vorbeugend | Calcium fluoratum Nr. 1<br>Calcium phosphoricum Nr. 2<br>Natrium phosphoricum Nr. 9<br>Silicea Nr. 11 | |
| **Verlangen** | | |
| nach Alkohol | Magnesium phosphoricum Nr. 7<br>Natrium chloratum Nr. 8 | |
| nach Bewegung | Silicea Nr. 11 | |
| nach Bitterem | Kalium sulfuricum Nr. 6<br>Natrium sulfuricum Nr. 10 | |
| nach Essig | Natrium chloratum Nr. 8<br>Natrium phosphoricum Nr. 9 | |
| nach frischer Luft | Kalium sulfuricum Nr. 6 | |
| nach Geräuchertem | Calcium phosphoricum Nr. 2 | |
| nach Gesalzenem | Calcium phosphoricum Nr. 2<br>Natrium chloratum Nr. 8 | |
| nach Kaffee, Kakao | Magnesium phosphoricum Nr. 7 | |

| Symptom | Mineralstoff | Hinweise |
|---|---|---|
| **Verlangen Fortsetzung** | | |
| nach Kreide | Calcium phosphoricum Nr. 2 | |
| nach Pfeffer | Natrium chloratum Nr. 8 | |
| nach Salz | Natrium chloratum Nr. 8 | |
| nach Saurem | Kalium chloratum Nr. 4<br>Magnesium phosphoricum Nr. 7<br>Natrium chloratum Nr. 8 | |
| nach Speck | Calcium phosphoricum Nr. 2 | |
| nach stark gewürzten Speisen | Natrium chloratum Nr. 8 | |
| nach Süssigkeiten | Natrium phosphoricum Nr. 9<br>Silicea Nr. 11 | |
| nach Tabak | Magnesium phosphoricum Nr. 7 | |
| **Verletzungen** | | siehe auch Wunden |
| grundsätzlich | Ferrum phosphoricum Nr. 3 | auch äussere Anwendungen, Blütenessenzen |
| **Verrenkung und Verstauchung** | | |
| | Calcium fluoratum Nr. 1<br>Ferrum phosphoricum Nr. 3<br>Kalium chloratum Nr. 4<br>Silicea Nr. 11 | Blütenessenzen |
| **Verstopfung** | | siehe Stuhlverstopfung |
| **Völlegefühl** | | |
| im Magen | Kalium sulfuricum Nr. 6 | |
| **Vorhautverengung** | | |
| | Calcium fluoratum Nr. 1<br>Natrium chloratum Nr. 8<br>Silicea Nr. 11 | Bad mit Mineralstoffen, Salbenanwendung |
| **Wachstumsschmerzen** | | |
| | Calcium phosphoricum Nr. 2 | |

| Symptom | Mineralstoff | Hinweise |
|---|---|---|
| **Wadenkrampf** | | |
| grundsätzlich | Calcium phosphoricum Nr. 2<br>Magnesium phosphoricum Nr. 7 | |
| nachhaltige Schmerzen | Calcium phosphoricum Nr. 2<br>Ferrum phosphoricum Nr. 3 | |
| nach Überanstrengung | Kalium phosphoricum Nr. 5 | |
| **Warzen** | | |
| grundsätzlich | Calcium fluoratum Nr. 1<br>Kalium chloratum Nr. 4<br>Natrium sulfuricum Nr. 10 | auch äussere Anwendungen |
| **Wasser** | | |
| im Blut | Natrium chloratum Nr. 8<br>Natrium sulfuricum Nr. 10 | |
| Wasserstauung | Natrium chloratum Nr. 8<br>Natrium sulfuricum Nr. 10 | Druck hinterlässt Vertiefung |
| Wassersucht | Natrium chloratum Nr. 8<br>Natrium sulfuricum Nr. 10 | |
| **Wechseljahrbeschwerden** | | |
| grundsätzlich | Calcium fluoratum Nr. 1<br>Magnesium phosphoricum Nr. 7 | Blütenessenzen,<br>Energiestau lösen |
| geschwollene Beine | Magnesium phosphoricum Nr. 7<br>Natrium chloratum Nr. 8<br>Natrium sulfuricum Nr. 10 | |
| Hitzewallungen | Ferrum phosphoricum Nr. 3 | |
| **Weinerlichkeit** | | |
| | Kalium phosphoricum Nr. 5<br>Natrium chloratum Nr. 8 | Blütenessenzen |
| **Weissfluss** | | siehe Absonderungen |
| **Wetterfühligkeit** | | |
| | Calcium phosphoricum Nr. 2<br>Magnesium phosphoricum Nr. 7 | siehe auch äussere Anwendung |

| Symptom | Mineralstoff | Hinweise |
|---|---|---|
| **Wildfleischbildung** | | |
| | Kalium chloratum Nr. 4<br>Silicea Nr. 11 | |
| **Willensschwäche** | | |
| | Kalium phosphoricum Nr. 5<br>Natrium chloratum Nr. 8 | Blütenessenzen |
| **Winde** | | |
| grundsätzlich | Magnesium phosphoricum Nr. 7 | |
| Geruch fauler Eier | Natrium sulfuricum Nr. 10 | |
| **Windpocken** | | ansteckend! |
| | Ferrum phosphoricum Nr. 3<br>Kalium chloratum Nr. 4<br>Kalium phosphoricum Nr. 5<br>Natrium chloratum Nr. 8 | |
| **Wirbelsäulenstärkung** | | |
| | Calcium fluoratum Nr. 1<br>Calcium phosphoricum Nr. 2 | |
| **Wolf** | | |
| | Kalium phosphoricum Nr. 5<br>Magnesium phosphoricum Nr. 7<br>Natrium chloratum Nr. 8<br>Natrium phosphoricum Nr. 9<br>Silicea Nr. 11 | |
| **Wunden** | | siehe auch Verletzungen, Verbrennungen |
| grundsätzlich | Ferrum phosphoricum Nr. 3 | auch äussere Anwendungen |
| Gefahr der Blutvergiftung | Kalium phosphoricum Nr. 5 | |
| eiternd | Natrium phosphoricum Nr. 9<br>Silicea Nr. 11 | |
| Förderung der Hautbildung | Kalium phosphoricum Nr. 5<br>Natrium chloratum Nr. 8 | |

| Symptom | Mineralstoff | Hinweise |
|---|---|---|
| schlecht heilend | Natrium phosphoricum Nr. 9<br>Calcium sulfuricum Nr. 12 | |
| bei Narbenverhärtung | Calcium fluoratum Nr. 1 | |
| mit Schwellung | Kalium chloratum Nr. 4 | |
| Verjauchung, brandig | Kalium phosphoricum Nr. 5 | |
| wildes Fleisch (Fleischwärzchen) | Kalium chloratum Nr. 4 | |
| Wundfieber | Kalium phosphoricum Nr. 5 | |
| **Wundliegen** | | |
| | Ferrum phosphoricum Nr. 3<br>Natrium chloratum Nr. 8 | auch äussere Anwendungen |
| bei Säuglingen | Ferrum phosphoricum Nr. 3<br>Natrium chloratum Nr. 8 | |
| **Würmer** | | Ernährung |
| grundsätzlich | Natrium chloratum Nr. 8<br>Natrium phosphoricum Nr. 9<br>Wasser | Einläufe mit je 20 Tabletten in<br>½ Liter abgekochtem, warmem |
| Bandwurm | Natrium phosphoricum Nr. 9<br>Natrium sulfuricum Nr. 10 | |
| Madenwürmer | Calcium phosphoricum Nr. 2<br>Natrium chloratum Nr. 8<br>Silicea Nr. 11 | |
| Spulwürmer | Natrium phosphoricum Nr. 9 | in D3 einnehmen |
| **Zaghaftigkeit** | | |
| | Kalium phosphoricum Nr. 5<br>Natrium chloratum Nr. 8 | Blütenessenzen |
| **Zahnbildung** | | |
| Fieber bis 38,5°C | Ferrum phosphoricum Nr. 3 | |
| starker Speichelfluss | Natrium chloratum Nr. 8 | |
| bei starker Unruhe | Kalium phosphoricum Nr. 5 | |
| verspätet | Calcium fluoratum Nr. 1<br>Silicea Nr. 11 | |

| Symptom | Mineralstoff | Hinweise |
|---|---|---|
| **Zahnbildung Fortsetzung** | | |
| Zahnkrämpfe | Calcium phosphoricum Nr. 2<br>Magnesium phosphoricum Nr. 7 | |
| **Zähne** | | |
| Fistel | Natrium chloratum Nr. 8<br>Natrium phosphoricum Nr. 9<br>Silicea Nr. 11 | |
| locker ohne Schmerzen | Calcium fluoratum Nr. 1 | |
| Zähneknirschen | Natrium phosphoricum Nr. 9 | |
| Zahnschmelzbildung | Calcium fluoratum Nr. 1 | |
| Zahnstein | Kalium phosphoricum Nr. 5<br>Natrium chloratum Nr. 8 | |
| Zahnzerfall | Calcium phosphoricum Nr. 2 | |
| **Zahnerhaltung** | | |
| Zahnaufbau | Calcium phosphoricum Nr. 2 | |
| zum Härten der Zähne | Calcium phosphoricum Nr. 2<br>Magnesium phosphoricum Nr. 7 | |
| zu starke Säurebildung | Natrium phosphoricum Nr. 9 | |
| für den Zahnschmelz | Calcium fluoratum Nr. 1<br>Magnesium phosphoricum Nr. 7 | |
| **Zahnfleisch** | | |
| hellroter Saum | Kalium phosphoricum Nr. 5 | |
| schwammig, leicht blutend | Kalium chloratum Nr. 4 | |
| Zahnfleischabszess | Silicea Nr. 11 | |
| Zahnfleischbluten, auch mit Mundgeruch | Kalium phosphoricum Nr. 5 | |
| Zahnfleischentzündung | Kalium chloratum Nr. 4<br>Kalium phosphoricum Nr. 5<br>Calcium sulfuricum Nr. 12 | |
| Zahnfleischgeschwulst | Calcium fluoratum Nr. 1 | |
| Zahnfleischschwund | Calcium fluoratum Nr. 1<br>Kalium phosphoricum Nr. 5 | |

| Symptom | Mineralstoff | Hinweise |
|---|---|---|
| **Zahnschmerzen** | | siehe auch Schmerzen |
| grundsätzlich | Calcium fluoratum Nr. 1<br>Magnesium phosphoricum Nr. 7 | auch äussere Anwendungen |
| bei Berührung | Calcium fluoratum Nr. 1 | |
| durch Druck besser | Magnesium phosphoricum Nr. 7 | |
| einseitig | Natrium chloratum Nr. 8 | |
| mit Geschwulst | Kalium chloratum Nr. 4<br>Silicea Nr. 11 | |
| Geschwulst, verhärtet | Calcium fluoratum Nr. 1 | |
| Linderung an frischer Luft | Kalium sulfuricum Nr. 6 | |
| Linderung durch Wärme | Magnesium phosphoricum Nr. 7 | |
| mit Mundgeruch | Kalium phosphoricum Nr. 5 | |
| mit Pausen | Magnesium phosphoricum Nr. 7 | |
| Schneidezähne locker | Kalium phosphoricum Nr. 5 | |
| während Schwangerschaft | Calcium fluoratum Nr. 1<br>Calcium phosphoricum Nr. 2<br>Natrium chloratum Nr. 8 | |
| mit Speichelfluss | Natrium chloratum Nr. 8 | |
| stärker abends | Kalium sulfuricum Nr. 6 | |
| stärker durch Wärme | Ferrum phosphoricum Nr. 3 | |
| stärker in warmen Räumen | Kalium sulfuricum Nr. 6 | |
| wechseln die Stelle | Magnesium phosphoricum Nr. 7 | |
| als wäre der Zahn länger | Calcium fluoratum Nr. 1 | |
| Zahnbelag, braun | Kalium phosphoricum Nr. 5 | |
| Zahnfleisch, blutend | Kalium phosphoricum Nr. 5 | Mundspülung |
| mit hellrotem Zahnfleisch | Kalium phosphoricum Nr. 5 | |
| nach Zahnziehen | Ferrum phosphoricum Nr. 3<br>Magnesium phosphoricum Nr. 7<br>Natrium chloratum Nr. 8 | |
| **Zehennägel** | | siehe Nägel |

| Symptom | Mineralstoff | Hinweise |
|---|---|---|
| **Zellenaufbau** | | |
| | Calcium phosphoricum Nr. 2<br>Kalium phosphoricum Nr. 5<br>Natrium chloratum Nr. 8 | |
| **Zellgewebsentzündung** | | siehe auch Absonderungen |
| grundsätzlich | Ferrum phosphoricum Nr. 3<br>Kalium chloratum Nr. 4<br>Natrium phosphoricum Nr. 9<br>Silicea Nr. 11 | |
| bläulichrot | Natrium sulfuricum Nr. 10 | |
| bei Verhärtung | Calcium fluoratum Nr. 1 | |
| **Ziegenpeter** | | siehe Mumps |
| **Zittern** | | |
| durch Schwäche | Calcium phosphoricum Nr. 2 | |
| Schüttelfrost | Ferrum phosphoricum Nr. 3<br>Kalium phosphoricum Nr. 5 | |
| durch innere Unruhe | Magnesium phosphoricum Nr. 7 | Blütenessenzen |
| Wärmemangel | Natrium chloratum Nr. 8 | |
| **Zöliakie** | | |
| | Kalium chloratum Nr. 4 | Ernährung |
| **Zuckerkrankheit** | | |
| grundsätzlich | Kalium phosphoricum Nr. 5<br>Natrium sulfuricum Nr. 10 | fachkundige Betreuung |
| mit Abmagerung | Natrium chloratum Nr. 8 | |
| altersbedingt | Kalium sulfuricum Nr. 6<br>Zincum chloratum Nr. 21 | |
| mit starkem Durst | Natrium chloratum Nr. 8<br>Natrium phosphoricum Nr. 9 | |
| mit Juckreiz | Magnesium phosphoricum Nr. 7 | |
| mit Schwäche | Calcium phosphoricum Nr. 2 | |

| Symptom | Mineralstoff | Hinweise |
|---|---|---|
| **Zuckerspiegel** | | |
| erhöht | Natrium phosphoricum Nr. 9<br>Natrium sulfuricum Nr. 10 | Reaktion auf Milchzucker beobachten, siehe Einnahmehinweise Seite 133 |
| **Zuckungen** | | |
| im Halbschlaf | Natrium phosphoricum Nr. 9<br>Silicea Nr. 11 | Störfelder beachten |
| nervöse | Calcium phosphoricum Nr. 2<br>Kalium phosphoricum Nr. 5<br>Silicea Nr. 11 | Blütenessenzen, Energiestau lösen |
| **Zunge** | | |
| Bläschen auf Zungenspitze | Natrium chloratum Nr. 8 | |
| Geschwür | Silicea Nr. 11 | |
| Haargefühl | Natrium chloratum Nr. 8 | |
| rötlich, mehr an Seitenrändern | Ferrum phosphoricum Nr. 3 | |
| Spitze brennend | Natrium chloratum Nr. 8 | |
| Trockenheitsgefühl | Natrium chloratum Nr. 8 | |
| Verhärtung | Calcium fluoratum Nr. 1<br>Silicea Nr. 11 | |
| Wundheitsgefühl | Calcium sulfuricum Nr. 12 | |
| **Zungenbelag** | | |
| feucht, Randbläschen | Natrium chloratum Nr. 8 | |
| glasig | Natrium chloratum Nr. 8 | |
| goldgelb schimmernd | Natrium phosphoricum Nr. 9 | |
| grünlichbraun | Natrium sulfuricum Nr. 10 | |
| grünlichgelb | Natrium sulfuricum Nr. 10 | |
| grünlichgrau, schmutzig | Natrium sulfuricum Nr. 10 | |
| hell bis weissschleimig | Natrium chloratum Nr. 8 | |
| hinten wie mit Lehm belegt | Calcium sulfuricum Nr. 12 | |
| ockerfarbig | Kalium sulfuricum Nr. 6 | |
| pelzig weiss | Calcium phosphoricum Nr. 2 | |

| Symptom | Mineralstoff | Hinweise |
|---|---|---|
| **Zungenbelag Fortsetzung** | | |
| schmutzig bräunlich | Kalium phosphoricum Nr. 5 | |
| wie mit Senf bestrichen | Kalium phosphoricum Nr. 5 | |
| wasserhell, glasig | Natrium chloratum Nr. 8 | |
| weiss bis weissgrau | Kalium chloratum Nr. 4 | |
| **Zungenentzündung** | | |
| grundsätzlich | Ferrum phosphoricum Nr. 3<br>Kalium chloratum Nr. 4<br>Natrium chloratum Nr. 8 | |
| bei Vereiterung | Natrium phosphoricum Nr. 9<br>Silicea Nr. 11 | |
| mit Verhärtung | Calcium fluoratum Nr. 1 | |
| **Zwerchfellkrampf** | | siehe Krämpfe |

# Schlussgedanken

*Alles fügt sich und erfüllt sich,*
*musst es nur erwarten können*
*und dem Werden deines Glückes*
*Jahr und Felder reichlich gönnen.*

*Bis du eines Tages jenen*
*reifen Duft der Körner spürest*
*und dich aufmachst und die Ernte*
*in die tiefen Speicher führest.*

*Christian Morgenstern*

Wir hoffen, dass wir mit diesem Buch einen Samen legen konnten, der im Laufe der Zeit reiche Frucht bringen möge. Uns bleibt, nachdem die Arbeit nun vorliegt, vor allem noch der Dank an alle, die uns Impulse gegeben haben, die uns durch ihre Fragen immer wieder ermuntert haben, ans Werk zu gehen und Themen zu bearbeiten.

Ein besonderer Dank gilt Christine Kellenberger, die in unermüdlicher Weise mit uns die Texte immer wieder durchgearbeitet und viele praktische Ideen dazu gegeben hat.

*Adressen der Autoren:*
Richard Kellenberger
Platz 234
CH-9428 Walzenhausen

Friedrich Kopsche
Bachstrasse 9
A-8762 Oberzeiring

Anfragen für Vorträge, Seminare und weitere Auskünfte oder eigene Erfahrungen mit den Mineralstoffen nach Dr. Schüssler, die im Buch noch nicht erwähnt sind, können an die Adressen der Autoren gesandt werden.

# Literaturverzeichnis

**Biochemie**

Broy, Joachim: Die Biochemie nach Dr. Schüssler, Klaus Foitzick Verlag, München 1993

Deters, Hermann: Handbuch der Dr. Schüssler-schen Biochemie, Verlag Dr. Madaus & Co., Radeburg 1926

Gäbler, Hartwig: Wesen und Anwendung der Biochemie, Deutsche Homöopathie-Union, Karlsruhe 1991

Gleditsch, Jochen M.: Reflexzonen und Somatotopien, WBV Biologisch-Medizinische Verlagsgesellschaft, Schorndorf 1983

Grüger, Wolfgang: Zyklogenie und Symbioselenkung, Kirchlindach, Verlag ebi-electronic ag, o. J.

Hickethier, Kurt: Lehrbuch der Biochemie, Verlag Charlotte Depke, 10. Auflage, Kemmenau 1994

Hickethier, Kurt: Sonnerschau – Lehrbuch der Antlitzdiagnostik, Verlag Charlotte Depke, 5. Auflage, Kemmenau 1984

Lindemann, Günther: Dr. med. Wilhelm Heinrich Schüssler, Sein Leben und Werk, Isensee Verlag, Oldenburg 1992

Meyer, A.: Die Biochemie Dr. med. Schüsslers und ihre Anwendung in Krankheitsfällen, Gerhard Stalling, Oldenburg 1928

Schöpwinkel, D.: Die Biochemie als Weltgesetz, Verlag Carl Fabri, Mülheim-Ruhr-Saarn 1924

Siebler, Uwe: Biochemische Reflexzonen, Eine Therapie mit biochemischen Salben, Selbstverlag, Velbert 1991

Worlitschek, Michael: Der Säure-Basen-Haushalt, Haug Verlag, 2. Auflage, Heidelberg 1995

**Ernährung**

Aïvanhov, Mikhaël Omraam: Yoga der Ernährung, Editions Prosveta, Fréjus, Cedex (France) 1993

Böhmig, Ulf: Hilf Dir selbst, Heilmittel Ernährung, Verlag ORAC, Wien 1985

Loeckle, Werner E.: Bewusste Ernährung, Verlag Novalis, Schaffhausen 1983

Schmidt, Gerhard: Dynamische Ernährungslehre, Band 1 und 2, Proteus Verlag, St.Gallen 1979

**Ausleitung und äussere Anwendungen**

Rauch, Erich: Blut- und Säfte-Reinigung, 6. Auflage, Haug-Verlag, Heidelberg 1965

Rauch, Erich: Natur-Heilbehandlung der Erkältungs- und Infektionskrankheiten, Haug-Verlag, Heidelberg 1995

Thüler, Maya: Wohltuende Wickel, Maya Thüler Verlag, Worb 1995

**Blütenessenzen**

Barnard, Martine und Julian: Das Bach-Blütenwunder, Heyne Verlag, München 1995

Bach, Eduard: Gesammelte Werke, Von der Homöopathie zur Bach-Blütentherapie, Aquamarin Verlag, Grafing 1988

Kaminski, Patricia, und Katz, Richard: Handbuch der kalifornischen und englischen Blütenessenzen, AT Verlag, Aarau 1996

**Literatur allgemein**

Burmeister, Mary: Einführung in Jin Shin Jyutsu, Erstes Buch, Mich selbst kennen (mir helfen) lernen, Lebenskunst, Raphael Verlag, Bonn 1992

Burmeister, Mary: Einführung in Jin Shin Jyutsu, Zweites Buch, Energieschlösser der Menschheit und ihre Schlüssel, Raphael Verlag, Bonn 1992

Burmeister, Mary: Einführung in Jin Shin Jyutsu, Drittes Buch, Spass mit Fingern und Zehen, Raphael Verlag, Bonn 1992

Husemann, Wolff: Das Bild des Menschen als Grundlage der Heilkunst, Band 1, Verlag Freies Geistesleben, Stuttgart 1991

**Quellen der Gedichte und Zitate**

Angelus Silesius: Der Cherubinische Wandersmann, Novalis Verlag, Schaffhausen
Arnim, Achim v.: Im Leben bestehen, Ogham Verlag, Stuttgart
Beltle, Erika: Stern überm Dunkel, Mellinger Verlag, Stuttgart
Buber, Martin: Der Weg des Menschen nach der chassidischen Lehre, Lambert Schneider Verlag, Heidelberg
de Chardin, Pierre Teilhard: Das göttliche Milieu, Walter Verlag, Freiburg
Han Fe Dse: So sprach der Weise, Chinesisches Gedankengut aus drei Jahrtausenden, hrsg. von Ernst Schwarz, Berlin
Hesse, Hermann: Die Gedichte, Suhrkamp Verlag, Frankfurt
Jung, C.G.: Gesammelte Werke, Walter Verlag, Freiburg
Klever, Peter: Hoffnung findet Wege, Verlag Ernst Kaufmann, Lahr
Morgenstern, Christian: Gesammelte Werke, Piper, München
Paracelsus, Theophrastus: Biographie, W. Kohlhammer Verlag, Stuttgart
Schaffer, Ulrich: ich wage, Fotokunst-Verlag Groh, Wörthsee
Zahrada, H.: Ephides, Anthos Verlag, Weinheim